Vascular Imaging

血管イメージング
頭部・頸部
Cerebral and Neck Vessels

土屋一洋
編

杏林大学医学部放射線科

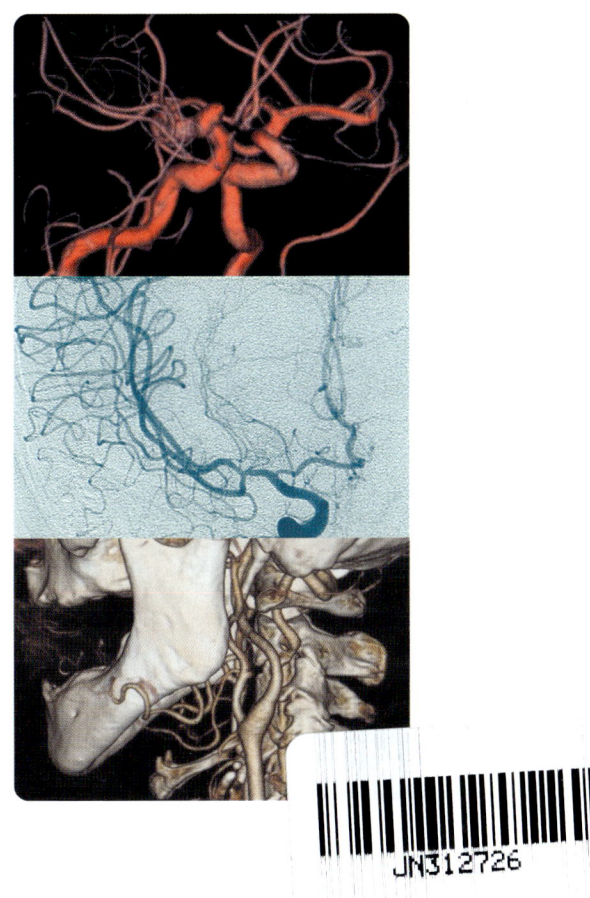

羊土社

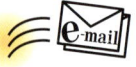

「羊土社メディカルON-LINE」へ登録はお済みですか？

羊土社ではメールマガジン**「羊土社メディカルON-LINE」**にて，毎月2回（原則：第2，4金曜日）羊土社臨床医学系書籍の最新情報をはじめ，求人情報や学会情報など，役立つ情報をお届けしています．登録・配信は無料です．まだ登録がお済みでない方は，今すぐレジデントノートホームページからご登録ください！
また，**「羊土社メディカルON-LINEモバイル」**もございます．どうぞこちらもご利用ください！

羊土社ホームページ　http://www.yodosha.co.jp/

▼羊土社書籍の内容見本，書評など，情報が充実！　▼わかりやすい分類で，ご希望の書籍がすぐに見つかります！　▼24時間いつでも，簡単にご購入できます！　▼求人情報・学会情報など役立つ情報満載！

ぜひご活用ください！！

序

　編者が医学部を卒業し放射線医になったのは1980年代初頭である．その頃の血管造影はSeldinger法か直接穿刺で造影剤を注入してフィルムに撮影するというものだった．その装置にはカセット交換方式とフィルム交換方式があり，後者にはさらにカットフィルムを用いるものとロールフィルムを用いるものとがあった．脳血管撮影で比較的古くから行われていたサブトラクションなどはまだ暗室での手作業という状態だった．今やこれらは遠い過去のこととなり，本書の読者の大半にとっては別世界の話であろう．

　現在ではごく当たり前となっているdigital subtraction angiography（DSA）が普及し始めたのは1980年代前半であるが，コンピューター技術の進歩によって画像は急速に良好なものとなり，フィルムを用いる血管造影は駆逐された．一方，helical scanの導入によって造影剤静注とスキャンのタイミングを合わせて行うCT angiography（CTA）が考案された．しかし，不十分な空間分解能などのために，当初は広く普及するには至らなかった．MRIが臨床応用されて間もなく，MR angiography（MRA）も考え出され，いくつかの撮像法が基本となって日常的に用いられる一方で，種々の応用技術が開発されて今日に至っている．近年になってCTではmultidetector-row CTが開発され，これを組み合わせることでさまざまな領域でCTAが脚光を浴びて有力な手段となっている．

　ここで改めて血管イメージングが目的とするものを考えてみると，ひとつには血管性病変の診断が挙げられるが，これにはいずれかの方法での血管造影が不可欠である．またそれ以外にも手術に先立つ血管のマッピングもその目的に数えられる．さらには各臓器の実質性疾患の質的診断や，正確な解剖学的局在の判断を目的とした血管イメージングの意義も非常に大きい．今日の臨床の現場ではこのような施行目的に加え，症例毎に年齢などの背景を含めた多くの因子を考慮し，適切なモダリティを選択して実施しなければならない．このような状況にあって，頭部と頸部のDSA・MRA・CTAに関与する読者に向けて，現段階で到達している血管イメージングの技術についての基礎的知識から各種疾患の臨床的事項までを網羅して解説するものとして本書は国内外でも類をみない．

　幸いにもそれぞれの分野で知識と経験に秀でた先生方に執筆して頂くことができた．そして本領域の血管イメージングにおいて読者の実地診療のガイドとしても十分な事項を網羅し，レベルの点でも満足してもらえる教科書になったと自負している．最後に多忙な中を執筆頂いた先生方，ならびに編者の数多の注文を聞き入れて本書をこの形に作り上げて下さった羊土社のスタッフの方々にこの場をお借りして深謝申し上げます．

2008年2月

土屋一洋

Vascular Imaging

血管イメージング
頭部・頸部
Cerebral and Neck Vessels

序 .... 土屋 一洋

I 基礎編

1 検査技術と適応　　　　　　　　　　　　　　　　　　　　　　　　　　青木 茂樹

- **1** MRA 10
    1. MRAの原理／10
    2. 頭部のMRA／20
    3. 頸部のMRA／20
    4. 画像再構成技術／23
- **2** CTA 24
    1. ヘリカルCT，MDCTについて／24
    2. 最近の画像再構成技術／24
    3. 頭部のCTAの撮像法・画像再構成法／25
    4. 頸部のCTAの撮像法・画像再構成法／26
- **3** DSA 26
    1. 最近の造影技術（経腕頭動脈法などを含め）／26
    2. DSAのリスク／27
    3. 最近の撮影技術（3D DSA，フラットパネルなど）／27
- **4** 造影剤 28
    1. ヨード造影剤（リスク，前処置，最近の動向など）／28
    2. Gdキレート造影剤（リスク，前処置，最近の動向など）／29

2 正常解剖と正常変異　　　　　　　　　　　　　　　　　　　　　　　　内野 晃

- **1** 総頸動脈〜内頸動脈 31
- **2** 頸部椎骨動脈 33
- **3** 前大脳動脈 35
- **4** 中大脳動脈 36
- **5** 後大脳動脈・後交通動脈 37
- **6** 頭蓋内椎骨動脈・脳底動脈 39

- **7** Infundibular dilatation（漏斗状拡張） …………………………………… 40
- **8** 頸動脈-椎骨脳底動脈吻合遺残 …………………………………………… 42
- **9** 窓形成 ………………………………………………………………………… 44

3 読影上の一般的注意点
内野 晃
- **1** MRA …………………………………………………………………………… 48
- **2** CTA …………………………………………………………………………… 51

II 臨床編

1 脳動脈瘤のMRA・DSA・CTA
大成 宣弘，興梠 征典

- **1** 一般的事項 …………………………………………………………………… 54
  1. 疫学と病理／54
  2. 自然史／54
  3. 症状／55
  4. 特殊な脳動脈瘤／56
  5. 画像診断の基本／56
  6. 治療法／58
- **2** MRAでのスクリーニング …………………………………………………… 59
  1. 高リスク群／59
  2. MRAの診断能，ピットフォール／59
  3. 見落とし，見間違いを防ぐために／60
  4. 無症候性未破裂動脈瘤の取り扱いについて／61
  5. コンピュータ支援診断（CAD）／62
- **3** CTAの適応・診断 …………………………………………………………… 62
- **4** 代表的部位の脳動脈瘤のMRA・DSA・CTA ……………………………… 63
  1. 中大脳動脈瘤／63
  2. 前交通動脈瘤／63
  3. 内頸動脈後交通動脈分岐部動脈瘤／64
  4. 脳底動脈尖端部動脈瘤／64
  5. 前大脳動脈遠位部動脈瘤／65
  6. 内頸動脈前脈絡動脈分岐部動脈瘤／65
  7. 内頸動脈海綿静脈洞部動脈瘤／66
  8. 脳底動脈上小脳動脈分岐部動脈瘤／66
  9. 後下小脳動脈分岐部動脈瘤／66
- **5** 椎骨脳底動脈解離のMRA・DSA・CTA …………………………………… 68
  1. 画像診断／68
  2. 治療／69
- **6** 感染性動脈瘤のMRA・DSA・CTA ………………………………………… 69
- **7** 治療後の経過観察 …………………………………………………………… 70

2 頭蓋内動脈閉塞性疾患　　　新井 鐘一，宇都宮 英綱

- 1 MRAの適応，診断能，撮影法 ………………………………… 74
- 2 CTAの適応，診断能―MDCTのもたらしたもの ……………… 76
- 3 脳血栓症のMRA・DSA・CTA ………………………………… 78
- 4 脳塞栓症のMRA・DSA・CTA ………………………………… 81
- 5 モヤモヤ病のMRA・DSA・CTA ……………………………… 83
- 6 動脈炎のMRA・DSA・CTA …………………………………… 86
- 7 血管攣縮のMRA・DSA・CTA ………………………………… 88
- 8 バイパス術後のMRA・DSA・CTA …………………………… 90

3 脳動静脈奇形・硬膜動静脈瘻・静脈奇形　　　福岡 博文，平井 俊範

- 1 脳動静脈奇形 ……………………………………………………… 94
  - 1 脳動静脈奇形の一般的事項／94
  - 2 脳動静脈奇形のMRA／95
  - 3 CTAの適応・診断能／99
  - 4 脳動脈奇形におけるMRA・DSA・CTAの使い分け／100
- 2 硬膜動静脈瘻（dAVF） ………………………………………… 102
  - 1 硬膜動静脈瘻の一般的事項／102
  - 2 dAVFのMRA・DSA・CTA／104
- 3 静脈奇形 …………………………………………………………… 108
  - 1 静脈奇形の一般的事項／108
  - 2 静脈奇形におけるMRA・DSA・CTAの使い分け／110

4 静脈洞血栓症　　　吉田 大介

- 1 静脈洞血栓症の一般的事項 ……………………………………… 115
  - 1 概説／115
  - 2 原因／115
  - 3 症状／117
  - 4 診断のポイント／117
  - 5 治療／117
  - 6 画像検査／118
- 2 静脈洞血栓症の診断のためのMRAの撮像法 ………………… 119
  - 1 2D-TOF法／119
  - 2 2D-PC法／121
  - 3 3D-PC法／123
  - 4 CE MRV／124
  - 5 まとめ／125
- 3 静脈洞血栓症のMRI，CT，DSA ……………………………… 126
  - 1 上矢状洞～S状静脈洞／126
  - 2 海綿静脈洞血栓症／134

5 神経血管圧迫　　　　　　　　　　　　　　　　　　　　　　　土屋　一洋

1 神経血管圧迫の一般的事項 …………………………………………… 137
　　1　症候と病因〜三叉神経痛・片側顔面痙攣・舌咽神経痛／137
　　2　治療／138
2 神経血管圧迫の診断のためのMRAの撮像法 ……………………… 140
　　1　MRA／140
　　2　MR cisternography／142
3 三叉神経痛の画像診断 ………………………………………………… 143
4 片側顔面痙攣の画像診断 ……………………………………………… 145
5 舌咽神経痛の画像診断 ………………………………………………… 146

6 頭蓋内腫瘍性病変　　　　　　　　　　　　　　　　　　　　　土屋　一洋

1 頭蓋内腫瘍性病変のMRAの適応・診断能・撮像法 ……………… 148
　　1　腫瘍の近傍の血管の評価／148
　　2　腫瘍の血行動態の評価／150
2 頭蓋内腫瘍性病変のCTAの適応・診断能・撮像法 ……………… 153
3 頭蓋内腫瘍性病変のDSA …………………………………………… 154

7 頸部動脈狭窄　　　　　　　　　　　　　　　　　　　　　　　渡邉　嘉之

1 頸部動脈狭窄の臨床 …………………………………………………… 156
2 頸部動脈狭窄のMRA・CTA・DSA ……………………………… 158

8 頸部腫瘍性病変　　　　　　　　　　　　　　　　　　　　　　松本　恒

1 頸部腫瘍性病変での血管造影の適応 ………………………………… 174
2 頸部腫瘍性病変のMRA・DSA・CTA …………………………… 178

索引 ……………………………………………………………………………… 185

---

memo

Hunt and Kosnikのgrade分類　　55	ANCA関連血管炎症候群　　88
MR灌流画像（perfusion MRI）　　76	貧困灌流（misery perfusion）　　91
早期CT所見（early CT findings）　　78	皮質静脈，髄質静脈の拡張の評価　　104
ASIST-Japanが推奨するCT灌流画像の撮像法　　78	脳の血管奇形　　110
NINDS分類　　81	Jannettaの手術　　139
分水嶺梗塞　　81	ボツリヌス毒素　　140
側副路の種類　　81	MTCパルス　　142
血栓溶解療法　　83	灌流画像のデータ解析　　154
Ischemic penumbra　　83	パラレルイメージング（PI）法　　162
モヤモヤ病の診断基準　　84	3D表示法　　167

執筆者一覧

編　集

土屋　一洋　　杏林大学医学部放射線科

執筆者（掲載順）

青木　茂樹　　東京大学医学部附属病院放射線科

内野　　晃　　埼玉医科大学国際医療センター画像診断科

大成　宣弘　　産業医科大学放射線科

興梠　征典　　産業医科大学放射線科

新井　鐘一　　白十字病院神経放射線科

宇都宮英綱　　福岡大学医学部放射線科

福岡　博文　　熊本大学大学院医学薬学研究部放射線診断学

平井　俊範　　熊本大学大学院医学薬学研究部放射線診断学

吉田　大介　　北海道大学大学院医学研究科放射線医学分野

土屋　一洋　　杏林大学医学部放射線科

渡邉　嘉之　　国立循環器病センター放射線診療部

松本　　恒　　宮城県立がんセンター放射線診断科

I 基礎編

1　検査技術と適応　　　　　10
2　正常解剖と正常変異　　　31
3　読影上の一般的注意点　　48

Magnetic Resonance Angiography

Computed Tomography Angiography

Digital Subtraction Angiography

I 基礎編

1 検査技術と適応

青木 茂樹

1 MRA

1 MRAの原理

　Magnetic resonance angiography (MRA あるいは MR angiography) には種々の手法があり，大きく分けて，①関心部位に血流が流れ込むことを利用する time-of-flight (TOF) 法，②血液が移動することを利用する phase contrast (PC) 法と black blood MRA，③経静脈性に造影剤を注入する造影MRAの3つに分かれ，それぞれに二次元 (2D)，三次元 (3D) の撮像法がある（表1，2）．このように沢山の手法が存在するのは決定的に優れた方法がないからともいえる．非侵襲的に血管の病変を描出可能であることから非造影の3D-TOF MRAが現在の主流である．しかし，残念ながらTOF-MRAは，①内腔の描出が病的状態ほど不確実（図1〜3），②時間分解能がない，という2つの欠点があるため，万能ではない．現状では，対象病変によって有用性が異なり，使い分けが重要となる．

　すべての手法に共通していえるのは，血管内腔の信号を高く，血管腔以外からの信号を低くすることで血管をセグメンテーションすることである．多くの場合には，薄

表1　各種血管撮影法の比較

撮像法	造影剤	検査時間	侵襲度	血管の描出	空間分解能	時間分解能
非造影TOF-MRA	なし	3〜5分	非常に低	内腔の一部	0.6〜1 mm	なし
PC法	なし*	10分	非常に低	内腔（壁）	約1 mm	なし（gate可）
造影MRA, 1st pass	Gd-キレート	1分	低	内腔のみ	1〜2 mm	なし
3D SPGR（造影TOF-MRA）	Gd-キレート	5〜10分	低	内腔, 壁	0.5〜0.8mm	なし
2D MRDSA	Gd-キレート	1分	低	内腔のみ	1 mm（投影像）	0.5秒
3D MRDSA（TRICKS）	Gd-キレート	1分	低	内腔・壁	0.7mm（8 mm）	0.8秒
3D CTA	ヨード	30秒以内	低	内腔主体	0.3〜0.5 mm	5〜10秒（0.5秒）*
DSA（conventional）	ヨード	約1時間	高	内腔のみ	0.1mm（投影像）	0.1秒
DSA（回転DSA, angioCT）	ヨード	約1時間	高	内腔, 周囲	0.1〜0.3mm	0.1秒（回転DSAはなし）

＊：造影剤を使ってもよい

い元画像を積み木のように積み重ねることにより血管の擬似的連続性を得るが，投影像や厚いスライス（スラブ）を用いて血管のつながりを表現することもある．

　3D-TOF MRAは，撮像範囲外から流入する血液内の水素原子が，撮像範囲の水素原子より強い信号を出す現象を基礎としている．この現象は，time-of-flight（つまり飛行時間）効果，あるいはin flow効果とよばれる．撮像範囲内で連続的に励起パルスを受ける水素原子は十分に回復しないうちに次の励起パルスを受ける．そのため出しうるNMR信号が小さい．一方，撮像範囲外からの水素原子は，それまで励起パルスを受けていないため，撮像範囲に入ってから一定期間は強い信号を出せる．実際のTOF-MRAでは，TRは20〜50msで撮像され，脳実質のT1値は数百msec，脳脊髄液でも数秒であるので，スキャン開始後数秒経た後では，撮像範囲内の静止した水素原子（スピン）からの信号は非常に減少する．一方，撮像範囲外から流入するスピンは励起パルスを撮像範囲付近にはいってから初めて受けるため，磁化が減少するまでには血液のT1値程度の時間がかかる．その間は連続して励起されている静止したスピンよりも大きな信号が出せる．この原理からわかるように，**TOF-MRAは造影剤を使わなくとも，ある程度以上の速さの血流を持つ血管を描出できる検査法である．**また，静磁場強度が高くなるとT1値は延長するため，1.5TMRIと3TMRIとを比較す

表2　各種血管撮影法の長所と短所

撮像法	長所	短所
非造影TOF-MRA	非侵襲的に動脈内腔を3Dで描出 静脈の重なりがない	内腔の一部のみの描出 病的状態の描出に難
PC法	非侵襲的に血流情報が得られる	検査時間長い 病的状態・乱流に弱い
造影MRA 1st pass	MRAとしては内腔の描出の信頼性高い	CTAに内腔の描出の確実性・ 空間分解能・撮像時間で劣る CTAがあれば不要
3D SPGR（造影TOF-MRA）	高空間分解能	血栓が造影されることあり
2D MRDSA	高時間分解能	空間分解能低い
3D MRDSA（TRICKS）	高時間分解能 1相を3D処理化	いまだ時間分解能と空間分解能の 使い分け必要
3D CTA	内腔の確実な描出 3D data 高空間分解能	被曝がある 造影剤の急速注入
DSA（conventional）	短い検査時間 内腔の描出のgold standard 高空間・時間分解能	高度の合併症の可能性 高い侵襲度 内腔のみ
DSA（回転DSA, angioCT）	高空間・時間分解能 周囲情報や3D表示も可	高度の合併症の可能性 高い侵襲度 被曝 造影剤腎障害

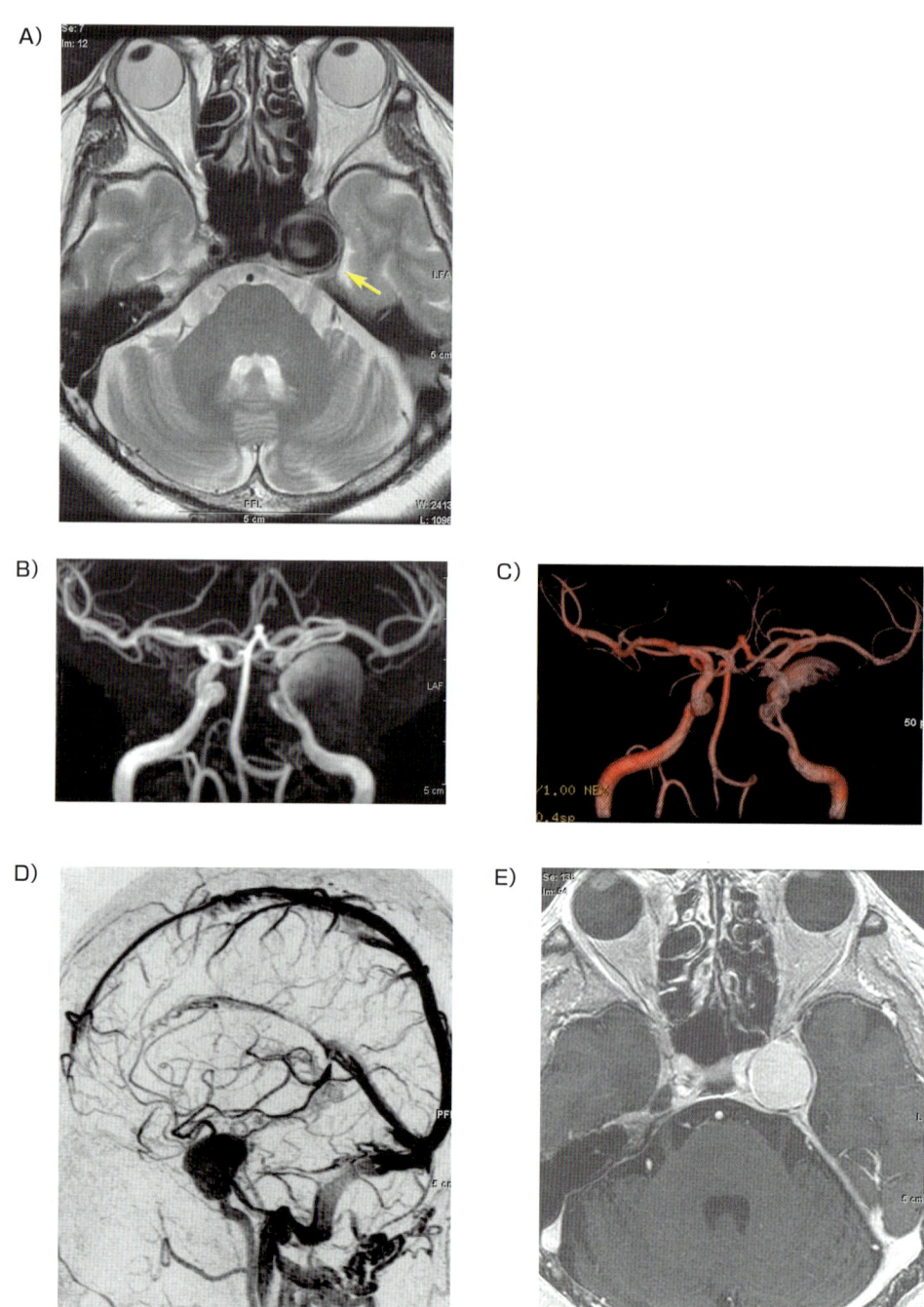

図1A 海綿静脈洞部巨大動脈瘤　術前（A～F），術後（G～I）

63歳，女性．左内頸動脈海綿静脈洞部に2.5cmほどの動脈瘤がある（A，矢印）．T2強調像（A）でsignal voidを示すが，辺縁には信号があり血栓あるいは血流低下部と考えられる．造影前TOF-MRAではMIP（B）でも3D表示（VR処理，C）をしても瘤は一部のみしかみられない．first passの造影MRA（TRICKS）の動脈相（D）．瘤は全体が早期から造影され，血栓形成はない．造影後3D SPGR MPR像でも均一に造影される（E）．遅い流れの描出が得られる非造影MRA（time-slip）にて得られた瘤内血流像（F）．心電図同期よりさらに遅い時間まで停滞が見られる手法である（次ページへ続く）

F)

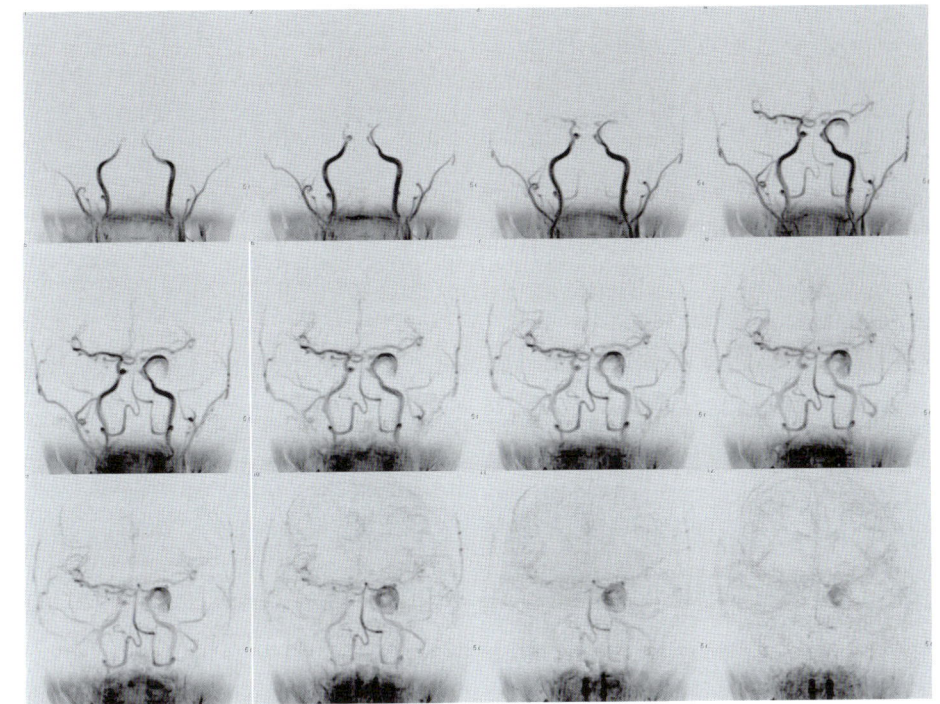

G)

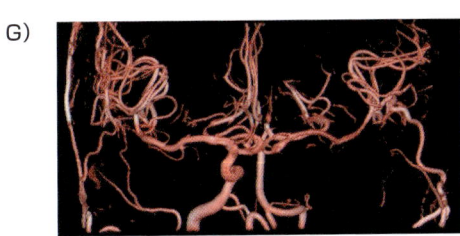

H)

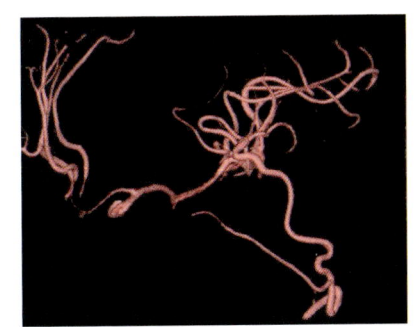

I)

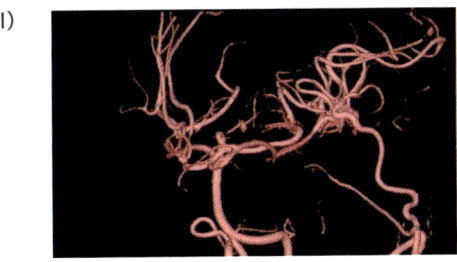

図1B （前ページからの続き）浅側頭動脈-中大脳動脈吻合および内頸動脈結紮術後の非造影 TOF-MRA（G～I）．吻合部からの良好な血流を反映して，浅側側頭動脈と中大脳動脈末梢がよく造影される．このように，血流がよければ非常によく描出されるが，血流が遅くなると描出が低下するのが非造影 TOF-MRA である．使い方としては，スクリーニングに用い，血流低下が予想される病態では詳細な情報は得られない可能性を念頭に置き，詳細な情報が必要な場合は造影 MRA，CTA などを適宜追加する必要がある．この症例の術後のように正常や血流がよい状態での非造影 TOF-MRA の画像があまりにきれいなため，血流が遅い場合にも非造影 TOF-MRA の画像を過信しすぎないようにする必要がある

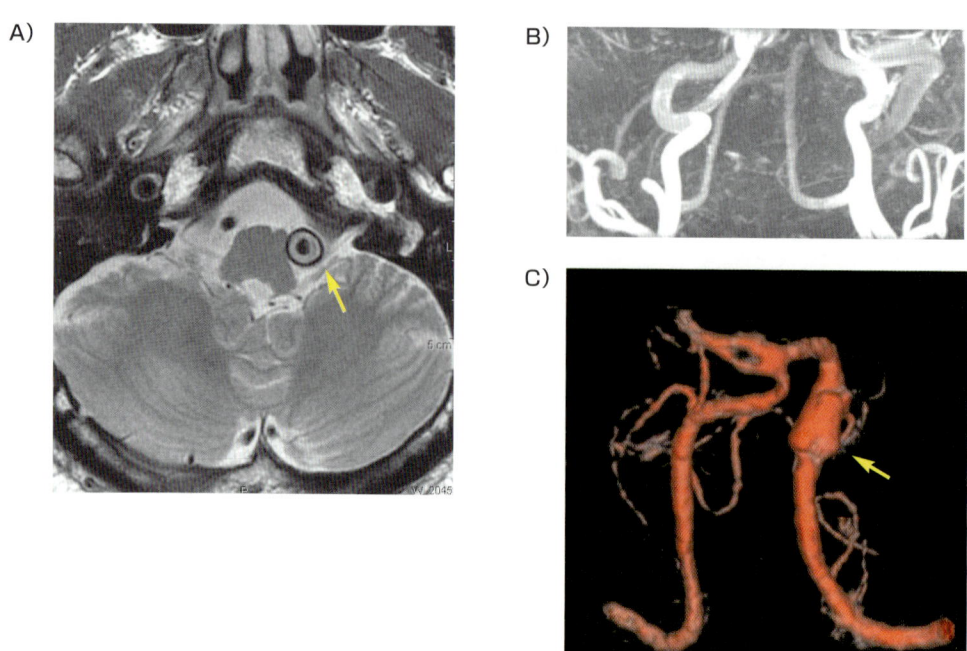
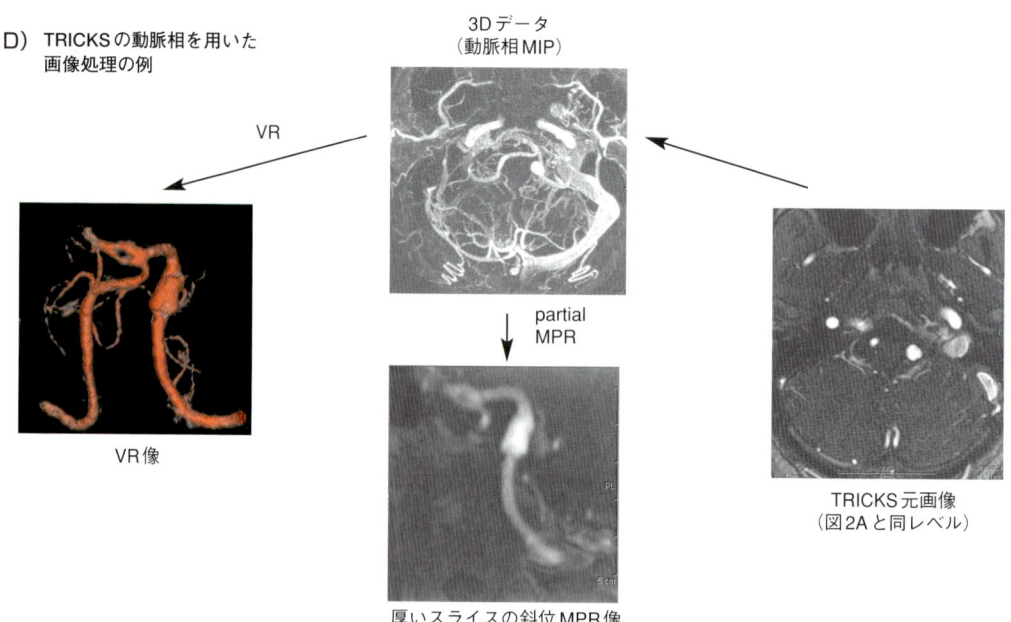

図2 椎骨動脈動脈瘤

47歳，男性．（A）T2強調像，（B）TOF-MRA，（C）3D-MR DSA（TRICKS）の1相のVR像，（D）TRICKSの動脈相を用いた画像処理法（元画像はAと同レベルを示した）．流れの遅い動脈瘤では，非造影検査では遅い流れの部（A，矢印）が血栓と区別できないことがある（A）．TRICKSの空間分解能を高めに，1セット5秒ほどかけて撮像すると，1mm立方のisotropic voxelが得られ，多方向からの観察も可能となる（D）．first passの造影MRAであるので，遅い流れの内腔もよく描出され，T2強調像（A）で高信号の部が内腔であることがわかる

ると，3TMRIでより長い間撮像範囲内で血流が信号を出し続けられることになり，理論的にも高磁場のほうが末梢動脈までよく描出されることになる．

現在の3D-TOF MRAの撮像方法としては，三次元のgradient echo法でTR 20〜50msec，TE 3〜7msec程度，FOV 15cm程度で大後頭孔から島までの，椎骨動脈からWillis輪を含むような範囲を3〜10分前後かけて撮像するのが一般的である．静脈の描出を避けるため頭側（上）にはpresaturation pulseを置く．静磁場強度は高いほど画質向上が望め，3T MRAのTOF-MRAは3Tへの移行への大きな原動力となる．0.8〜1 mm程度の厚さの32〜64枚の横断像を1セットの3D（1セットの3Dをスラブとよぶ）として，それをすこしずつ重なりをもつように数スラブ撮像する方法が用いられるMOTOSA（multiple overlapping thin slab acquisition）が，切れ目の部分での血管の描出の変化には注意が必要となる．いくつかのセットに分けることで，流れ込む効果を強くできる．さらに，スラブの中で入り口付近は血流の信号が高く，出口付近ではスラブ内を通過中に回復が十分でなくなり信号が弱くなる（飽和効果という）のを防ぐために，血流の入り口付近では印加するRF pulseを弱く（flip angleを小さく），出口付近で強く（flip angleを大きく）する方法も行われる（TONE, Ramped RF）．また周囲の信号を抑制するためにMTC（magnetization transfer contrast）またはMTS（magnetization transfer suppression）や脂肪抑制を加えることも多い．TEは装置で可能な限り小さいTEを用いてdephasingを少なくする場合と，脂肪の信号が低下するout phase（1.5Tでは6.9msec付近）を用いる場合がある．3TではTE 3.4付近にout phaseが来るため，TEも短く設定できdephasingが少ない良好な画像が得られる．空間分解能の不足を補うための補完法としてZIP（zero-filling interpolation）などもある．そうして得られた100枚以上の横断像を処理して血管の連続性を評価できるようにする．再構成法については後出「1-4 画像再構成技術」の項（p.23）にて述べる．

TOF-MRAの最大の特徴は非侵襲性である．造影剤は後出の「4 造影剤」（p.28）の項で述べるごとく一定の確率で副作用が起きることが知られている．カテーテルを用いたX線血管造影〔現在はフィルムの血管造影は無くなったので，経動脈性のDSA（digital subtraction angiography）と同義〕では，カテーテル操作や手技による合併症も注意しても一定の確率で起きる．それらのリスクのまったくない非造影TOF-MRAは血流の早い頭蓋内血管のスクリーニング法として最も優れた方法である．三次元データであるので，当然のことながら，任意の方向から観察できるし，一部のみを切り出して多方向から観察することも容易である．空間分解能もX線DSAや3D CT angiographyと比べると少し劣るが，他のMRAの撮像法と比較すると非常に高い．別の長所としては，血流が関心部位に流れ込むことを利用しているので，血流の変化には非常に敏感な点もあげられる．近位に高度狭窄や閉塞がある場合は，遠位部の信号が低下するので，撮像範囲外の病変も検出できる．たとえば，頸部で内頸動脈起始部の高度狭窄・閉塞があり血流が低下していれば，頭蓋内のMRAで頸部の異常を疑うことができる．撮像部位では70％以上程度の狭窄では，狭窄部位は流れの乱れの

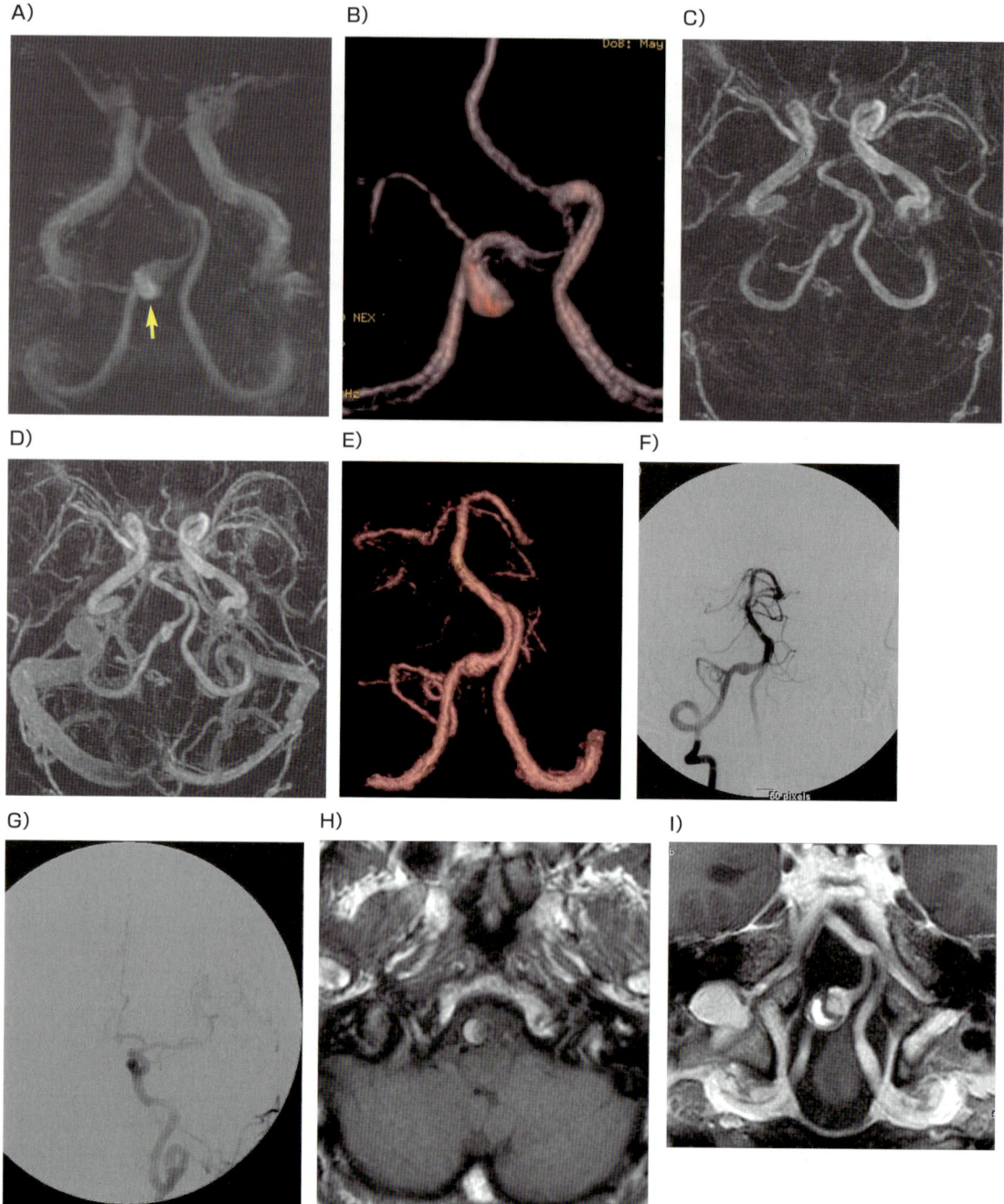

図3 椎骨動脈瘤

66歳男性，非造影TOF-MRAでは右椎骨動脈に接して円形の高信号があり（矢印），動脈瘤のようにみえる（A）．非造影TOF-MRAの元画像のVR処理（B）．3D MR DSA（TRICKS）の動脈相早期（C）と後期（D）相のMIP像．3D MR DSA（TRICKS）の動脈相からのVR像．TOF-MRAでみられたような大きな瘤はなく，内腔の軽度拡大があるのみ（E）．DSA（右椎骨動脈造影，F）：MR DSAと同様に軽度拡大した内腔のみ．内頸動脈造影（G）では近位部に著明な蛇行があることがわかる．非造影TOF-MRAで描出が悪かった理由である．造影前T1強調像（H）では血栓の高信号がみられる．造影後3D SPGRのMRP冠状断像（I）では軽度拡大した内腔，壁在血栓の三日月型の高信号と周囲の低信号（CTで石灰化）が明瞭に描出される．非造影TOF-MRAでは，元画像（T1強調像）で高信号の血栓が開存内腔や開存腔と紛らわしいので注意が必要である

ため信号が消失する（flow gap）ので，病変の検出にはよい．

　非造影3D-TOF MRAは血流の影響を多大に受ける機能を含んだ検査であるため，その長所と短所，とくに短所によるピットフォールに留意して，適応を決め，解釈を行う必要がある．血管内腔の確実な選択的描出による詳細な血管解剖を得るための検査（造影MRA，3D CT angiography，従来の血管造影など）とは異なる注意を要する．そのピットフォールを知っていれば，スクリーニングに大変有用である．血流の影響を受けることは，ある面では有用で，病変部では血流が乱れる場合が多いので3D-TOF MRA上でも何らかの異常を発見しやすい．前述のごとく，内頸動脈分岐部の狭窄が撮像範囲内になくとも，頭蓋内のTOF-MRAで一側の内頸動脈の描出が不良なことで疑うことができる．開存した内腔を造影剤で満たした状態で撮影するCT angiographyではそのような指摘は困難である．逆に，それを解釈するときに3D-TOF MRAの画像の通りに実際の血管内腔が変化していると思ってはいけない．上述の内頸動脈狭窄の例でいえば，内頸動脈の描出がなくとも起始部の高度狭窄だけの場合があり，全体が血栓化していると解釈してはならない．

　TOF MRAでとくに注意すべき点は，**狭窄をより高度に描出する点で，狭窄部のように血流が乱れ，遠位の血流が低下する場合では，狭窄であっても閉塞のように血管からの信号が消失することがある（flow gap）**．撮像法にもよるが，60〜70％程度の狭窄からはflow gapが生じる．flow gapの長さが狭窄度と相関するという報告もあるが，正確な狭窄度評価は難しい．一側の内頸動脈や中大脳動脈にMRAで狭窄あるいはflow gapをみた場合，末梢が対側と同程度に描出されていれば高度狭窄ではない可能性が高い．

　TOF-MRAは血流の変化に敏感であることから，異常の検出には向いているが，常に念頭におく必要があるのは**"TOF-MRAで見えている内腔は，病的状態であればあるほど実際とは異なる"**という点である（図1〜3）．**非造影TOF-MRAを狭窄性病変に用いた際に，それを見えるままに信じてはならない．**臨床上ある程度信頼がおけるのは，小さな動脈瘤の検出や狭窄部の検出，血流低下部の評価などである．元画像を参照することでMIPのみの評価より診断能が向上するので，少なくとも病変が疑われた場合には診断の前に参照するシステムが必要である．著者自身は元画像，少なくともなんらかの参照可能な断層像がないMIPやVRのみのMRAは原則として読影しないことにしている．日常臨床で誤って用いられていると感じられるのは，脳実質内出血の出血源の検出，AVMやAVFの検出，比較的大きな動脈瘤の評価，閉塞か高度狭窄かの評価，狭窄度の評価などに非造影TOF-MRAを用いようとする場合である．これらでは，流れが遅かったり複雑であったりするため，描出能は限られており，信頼性に問題がある．AVMやAVFは流れが速ければ描出されるが遅いものは検出ができないので検出目的には向かないし，狭窄は検出には向くが，狭窄度は測れない．T1強調像で高信号の血栓（血腫）は非造影TOF-MRAでも高信号となるため，出血源の検索に発症1週以上経てから行っても，血腫が高信号となり，かつ血腫で圧排

され流れが遅くなっている可能性の高いAVMを否定することはできない.

　非造影TOF-MRAのピットフォールを理解して，スクリーニングに用いて病変を疑った場合には，造影MRAやCTAを行うこととなる．多くの場合は造影剤の有無のみで内腔の描出が決まるCTAが有用である．

　TOF-MRAの適応を決める上で重要な短所をまとめると，**撮像時間が長いこと，閉塞性疾患では流れが遅く飽和効果が起きやすく描出不良となること，撮像範囲を広く取りにくいこと（基本的に流れに垂直に撮像面を設定する必要があるため），閉塞と狭窄の区別が困難なこと，血腫と血流が区別できない時期のあること**，などである．

　造影剤も使わず非侵襲的で空間分解能も比較的高い非造影3D MRAは，脳血管障害全般で適応となるが，とくによい適応は，動脈硬化などによる脳主幹動脈狭窄・閉塞の初期検査，動脈瘤のスクリーニング（脳動脈瘤のスクリーニングを行うこと自体の意義はここでは多くを述べないが，75歳以上の高齢者での脳動脈瘤のスクリーニングの必要性は低いと考えている），である．狭窄度の評価は難しい場合もあるが，狭窄には敏感で感度が高く，スクリーニングに向いている．逆に動静脈短絡を持つ疾患（AVM，AVF）においては，検出率が低くスクリーニングに向かない上に血行動態もわからず，よい適応とはいえない．AVM/Fでは，造影MRA（**図4**）やPC-MRAの方がよい．また，動脈瘤や血管狭窄でも，小さい病変を問題とすると偽陽性が増え，3D CT angiographyや通常の血管造影での確認が必要となる．

　PC法はbipolar gradientを追加することでその間に動きのあるスピンからの信号が消え残ることを原理としている．PC法は　傾斜磁場内を血流によって移動したスピンと静止しているスピンとの間で位相にずれがあることを利用する撮像法である．撮像したい血流の速度をあらかじめ想定して，位相のずれ（－180°から＋180°まで）に置き換える必要があり，それを速度エンコーディング（velocity encoding：VENC）という．頭蓋内を撮像する場合，動脈の描出で30〜70cm/sec，静脈で10〜15cm/sec程度に設定する（血流を計測する場合はそれより高めに設定する）．造影を行わなくとも画像は得られるが造影後に行うと血液信号が増した分，血管の描出がよくなるので，造影を行う場合には，造影後の早い時期に撮像するとよい．

　PC法は血流方向の情報ももち，設定により遅い流れも描出可能であり，パルスシークエンスのなかでサブトラクションを行っており，背景の抑制がよく，脂肪・血腫なども邪魔にならない，などの長所をもつが，撮像時間が長い，空間分解能がその割に低い，乱流など複雑な流れの描出がよくない，動きのアーチファクトが強いなどの欠点がある．現在では，非造影3D-TOF MRAの補助として，静脈の描出，AVMやAVFの描出，広範囲を造影剤を使わずに短い時間で得たい場合，流れの方向を知りたい場合などに用いられるときがある．その他非造影MRAとして，最近注目をあびている手法としてarterial spin lavelingの応用がある（time-slipなど，**図1F**）．

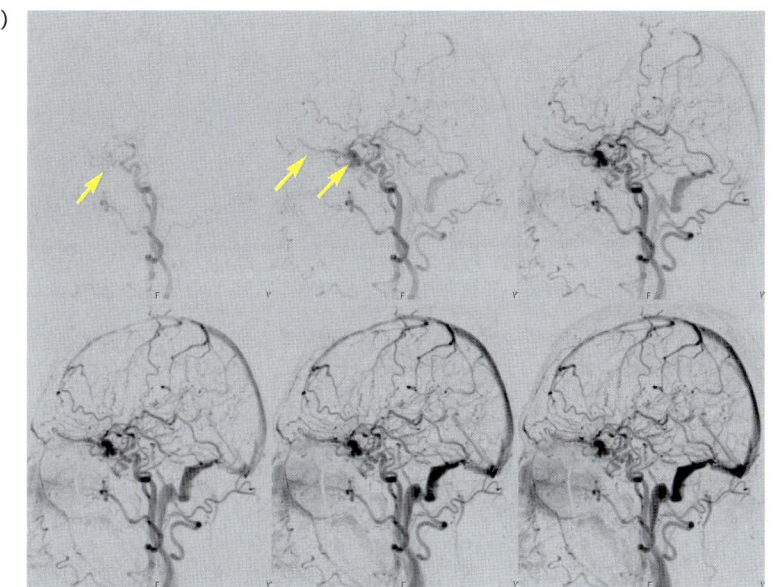

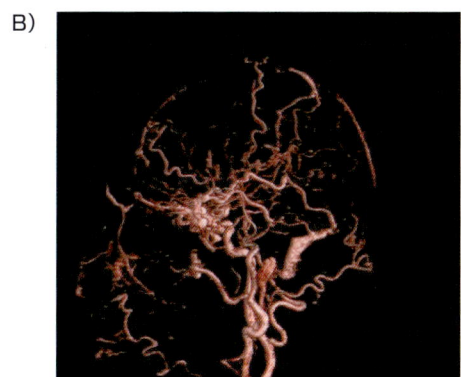

図4 蝶形骨縁の dural AVF
61歳男性．(A) MR DSAの組写真．海綿静脈洞から上眼静脈の early venous filling を認める（矢印）．(B) 3コマ目のデータセットからの3D VR像．TRICKS k空間の分割と共有により3D（深さ方向は10mm）で1コマ（1データセット）約1秒の時間分解能．元画像もきれいでdynamicMRIとして読影に使える（臨床画像2007年11月号より許可を得て転載）

　造影MRAの原理は単純で，造影剤の存在による内腔の信号増加による．3Dでの高空間分解能撮像の場合には，通常数十秒の時間が掛かるので，k空間の埋め方と撮像のタイミングに工夫を凝らし注意する必要がある．k空間の中央でコントラスト，辺縁で細かい輪郭を決めるので，造影剤通過をk空間の中央に合わせやすいようにk空間を中央から埋めていくcentric order（とくにelliptical centric order）が用いられる．時間分解能を重視して，血行動態を描出可能なtime-resolved MRA（MR DSA）では，k-space sharing, half NEX, parallel imaging などの発達により毎秒1コマ以上の時間分解能で，3D撮像が可能となってきている（図4）．

　造影MRAは空間分解能重視，時間分解能重視の2通りがあり，TOF-MRAの苦手な分野でそれぞれ適応となる．**内腔の確実な描出と血栓との区別には高空間分解のMRAが，AVMやAVFのように静脈の早期出現が重要な場合には時間分解能重視のMR DSAなどがよい適応となる．**

2　頭部のMRA

頭部でMRAといえば，非造影TOF-MRAを指す．前述の多くの原理的な欠点にもかかわらず，現在のTOF-MRA，とくに3TMRIで得られたTOF-MRAのvolume rendering（VR）像は血流の変化が少ない状態（小さな動脈瘤など）では，64列のmulti-detector row CTによる3D CT angiographyに勝るとも劣らない画質が得られることが多く（図5，6），検査としての感度・特異度も高いようである．注意点としては，**3DのVR処理などがなされた美しい非造影TOF-MRAを見て，狭窄を過大評価したり，遅い流れの動脈瘤を血栓化動脈瘤と誤ったりしないことである**（図1～3）．

TOF-MRAは脳動脈瘤，狭窄病変のスクリーニングで特に有用性が高いが，動脈瘤が大きい場合，血流が非常に速い場合や，遅い場合，蛇行が強い場合などでは前述のようなピットフォールがあるため，少なくとも元画像の確認が必要であり，症例によっては造影MRAが有用なことがある．AVM，AVFや血流方向が重要な病変では造影MR DSAが有用となる（図4）．術前や静脈洞血栓症疑いの場合などで，静脈系の描出が必要な場合にも造影剤を用いたMRV（MR venography）が有用となる．

3　頸部のMRA

頸部のMRAでは，撮像範囲が広いこと，スクリーニングには超音波があるためMRAには狭窄度評価が求められることから，頭部と異なり非造影TOF-MRAはそれほど有用でない場合が多く，造影MRAが最初から行われることもある．MRIは頭部検査と合わせて行うことが可能であるから，余裕がある場合にはスクリーニングに頸部MRAを組み合わせてもよいが，**頭蓋内MRAのようにほかに代わりのない検査ではなく，超音波というスクリーニングに優れた他の検査があることを常に頭に置くべきである**．また，頸部動脈の超音波検査で異常があるため非造影TOF-MRAを行うのは効率が悪い．きちんとした超音波検査が行われていれば，頸部の非造影TOF-MRAが臨床的に寄与する情報を提供することは実は多くない．

エビデンスのある外科的治療である頸部内頸動脈内膜剥離術（CEA）の適応を決めるには非造影TOF-MRAでの狭窄度評価は不十分であるのは当然として（さすがに非造影MRAだけでCEAを行うことはない），非造影TOF-MRA所見で"狭窄"が見えたときにリスクの高いカテーテル血管造影を次の検査としてすぐに行ってよいかどうかも大いに疑問である．現在のCTA，造影MRAの発達から考えれば，**超音波や非造影TOF-MRAにてスクリーニングを行い，その結果で問題があればCTAあるいは造影MRAを行い，その後はステント留置を行う予定であれば診断のカテーテル血管造影は省略し，ステント留置前に造影を行って確認するのがよいであろう**．CEAの場合にCTAあるいは造影MRAのみでよいかどうかは意見が分かれるが，カテーテル血管造影を行う場合には，NASCETにおいて外科手術に次ぐもっとも大きなリスクがカテーテル血管造影であったことは念頭におくべきである．

I 基礎編 1 検査技術と適応

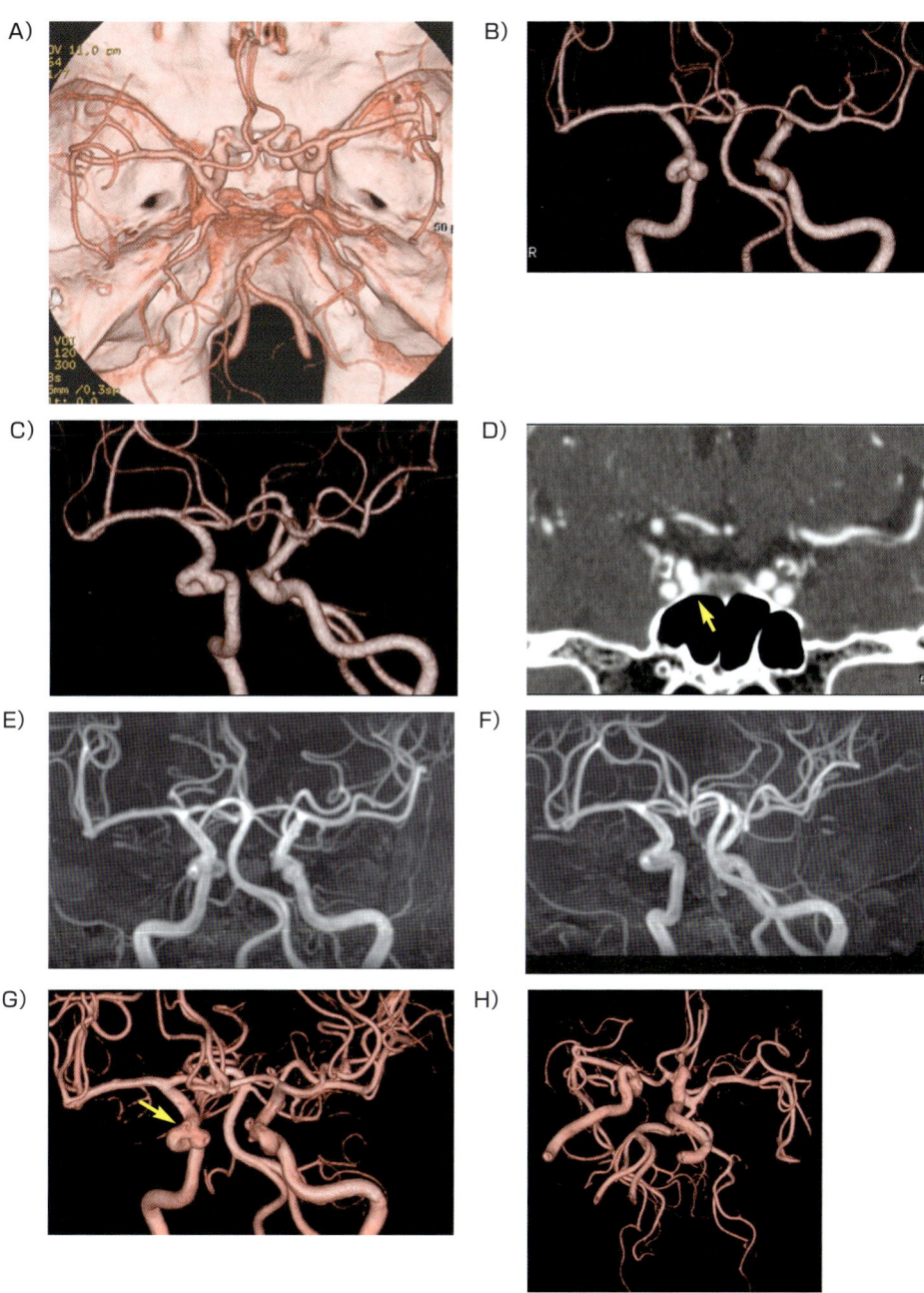

図5 内頸動脈眼動脈分岐部動脈瘤

65歳，女性．(A) 3D CTA（上から見たもの）(64列MDCT使用)，(B) bone subtraction 3D CTA 正面VR像，(C) bone subtraction 3D CTA 斜位VR像，(D) 冠状断MPR像．骨と血管，動脈瘤の関係がよくわかる（矢印），(E) 非造影TOF-MRA MIP像．正面像（3T MRI使用），(F) 非造影TOF-MRA MIP像．斜位像，(G) 非造影TOF-MRA VR像．斜位像，(H) 非造影TOF-MRA VR像．上から見た像．CTAでは骨との関係がよくわかる（A）．またサブトラクション法により任意な方向からの観察が可能となり，内側に突出した動脈瘤の形態，頸部の大きさなどがよくわかる（B，C）．元画像やMPR像（D）では，周囲の骨との関係や3Dでは観察困難な小血管が観察可能となる．MRAではMIP処理（E，F）では，血管に重なった動脈瘤の観察が方向により困難となる（F）．3T MRIではTOF-MRAの画質向上が著しく，VR処理による3D表示では64列MDCTによるCTAとほぼ同等の画像が得られる．この例ではMRAでは眼動脈起始部もよく描出される（G矢印，H）．MDCTでも元画像では確認可能であるが，3D像では観察困難である

血管イメージング　頭部・頸部　21

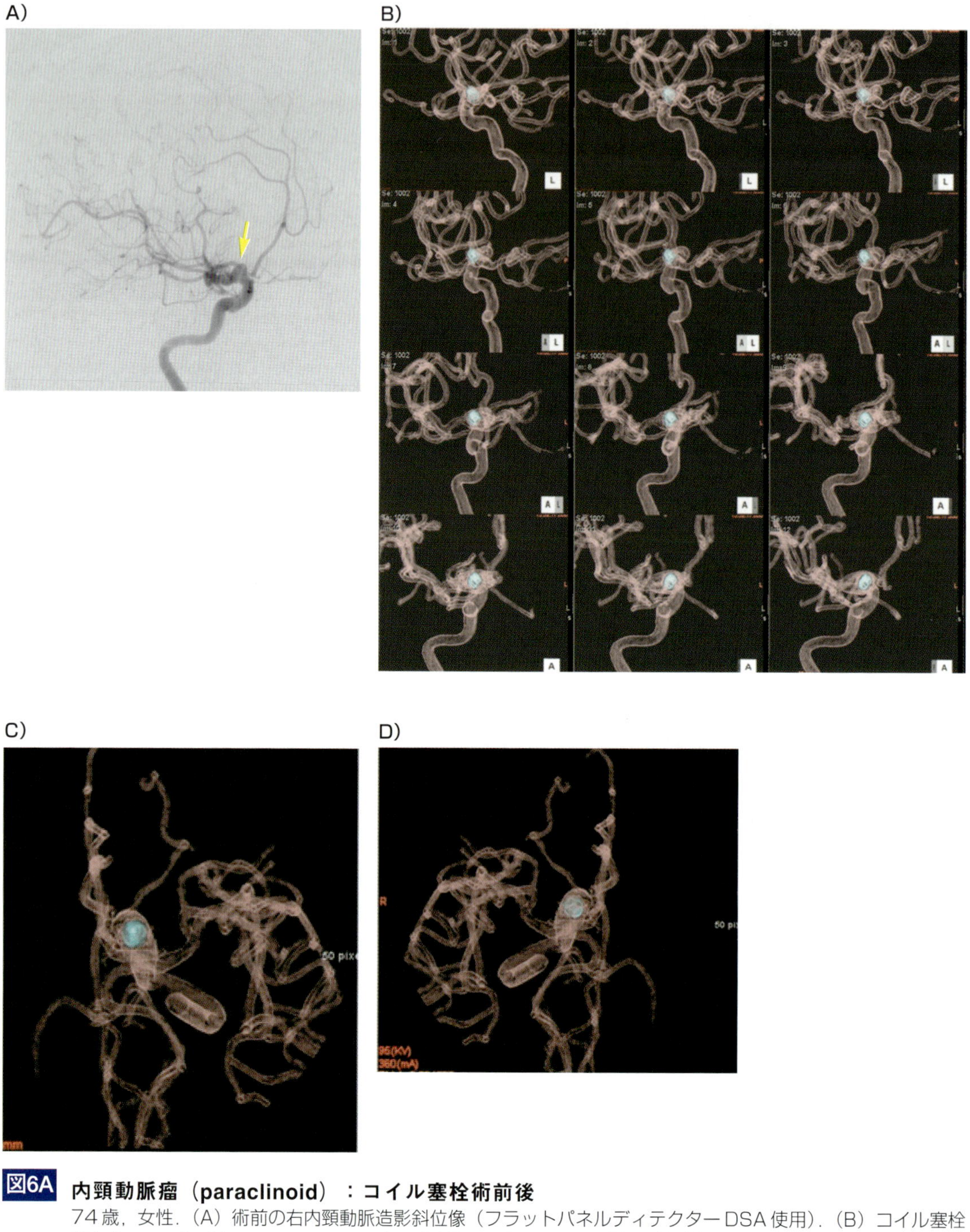

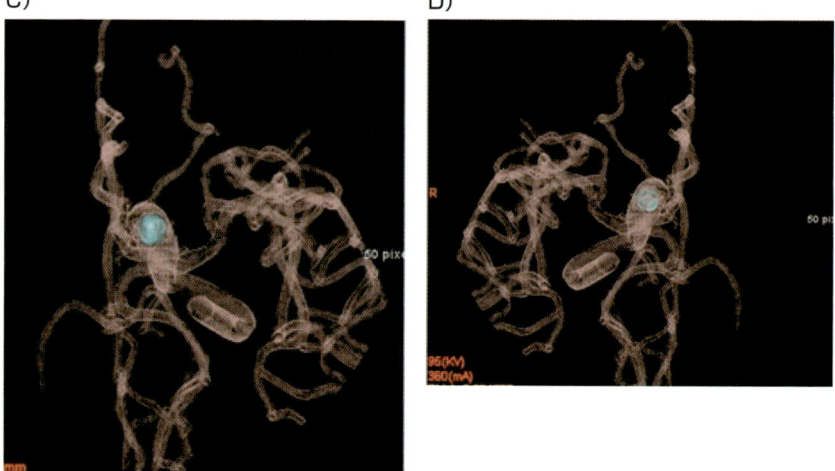

図6A 内頸動脈瘤（paraclinoid）：コイル塞栓術前後
74歳，女性．(A) 術前の右内頸動脈造影斜位像（フラットパネルディテクターDSA使用）．(B) コイル塞栓術中のparaclinoid aneurysm. rotational 3D angiographyの側面（左上）から正面（右下）の連続像　コイルと周囲の血管との関係がよくわかる．(C, D) コイル塞栓術中のparaclinoid aneurysm. 3D angiographyでは，従来は観察困難であった真上から（C），真下から（D）の像も観察可能となる．（次ページへ続く）

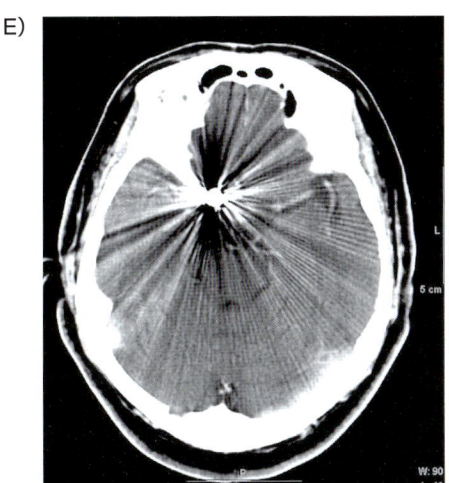
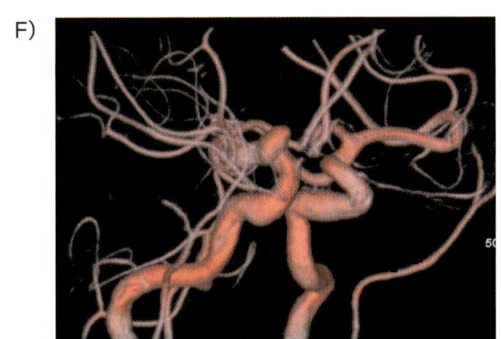
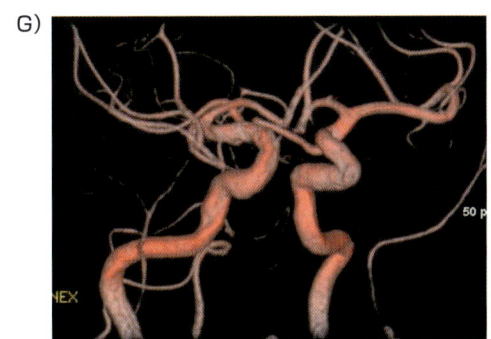

図6B 内頸動脈動脈瘤（paraclinoid）：コイル塞栓術前後
（前ページからの続き）（E）コイル塞栓術後のparaclinoid aneurysmのCT．コイルによるアーチファクトが強く，CTでは評価できなくなる．（F，G）コイル塞栓術前後のMRA：3T MRIによるTOF-MRAの3D（VR）表示．コイルの影響が少なく，評価が可能．（F）MRA術前，（G）MRA術後

　このように，スクリーニングでは非造影TOF-MRAやphase contrast-MRA，狭窄度計測などの精査には造影MRA（またはCTA）が用いられる．この場合の造影MRAは狭窄度判定が可能な高空間分解能が求められ，造影剤の到着を確認しつつ撮像を開始する手法が必要となる．頸部で血行動態が診断に重要な疾患は頭部ほど多くはないが，subclavian stealやAVM，AVFなどではMR DSAが有用な時がある．

4　画像再構成技術

　3Dで撮像した場合の画像処理には，通常maximum intensity projection法（MIP）が用いられるが，CTで用いられるレンダリング法（サーフェスレンダリング，ヴォリュームレンダリング）も有効な場合がある．病変の部位に絞った目的にあった処理が望まれる．3D元画像のpagingやcine表示，2D MR DSA（dynamic撮像）のcine表示での観察は事前の処理を必要としない有用な観察法である．

最近では心電図同期をかけた3D-PC法（4D MRAともよぶ）を用いて，血管内の血流を解析しそれを色づけした曲線で表示することも可能となり，血流方向の評価や，動脈瘤内の血流の評価への応用が期待できる．

2 CTA

1 ヘリカルCT，MDCTについて

ヘリカルCT，MD（multi-detector row）CTの進歩により，0.5～1 mm厚程度の連続した断層像が高速に得られるようになり，CTAの画質が向上し，その臨床的有用性が飛躍的に向上した．MDCTでは，頭蓋内だけなら数秒，大動脈弓から頭蓋内の広い範囲でも10秒前後でスキャンが終了し，256列や320列のMDCTではテーブル移動なしに頭蓋内のほぼ全体をカバーして1秒以内の時間分解能でスキャンできる．血流情報が得られないのが従来のCTAの弱点であったが，64列以上のMDCTでは，スキャン時間の短縮により繰り返し撮影が可能となり，それによって血流情報がある程度得られ，流れの遅い部位のタイミングのずれなどにも対応可能となってきた．この分野では，320列MDCTや，dual energy CTの臨床応用など今後の更なる発展が期待できる．

広範囲の連続撮像が要求されるMDCTの開発に伴い，管球の容量は向上し，CTの画質を規定するのは放射線被曝となった．**放射線被曝を減するためには診断や治療に必要な情報を得るのに最低限の画質とすることが求められているため，画質の過度によい画像は適切とはいえない**．MRIで時間を無視して画質を評価するのが無意味なように，CTの画質は被曝量を抜きにして評価してはいけないことになる．

2 最近の画像再構成技術

CTAの最近の画像再構成技術として有用なものとしては，まずサブトラクション法が挙げられる．頭蓋骨や壁の石灰化の除去が可能となり，任意の方向からの観察が容易となった（図5，6）．内頸動脈や椎骨動脈の動脈瘤，石灰化の強い動脈，頭蓋内静脈・静脈洞などでとくに有用となる．

スキャン速度の増加に伴い，動静脈を分離してスキャンし，動脈相と静脈相の二相撮像も比較的容易となってきた．それらを同時に色を変えて表示すれば，動静脈を同時に観察することが可能となる．

頭蓋内では冠動脈や頸部で有用とされる血管中央をたどる手法（vascular analysisなどの名前ですでに市販のソフトウエアがある）の有用性は確立していない．径が細いことと，血管内治療による拡張術が確立していないことから要求が少ないためと考えられるが，頭蓋内血管のステントによる治療も始まっており，今後の発展が期待できる．

CTAにはMRAにおけるcentric orderやZIPのような，CTAのために発達した画像再構成法はあまりないが，元画像の画質向上の再構成技術の発展は著しい．もちろん元画像の向上はCTAの画質に大きく影響するため，それらの再構成技術を有効に活用する必要がある．最近では，被曝軽減のための量子フィルターなどのノイズ除去技術の発達が著しい．CTAでもとくにperfusionと組み合わせる場合や，サブトラクションのため2回スキャンしたり，delayのCTAを取る場合など被曝が増加するチャンスは増えているので，それらの技術を積極的に取り入れる必要がある．

CTAで得られた画像は，動脈瘤の血流のシミュレーションなどにも使われるようになってきた．心電図同期の連続撮像などと合わせ，脳動脈瘤内の血流解析は今後の発展が期待できる．

3 頭部のCTAの撮像法・画像再構成法

頭部CTAでは50～100mL程度の造影剤を3～7 mL/sec程度の速度でインジェクターより急速静注し，注入開始から20～25秒後程度に大後頭孔付近からスキャンを開始し，鳥レベルまで撮像するのが一般的である．撮像は64列MDCTであれば，3～6秒程度である．MDCTの多列化の進歩により，スキャン時間が短縮しており，造影剤の注入量を軽減できるようになってきた．

頭部CTAの撮像法の注意点としては，まず体軸方向の分解能をできるだけ高くすることが挙げられる．頸部から頭部までのスキャンを行うこともあるが，スクリーニングの非造影TOF-MRAとカテーテル血管造影の間に位置する検査としては，高空間分解能であることが望まれる．広範囲撮像では空間分解能を犠牲にする必要がある装置では同時に行う必要があるかどうか（頸部は超音波などで代用できないかどうか）を十分に吟味すべきである．

美しい血管の全貌を表現する画像を提供するにはカラーのVR処理が有用である．動脈瘤のスクリーニングや術前の治療方針の検討・患者さんへの説明などには向いているであろう．ただし，小血管や狭窄の描出などのような局所の詳細な評価にはMIP処理の方が有用である場合が多々ある．元画像のcine表示やpagingによる観察に慣れている場合には，小血管の確認はそちらが向いている．例えば動脈瘤の際に，VR像では確認困難な場合でも，後交通動脈や前交通動脈はpagingによりほとんどの場合確認できる．

頭部でのCTAの長所は，**MRAにくらべ撮像時間が短いこと（数秒），空間分解能が高いこと（0.5mm isotropic程度），空間分解能が高く歪みが少ないため計測に向くこと，骨との関係が容易にわかること，原理は単純でMRAのように血流や血栓など様々な要因が関わらないため解釈が容易なこと，MRIより普及し救急対応もしやすいこと，救急患者などでの安全性の確保がしやすいこと**（MRIは金属ボンベなどの持込やペースメーカの有無などに注意を払う必要がある），などが挙げられる．欠点は放射線被曝があること，造影剤を用いる必要があること，造影のタイミン

グが重要であること（ときに失敗がある），血流情報がないこと，骨や石灰化の重なりがあること（サブトラクションを行えば解決する），同時に得られるCTがMRIより頭蓋内病変の診断能に劣ること（例えば急性期脳梗塞など）である．

4 頸部のCTAの撮像法・画像再構成法

頸部CTAの撮像法の注意点としては，**撮像範囲を大動脈弓部から頭蓋内まで含めること，できるだけ体軸方向の分解能を挙げること，側副血行路が発達することが多いため流れが遅い部分の評価が可能なようにタイミングはどちらかといえば遅めにすること，NASCETの99％ stenosisのような細く流れの遅い病態が想定される場合には二相めを取ること，う歯治療の金属がある場合には頸動脈分岐と重ならないように体位を工夫すること**などが挙げられる．

再構成法としては，プラークの石灰化により内腔の狭小化が評価できなくなるため石灰化の処理が重要となる．前述のサブトラクション法，MIP法，VR法などで評価可能となるが，この点でdual energy法による石灰化の除去が特に有用となると思われる．

血管内腔を検出して狭窄度を評価するvascular analysisなどの有用性も高い．

3 DSA

1 最近の造影技術（経腕頭動脈法などを含め）

DSA (digital subtraction angiography) は現在頭頸部領域ではカテーテルを用いた血管造影とほぼ同義に用いられる．DSAは1980年代より臨床応用が始まり，即時性と空間分解能の向上に従いフィルムを用いた血管造影に順次替わり，現在頭部でのカテーテル血管造影はほとんどDSAで行われる．経静脈性のDSAも以前は行われたが，CTAやMRAの発達により，頭頸部で行われることはなくなり，この部位でDSAといえば経動脈性のカテーテル血管造影を指すようになった．

頭頸部のDSA（経動脈性カテーテル血管造影）は，通常右大腿動脈に4F程度（IVRの場合は6F以上となる場合が多い）のシースイントロデューサーを挿入し，そこから1m程度の4Fカテーテルを挿入し，総頸動脈，内頸動脈，外頸動脈，椎骨動脈までカテーテル先端を導入する．必要に応じて0.035インチ程度のガイドワイヤーを用いる．ガイドワイヤーを回転させながら進めることで，内腔を確認しつつ進められる．導入には適宜load mapを用いる．IVR目的で太めの親カテーテルを導入する場合には，その中に4F程度のカテーテルを先行させる．

経大腿動脈アプローチが主流であるが，直後の歩行は困難となるために，3〜4Fの細いカテーテルで，肘部から上腕動脈，腕頭動脈経由のアプローチも行われる．手掌動脈弓の発達がよいことが条件である．

2　DSAのリスク

　脳動脈のカテーテル血管造影のリスクは高い．報告にもよるが，0.5％程度に一過性の神経脱落症状が生じ，その1割程度で回復がみられないようである．カテーテル操作に関連した空気や血栓の塞栓の頻度はかなり高いようで，頭部血管造影後に拡散強調像にて2割ほどに高信号を認めたという報告もある．

　カテーテル操作以外にも，ヨード造影剤のアレルギーや腎障害，大腿穿刺部圧迫や安静による深部静脈血栓症と肺塞栓，穿刺部からの出血など種々の合併症が起きる可能性がある．

3　最近の撮影技術（3D DSA，フラットパネルなど）

　カテーテルを用いた血管造影はCTやMRIより早く臨床応用されたことから，脳腫瘍などの占拠性病変の診断にも使われていたが，現在では診断目的の血管造影はくも膜下出血の際の動脈瘤検出，硬膜動静脈瘻などの限られた場合のみとなり，IVRと関連したものが多くなっている．正確には（狭義では）DSAはサブトラクションを行った画像を指し，サブトラクションを行わない場合はdigital angiography（DA）と呼び区別することもある．

　DSA装置は，大容量小焦点のX線管球と，蛍光管（イメージインテンシファイアー）やCCD，最近ではフラットパネルなどの受光部からなる．X線管球と受光部はCアームなどで患者頭部をできるだけ多くの方向から観察が可能なように稼動する．自由度が高いため，患者テーブルと患者頭部のX線入射方向，拡大率などを記憶させ，左右の撮影を同一にしたり，IVRのworking angleを切り替えたりするプロトコールの登録と利用が簡便化されてきた．

　DSA装置でも，管球と受光部を高速で回転させれば，cone beam CT，回転DSA，rotational scanとして用いることができる．特に最近のフラットパネル検出器の発達と再構成法の進歩により，3D angiographyとして，血管の3D像（図6）やCT類似の断層像を得ることができるようになってきた．従来から血管造影装置と通常のCTを組み合わせた装置も市販されているが，微妙なコントラストが必要な場合を除き頭部ではフラットパネルの3D angiographyとcone beam CTで十分であろう．

　空間分解能は1024×1024は当たり前で，最近のものは2kの分解能のものも多い．3D rotational angioで得られた3D画像と透視像の位置合わせを行い3D画像を2D透視にリアルタイムに重ね合わせる3D roadmappingはIVRでの有用性が高い．IVRへの応用のため，画像処理もテーブルについた操作盤で行えるような仕様となっているものが多い．

4 造影剤

1 ヨード造影剤（リスク，前処置，最近の動向など）

現在CTや頭部血管造影で用いられるヨード造影剤はほとんどがモノマータイプのイオパミドール（イオパミロン®），イオヘキソール（オムニパーク®），イソベルソール（オプチレイ®），イオメプロール（イオメロン®）などがある．イオキサグル酸（ヘキサブリックス®）は数少ないイオン性造影剤でダイマータイプである．製品によってはヨード含有量が150mgI/mLから400mgI/mLまでのものがあるが，通常は300mgI/mL程度のものが用いられることが多い．

粘稠度は300mgI/mLのもので，4.4mPa・s（37℃）（イオパミロン®），6.1mPa・s（37℃）（オムニパーク®），4.3mPa・s（37℃）（イオメロン®），5.8mPa・s（37℃）（オプチレイ®，ただし320mgI/mL）となり，細い針やカテーテルから注入する場合には抵抗が強いため，インジェクターを用いて注入する．

脳のCTAでは総量80〜100mLを毎秒3〜5mL程度で注入し，約20秒後にスキャンを開始するのが一般的である．小児では1.5〜2mL/kgを目安に減量する．カテーテル血管造影（DSA）では，総頸動脈で総量8ml，5mL/sec，内頸動脈で総量6mL，4〜5mL/sec，外頸動脈で総量3〜5mL，1〜3mL/sec，椎骨動脈で総量4〜6mL，3〜6mL/sec程度を注入する．

副作用としては，非イオン性造影剤の経静脈性投与で，悪心（1.04％），熱感（0.92％），嘔吐（0.36％），かゆみ（0.45％），じんま疹（0.47％），くしゃみ（0.24％）などがみられる（カッコ内の頻度は片山らの報告による）[1]．その報告では，副作用全体の頻度は3.13％，重篤なもの0.04％，きわめて重篤なもの0.004％（2.5万例に1例）であった．別の調査でも，**重篤な副作用の頻度は2.5万例に1例，死亡例は40万例に1例とされる**（鳴海らの報告による）[2]．経静脈性投与では血管漏出なども起こる．

副作用の危険因子としては，造影剤副作用歴，アレルギー歴（とくに喘息），心疾患とされる．**喘息の重篤な副作用発現頻度は通常の約6倍（前述の報告で0.23％）となる．一般的には10倍程度といわれる．**

前処置はCTAの場合に検査前1食を絶食にしたり，喘息などのアレルギー歴のある場合にステロイドを事前に投与したりする場合があるが，それほど強いエビデンスがあるわけではない．

MDCTの進歩により，造影剤の注入量，注入速度と撮像開始のタイミングに自由度が増した分，注意が必要となった．スキャン速度が速くなったため，造影剤が到達しないうちにスキャンが終わってしまうことが起きる．実は造影剤が到達する前にスキャンしても意味がないので，遅めに取ればよいだけなのだが，"静脈の重なりのないCTA"などを検査の目標とすると取り返しがつかないミスとなる．造影剤を用いるCTAの検査目的はスクリーニングではないため，ある程度静脈が重なっても臨床的には問題とならないが，造影剤の入らない検査は意味がない．スクリーニング目的な

ら，頭蓋内ではMRA，頸部では超音波で行うべきである．

2 Gdキレート造影剤（リスク，前処置，最近の動向など）

　現在日本で頭部MRIに用いられているのはガドペンテート酸メグルミン，Gd-DTPA（マグネビスト®），ガドテリドール，Gd-HP-DO3A（プロハンス®），ガドジアミド水和物，Gd-DTPA-BMA（オムニスキャン®），ガデドル酸メグルミン，Gd-DOTA（マグネスコープ®）の4種のGdキレート造影剤のみである．

　欧米で使われているGdキレート造影剤とその特徴は表3の通りとなる．

　Gdキレート造影剤は現在日本で市販のものは0.5mmol/mLの濃度で，投与量は0.1mmol/kg（0.2mL/kg）である．体重が50kgで10mLと比較的少量ですむため，通常の造影はインジェクターを用いない場合も多い．ただし造影MRAやperfusion MRのように急速静注が必要な場合は，インジェクターを用いて毎秒3～7 mL程度で注入する．日本では頭部では造影MRAの目的での倍量投与は認められていないので，造影剤の注入総量は10～15mL程度となり，20mL程度の生理食塩水での後押しが必須となる．

　Gdキレート造影剤の副作用と発現頻度は，マグネビスト®のデータでは，悪心（0.29％），嘔吐（0.09％），肝・胆嚢系障害（0.4％）で，副作用全体としては1.31％である（頻度は承認時以降の使用成績調査時：造影剤要覧[2]）．他の製剤でも，3％程度のようである．重篤な副作用は約1.9万例に1例，死亡例は83万例に1例とされる[3]．**約2万例に1例の重篤な副作用，その20～40分の1の死亡という点ではヨード造影剤とあまり変わりがない．**違いは，総量が多いヨード造影剤は急性期の腎障害が起こりやすく，人体に本来ない元素であるGdでは後述のNephrogenic systemic fibrosis（NSF）のような晩期の障害が問題となるようである．

　Gdキレート造影剤の危険因子としては，Gdキレート造影剤の副作用歴，X線ヨード造影剤の副作用歴，喘息，アレルギー歴などとされる[2]．前処置は喘息などの場合には数時間前のステロイド投与が有用という報告もある．

表3　Gdキレート造影剤とその特徴

商品名	一般名	化学構造	電荷	消失経路	タンパク質結合	NSFの症例
オムニスキャン®	ガドジアミド水和物	線形	非イオン	腎臓	なし	あり
OptiMARK®	gadoversetamide	線形	非イオン	腎臓	なし	あり
マグネビスト®	ガドペンテート酸	線形	イオン	腎臓	なし	あり
MultiHance®	Gadobenic acid	線形	イオン	97％腎臓，3％胆汁	5％以下	あり
Primovist®	gadoxetic acid	線形	イオン	50％腎臓，50％胆汁	15％以上	なし
Vasovist®	gadofosveset	線形	イオン	91％腎臓，9％胆汁	85％以上	なし
プロハンス®	ガドテリドール	環状	非イオン	腎臓	なし	なし
Gadovist®	gadobutrol	環状	非イオン	腎臓	なし	なし
マグネスコープ®	ガドテル酸	環状	イオン	腎臓	なし	なし

http://www.esur.org/fileadmin/NSF/DHPC_NSF_Gadolinium_26_June_2007.pdfより引用

最近，NSFという皮膚症状が前面となるGdキレート造影剤に密接に関連した全身疾患が注目されている．腎機能障害のある場合の報告がほとんどである．欧米でヨード造影剤の腎毒性が問題とされ倍量投与の造影MRAが体幹部を中心に積極的に行われていたため，とくに多くなったと思われる．とりあえずの対応としては腎機能障害のある場合に，ヨード造影剤の代わりとしてGdキレート造影を用いることは控えるべきである．逆に腎機能障害のない患者さんにおいて，頭部の造影MRAがカテーテル血管造影の代替となりえる場合には，頭頸部カテーテル血管造影の副作用発現頻度の高いことをかんがみ，現在のところ1回の造影MRAは許されると考える．

参考文献

1) Katayama H, et al. : Advese reactions to ionic and nonionic contrast media. A report from the Japanese Committee on the Safety of Contrast Media. Radiology 175 : 621-628, 1990
2) 鳴海善文，中村仁信：非イオン性ヨード造影剤およびガドリニウム造影剤の重症副作用および死亡例の頻度調査，日本医放会誌 65 : 300-301, 2005
3) 造影剤要覧26版，日本シェーリング，2006

I 基礎編

2 正常解剖と正常変異

内野 晃

1 総頸動脈〜内頸動脈

　右総頸動脈は腕頭動脈から，左総頸動脈は腕頭動脈分岐後の大動脈弓から直接分岐する（図1，2）．しかし，左総頸動脈は約10%の頻度で腕頭動脈起始部の左側壁から分岐する．その場合は初心者は脳血管造影時にカテーテル挿入に手間取ることもある．内頸動脈と外頸動脈に分岐するレベルには個人差があるが，おおむね第4頸椎の高さである．稀にきわめて低位で分岐する（図3）．逆に高位分岐の場合には狭窄病変に対する内膜剥離術を施術しにくい．外頸動脈は総頸動脈からほぼ直線的に連続する．一方，内頸動脈の起始部には生理的な膨らみがあって，多くの場合は後外側に凸の円弧を描いて分岐する．しかし，後内側に分岐することも稀ではない．

　内頸動脈の番号区分が日本と欧米では逆であり，**内頸動脈の部位を番号でよぶのは紛らわしく正確性に欠けるので，推奨できない**（図4）．頸部内頸動脈からは通常分岐する枝はないが，時に上行咽頭動脈が起始部付近から分岐する．頸部内頸動脈は加齢とともに屈曲蛇行する傾向があり，動脈硬化による長軸方向の延長が原因である．

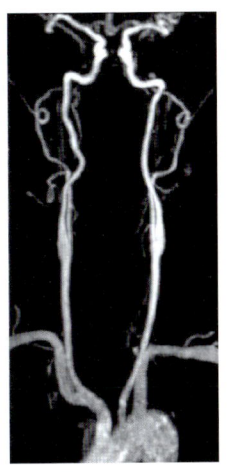

図1 頸動脈領域の造影MRA（partial MIP 正面像）

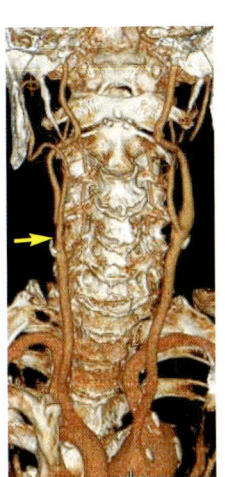

図2 頸動脈領域のCTA正面像
右内頸動脈起始部に狭窄病変がみられる（64列CT，九州大学症例）

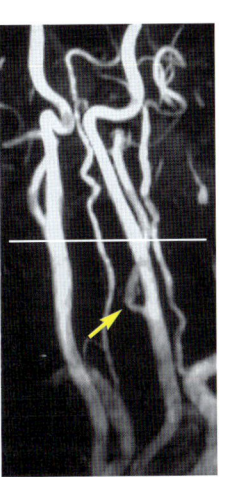

図3 low carotid bifurcation（3D-TOF MRA 第2斜位像）
左外頸動脈が通常よりも低位で分岐している（矢印）第4頸椎の高さを白線で示す

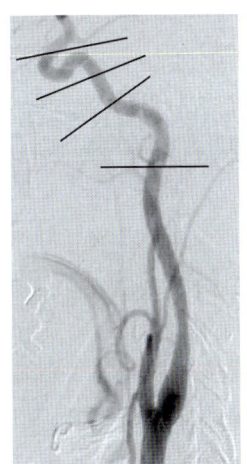

図4 左総頸動脈造影側面像
内頸動脈は足方から頸部，錐体部，海綿静脈洞前部，海綿静脈洞部，床上部に分類されるが，番号で7〜8区分されることもある

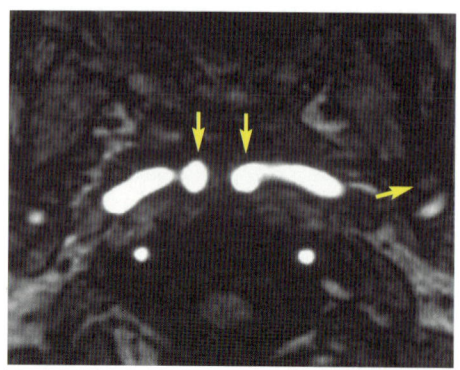

図5 retropharyngeal course of ICAs（MRAの元画像）
両側の内頸動脈は屈曲蛇行して咽頭後壁で近接している．この走行は動脈硬化によって後天的に生じた可能性がある

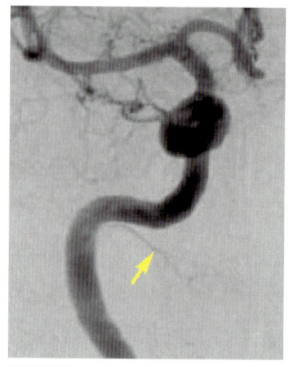

図6 vidian artery（右内頸動脈造影正面像）
錐体部から内側前方へ向かう小分枝がみられる（矢印）

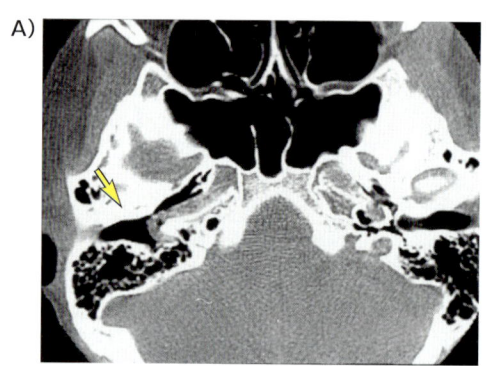

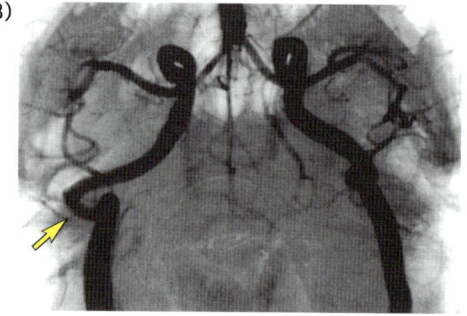

図7 異所性右内頸動脈
（A）CTで右中耳腔を走行する右内頸動脈がみられる（矢印）．（B）血管造影の軸位像で，異常走行が確認できる（矢印）（東北大学高橋昭喜先生のご厚意による）

咽頭後壁で，両側の内頸動脈がほとんど接するほどに近接することもある（図5）．錐体部内頸動脈からは内側前下方へvidian arteryが分岐する（図6）が，拡張がないとDSAでも確認できないことが多い．同部は頸動脈管内を走行するために加齢による屈曲は生じない．しかし，側頭骨錐体部内で通常よりも側方へ大きく蛇行して中耳腔に達する先天的な走行異常が知られている（異所性内頸動脈，図7）[1]．**この破格の知識は耳鼻科手術において合併症を予防する上で重要である．**海綿静脈洞前部には分枝も破格もみられない．海綿静脈洞部には様々な程度の屈曲蛇行がみられ，後上方へmeningohypophyseal trunk（図8）が，外側下方へinferolateral trunkが分岐するが，これらの小分枝はほとんどDSAでのみ同定可能で，硬膜動静脈瘻や髄膜腫の症例で拡張する．内頸動脈本幹は頸動脈サイフォン（carotid siphon）と呼ばれる大きなUターンを経て硬膜輪を貫いて頭蓋内に達する．床上部では，まず眼動脈が前方へ分岐して視神経管から眼窩に達するが，眼動脈は稀に頸動脈サイフォンの手前，すなわち海

I　基礎編　2●正常解剖と正常変異

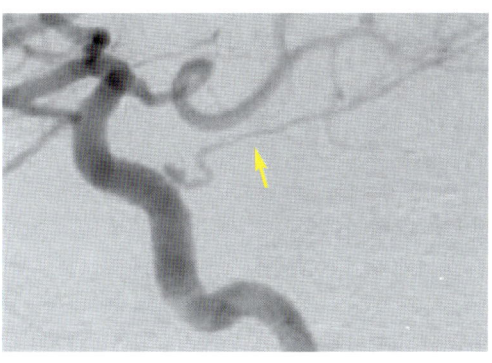

図8　meningohypophyseal trunk（右内頸動脈造影側面像）
小脳天幕髄膜腫を栄養するmarginal tentorial arteryが拡張している（矢印）

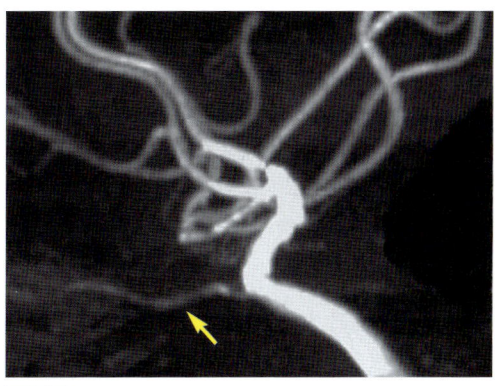

図9　persistent dorsal ophthalmic artery（MRA，partial MIP側面像）
眼動脈が内頸動脈の海綿静脈洞部から分岐して上眼窩裂から眼窩内へ入る破格である（矢印）

綿静脈洞部から分岐して上眼窩裂を通って眼窩に入る破格も知られている（図9）[2]．次いで，後交通動脈と前脈絡動脈が後方へ分岐した後に前大脳動脈と中大脳動脈に分岐して終わる．ここで，一部の教科書や論文には「前脈絡叢動脈」と記載されているようであるが，anterior choroidal arteryの和訳は「前脈絡動脈」とすべきであろう．また，正常変異とはいえないが，内頸動脈は稀に欠損する．先天的な無形成か後天的な閉塞かの鑑別はCTで頸動脈管の有無を確認することが重要である[3]．

2　頸部椎骨動脈

　右椎骨動脈は右鎖骨下動脈近位部から，左椎骨動脈は左鎖骨下動脈近位部から分岐する（図10, 11）．しかし，左椎骨動脈は約5％の頻度で左総頸動脈分岐部と左鎖骨下動脈分岐部の間の大動脈弓から直接分岐する．よって，**血管造影時に左鎖骨下動脈から左椎骨動脈の分岐が確認できない場合には，閉塞したと短絡的に判断せず，大動脈弓からの直接分岐を捜す必要がある**．稀であるが，左椎骨動脈は大動脈弓から直接分岐した枝と正常に分岐した枝と合流する破格（duplicate origin）が知られている（図12）[4]．その他，大動脈弓からの分岐異常で重要なものに aberrant right subclavian artery がある（図13）．左鎖骨下動脈分岐部よりも末梢側で右鎖骨下動脈が分岐して，後方を回って右側へ向かう．この破格では食道の後壁に圧痕を生じる．頸椎のMRIで偶然指摘されることもある．

　両側の椎骨動脈は通常第6頸椎の横突孔に入って椎体側面を上行し，第2頸椎上縁レベルで外側に出て上行し，第1頸椎上面レベルで後方から内側へ回り込んで，硬膜を貫いて頭蓋・頸椎移行部のくも膜下腔に達する．稀に高位の横突孔に入る破格がみられ，その場合の椎骨動脈近位部は通常よりも前方を上行する（図14）．

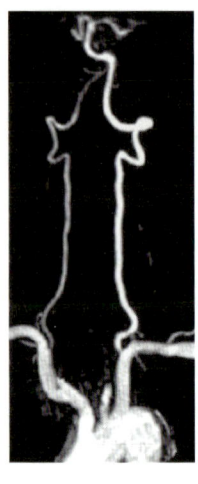

図10 椎骨動脈領域の造影MRA（partial MIP正面像）

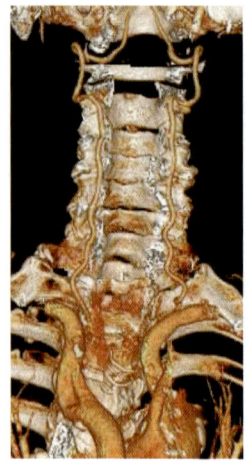

図11 頸部椎骨動脈領域のCTA正面像（64列CT，九州大学症例）

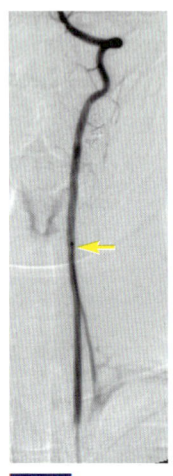

図12 duplicate origin of the left vertebral artery（左椎骨動脈造影正面像）
大動脈弓から直接分岐の左椎骨動脈を造影すると，通常みられる左鎖骨下動脈からの分枝へ逆流している（矢印が合流点）

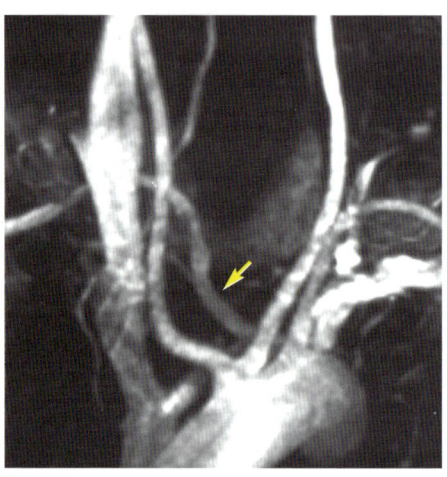

図13 aberrant right subclavian artery（造影MRA正面像）
右鎖骨下動脈が左鎖骨下動脈分岐よりも末梢で分岐して右側へ向かっている（矢印）

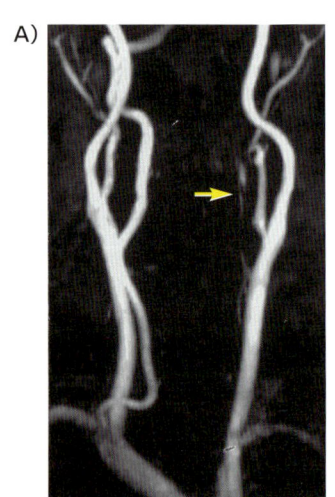

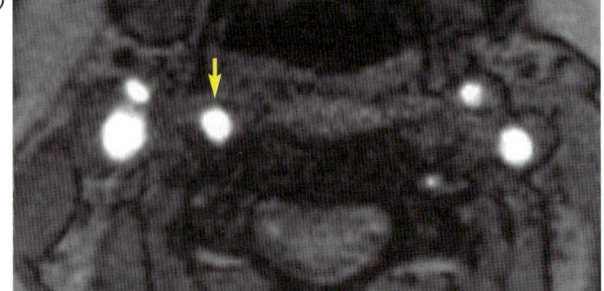

図14 右椎骨動脈走行異常
（A）3D-TOF MRA 第1斜位，（B）第4頸椎レベルのMRA元画像．右椎骨動脈近位部は通常よりも前方を上行し，第4頸椎レベルでもまだ横突孔に入っていない（矢印）．左椎骨動脈起始部は閉塞して，末梢側には再開通がみられるが細い

3 前大脳動脈

　内頸動脈から分岐して内側へ走行する部分は水平部（A1）とよばれ，A1末梢部からHeubner反回動脈が分岐し，それから内側線条体動脈が分岐するが，これらの小分枝はDSAでもしばしば同定しづらい（図15）．後述する副中大脳動脈がA1から分岐することがある．A1が極端に前下方へ向かって，ヘアピン・カーブを描いてA2に移行する破格は**遺残嗅動脈**である（図16）[5]．

　前交通動脈を分岐して前上方へ向かう脳梁下部（A2）の遠位側で脳梁周囲動脈と脳梁辺縁動脈に分岐する．A2が1本で対をなさない破格は**奇前大脳動脈**とよばれ（図17），A2が3本ある場合は中央のやや細い動脈を**脳梁正中動脈**とよぶ（図18）[6]．前大脳動脈の皮質枝は前方から前頭眼窩動脈，前頭極動脈，前内側前頭動脈，中内側前頭動脈，後内側前頭動脈，傍中心動脈が分岐し，脳梁周囲動脈から上内側頭頂動脈と下内側頭頂動脈が分岐するのが代表的である（図19）が，脳梁前部（A3）以降の分岐にも個人差が大きい．

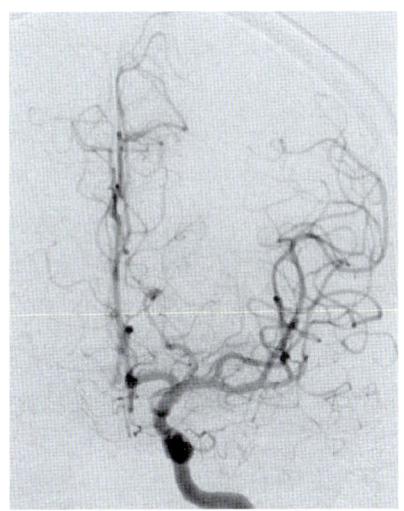

図15 左内頸動脈造影正面像

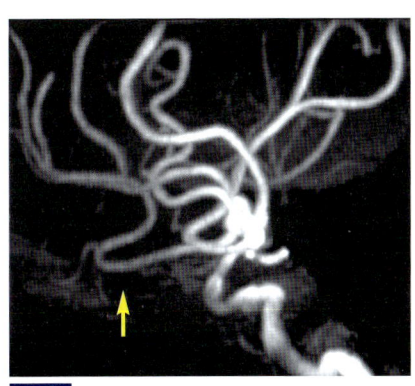

図16 persistent olfactory artery（MRA, partial MIP側面像）
前大脳動脈A1が前下方へ走行し，ヘアピン・カーブを描いて上行している（矢印）

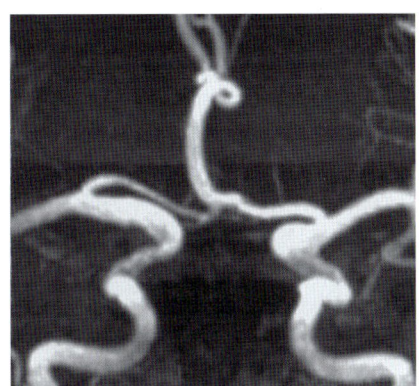

図17 azygos anterior cerebral artery（奇前大脳動脈）
前大脳動脈A2がペアを形成せずに1本で，前交通動脈も存在しない

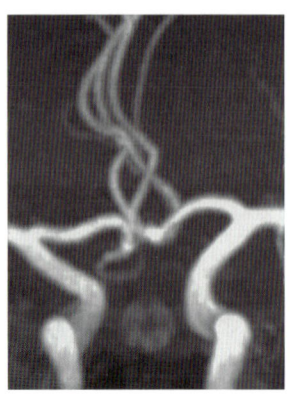

図18 median artery of the corpus callosum（脳梁正中動脈）
前大脳動脈A2が3本みられる

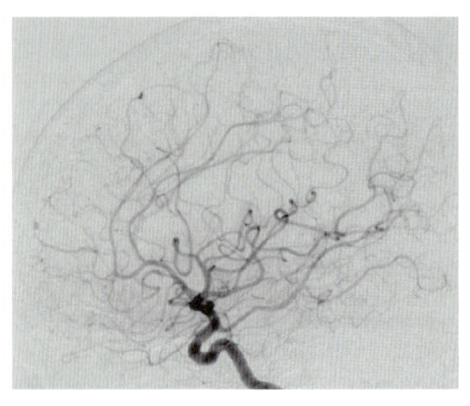

図19 左内頸動脈造影側面像
前大脳動脈末梢枝の代表的な分岐形態である

4 中大脳動脈

　内頸動脈から分岐して外側へ走行する部分は水平部（M1）とよばれ，通常複数の外側線条体動脈が上方へ分岐する．これらの穿通枝は共通幹を形成することもあるが，DSAでないと詳細を同定しづらい場合が多い（**図15，20**）．前方へは眼窩前頭枝が分岐する．また，側頭枝がM1中部からしばしば分岐する（**図21**）．内頸動脈終末部から2本の中大脳動脈が分岐する破格を重複中大脳動脈とよぶ（**図22**）[7]．この場合，近位側から細い側頭動脈枝が分岐する型が多い．一方，中大脳動脈の前頭動脈枝がA1の近位部ないし遠位部から分岐する場合は副中大脳動脈とよび，Heubner反回動脈と混同してはならない（**図23**）[8]．中大脳動脈が2本で，もし近位側からの分枝の方が明らかに大きい場合には，遠位側からの小分枝を副中大脳動脈とよぶ（**図24**）[9]．しかし，広義の重複中大脳動脈とよぶべきかもしれない．

　M1はシルビウス裂に達する付近で2〜3分岐し，シルビウス裂内を5〜8本の動

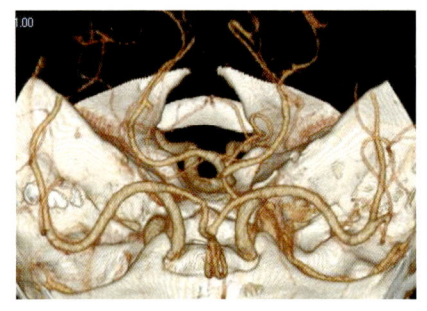

図20 前上方から見た頭蓋内動脈のCTA
64列CT，九州大学症例

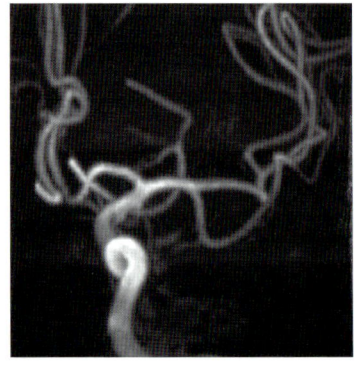

図21 左中大脳動脈側頭枝の早期分岐（MRA，partial MIP正面像）

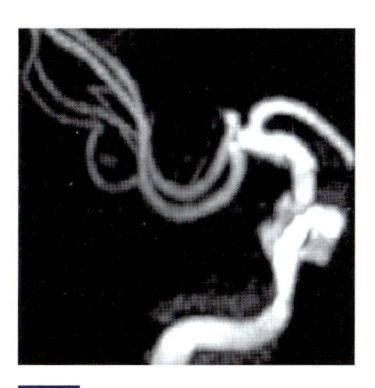

図22 右重複中大脳動脈（MRA, partial MIP 正面像）
ほぼ同大の2本の右中大脳動脈がみられる

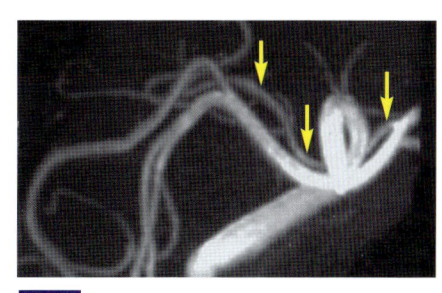

図23 右副中大脳動脈（MRA, partial MIP, 足方からの見上げ像）
右前大脳動脈A1遠位部から分岐して右中大脳動脈と併走する動脈がみられる（矢印）

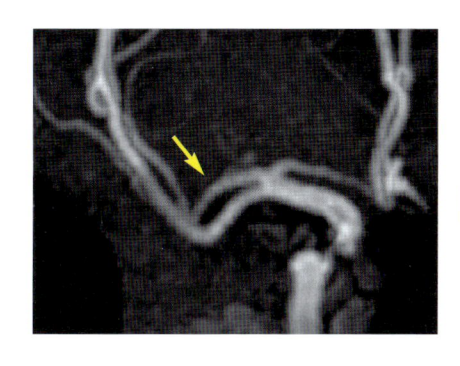

図24 右副中大脳動脈（MRA, partial MIP 正面像）
右前大脳動脈A1近位部から分岐した型で，重複中大脳動脈との区別が難しい（矢印）．なお，内頸動脈狭窄を認める

脈枝が走行する（M2）．弁蓋部（M3）から末梢の脳表を走行する皮質部（M4）は前方から，前頭枝が眼窩前頭動脈，前前頭動脈，前中心動脈，中心動脈を，頭頂枝が前頭頂動脈，後頭頂動脈，角動脈を，側頭枝が側頭極動脈，前側頭動脈，中側頭動脈，後側頭動脈，および側頭後頭動脈とよばれる（図19）．ただし，これらの皮質枝には個人差が大きい．

5 後大脳動脈・後交通動脈

　後大脳動脈は多くの血液を脳底動脈から供給され，一部の血液が後交通動脈を介して内頸動脈から供給される型が最も多い．しかし，後大脳動脈の起始部から後交通動脈との合流部まで（P1）が無形成で，血液の全てが後交通動脈を介して内頸動脈から供給される場合も稀ではなく，その場合の後大脳動脈は**胎児型**とよばれる（図25，26）．反対に後交通動脈が無形成である場合も多い．

　P1からは複数の視床穿通動脈が上方へ分岐するが，その同定はDSAでのみ可能である（図27）．内側後脈絡動脈と外側後脈絡動脈も近位部から分岐するが，やはり細くてMRAなどでの同定は難しい．後交通動脈と合流後は前方から順に，前側頭動脈，後側頭動脈，鳥距動脈，および頭頂後頭動脈が分岐する（図28）．後大脳動脈の一部の分枝，特に側頭動脈が前脈絡動脈から分岐する破格が知られている[10, 11]．その場合

の前脈絡動脈は著しく発達している（図29）．その他，後大脳動脈には上小脳動脈との共通幹形成（図30）や，重複後大脳動脈もみられる（図31）．

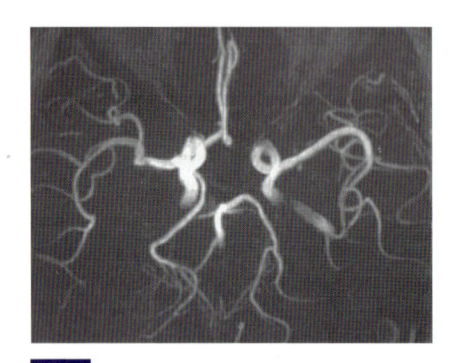

図25 下から見上げた3D-TOF MRA
右後大脳動脈P1が無形成で，発達した右後交通動脈がみられ，胎児型とよばれる．左前大脳動脈A1と左後交通動脈も無形成である．このようなWillis動脈輪の破格は高頻度にみられる

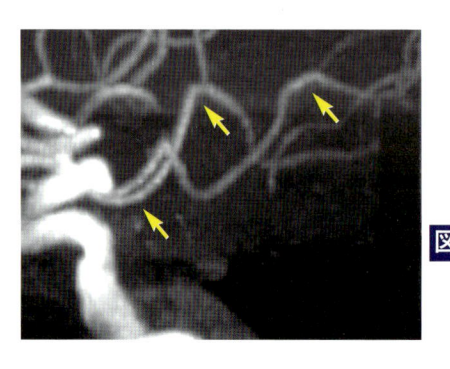

図26 後上方から見た頭蓋内動脈のCTA
左後大脳動脈は胎児型である（64列CT，九州大学症例）

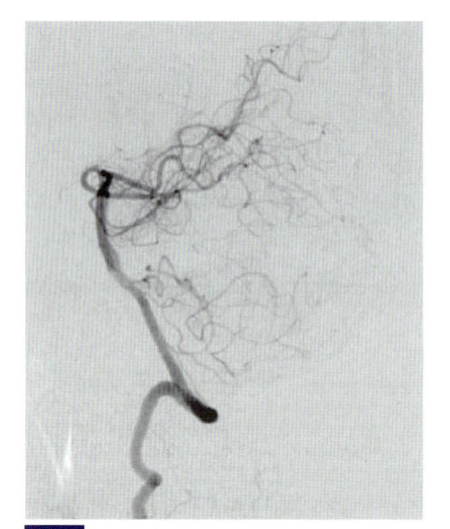

図27 左椎骨動脈造影側面像

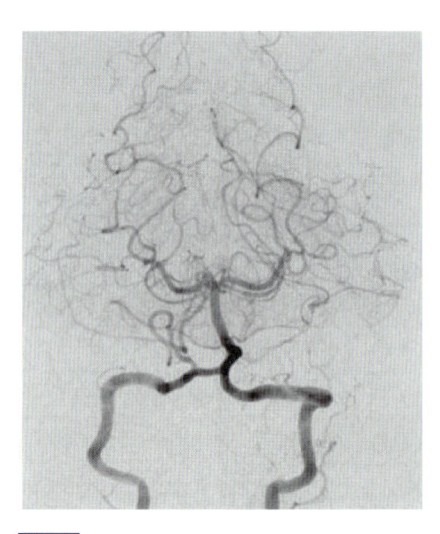

図28 左椎骨動脈造影Towne像

図29 hyperplastic anterior choroidal artery（MRA，partial MIP側面像）
前脈絡動脈は後大脳動脈の側頭枝を分岐しているために太く発達している（矢印）

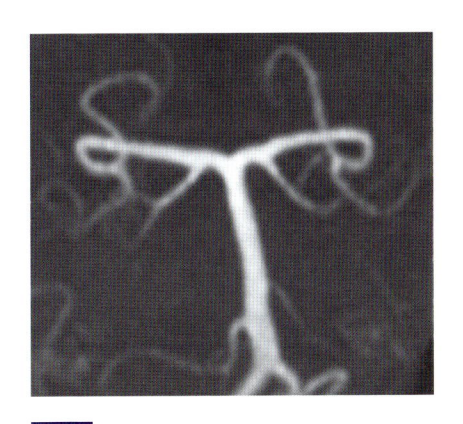

図30 後大脳動脈と上小脳動脈の共通幹（MRA，partial MIP正面像）
両側の後大脳動脈は上小脳動脈と共通幹を形成している

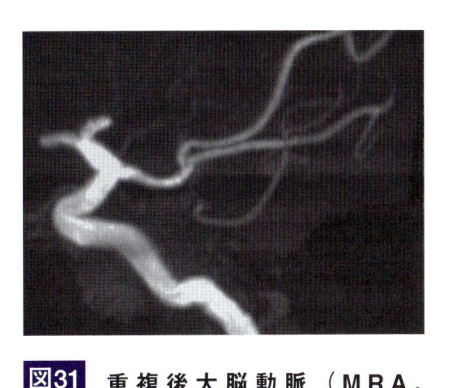

図31 重複後大脳動脈（MRA，partial MIP側面像）
発達した後交通動脈から直接2本の後大脳動脈が分岐している

6 頭蓋内椎骨動脈・脳底動脈

　左右の椎骨動脈は大後頭孔の内側面を上行して後下小脳動脈を分岐後，橋・延髄移行部レベルで合流して脳底動脈となる（図32）．後下小脳動脈は頭蓋外で分岐することもあり，その場合は通常発達している（図33）．**延髄〜頸髄の前方正中に細い前脊髄動脈がDSAの側面像で同定できる場合がある．**脳底動脈の近位部から左右の前下小脳動脈が分岐するが，同側の後下小脳動脈とは相補的な関係にあり，どちらか一方が低形成の場合も多い．**脳底動脈から分岐する細い橋動脈は，DSAにても同定困難である．**左右の上小脳動脈が脳底動脈遠位部から分岐するが，しばしば後大脳動脈と共通幹を形成し，また稀ならず2本みられる（図34）[12]．脳底動脈は左右の後大脳動脈を分岐して終わるが，しばしば一側のP1が，時に両側のP1が低形成で，その場合の脳底動脈はかなり細いが，病的と診断してはならない．

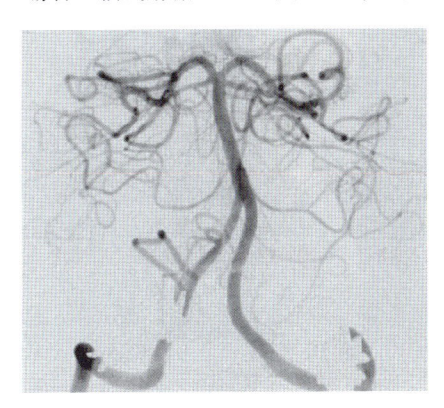

図32 左椎骨動脈造影．straight AP像

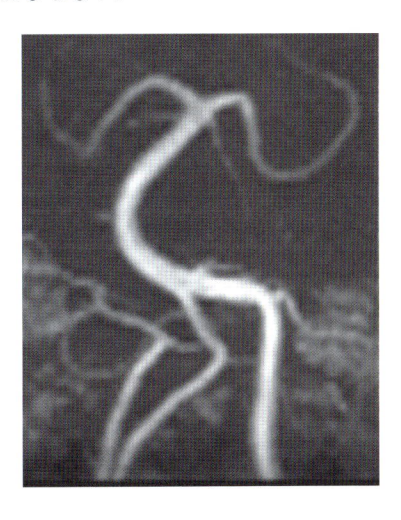

図33 cervical originの右後下小脳動脈（MRA，partial MIP正面像）
右後下小脳動脈は頭蓋外で分岐しており，よく発達している

8 頸動脈-椎骨脳底動脈吻合遺残

　胎生早期に存在する頸動脈-椎骨脳底動脈吻合が様々な部位で遺残する．**最も高頻度にみられるのはpersistent trigeminal artery（遺残三叉動脈）である**[13]．Primitive trigeminal artery ないしpersistent primitive trigeminal arteryと表現している論文も見受けられるが，原始的でない三叉動脈は存在しないので，不適当な呼称であろう．和訳の「遺残原始三叉神経動脈」も正確な表現とはいい難い．内頸動脈の海綿静脈洞部から分岐して脳底動脈のほぼ中央部付近に合流する．内頸動脈の分岐部はかなり広い範囲にみられるが，脳底動脈との合流部はほぼ一定である．外側型と内側型が知られており，外側型の方がやや多くみられる（図38，39）．内側型はintrasellar persistent trigeminal arteryともよばれるように，トルコ鞍内を通って，鞍背を貫いて吻合する（図40）．また，脳底動脈に合流せずに小脳動脈のいずれか1本に連続するpersistent trigeminal artery variant（図41）[14]も比較的多いが，細いためにMRAでの診断は難しい場合がある．次いで多いのがpersistent hypoglossal artery（遺残舌下

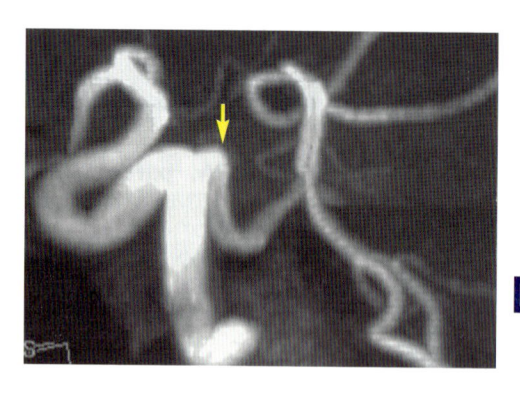

図38 外側型の遺残三叉動脈（MRA, partial MIP側面像）
通常よくみられる分岐部である

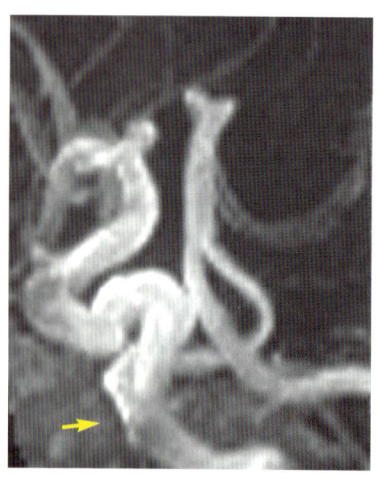

図39A 外側型の遺残三叉動脈（MRA, partial MIP側面像）
かなり近位部から分岐している（矢印）

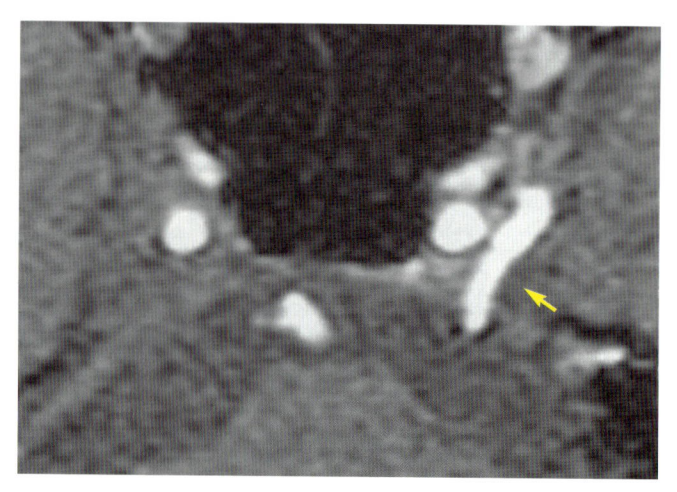

図39B 外側型の遺残三叉動脈（MRA元画像）
三叉神経の走行に沿って存在している（矢印）

I 基礎編　2 ●正常解剖と正常変異

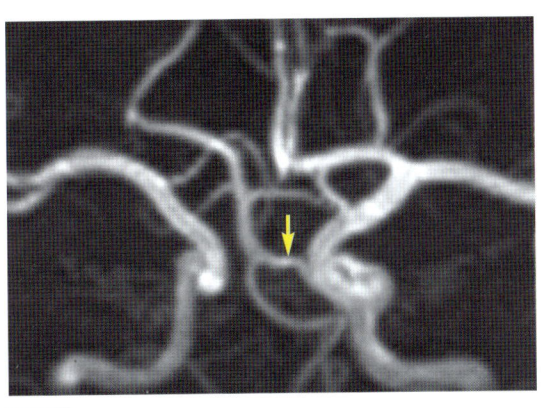

図40A 内側型の遺残三叉動脈（MRA 正面像）
内側を走行をして脳底動脈に合流している（矢印）

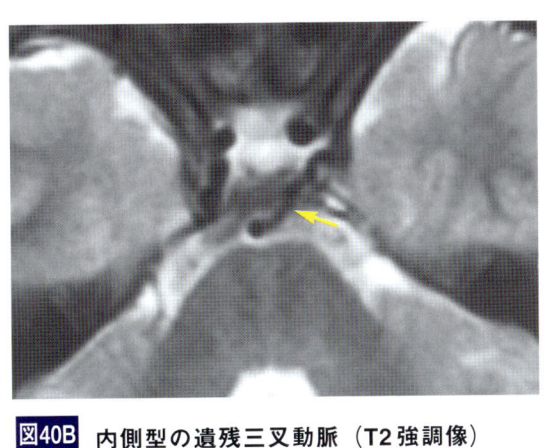

図40B 内側型の遺残三叉動脈（T2強調像）
内側を走行をして鞍背を貫いて脳底動脈に合流している（矢印）

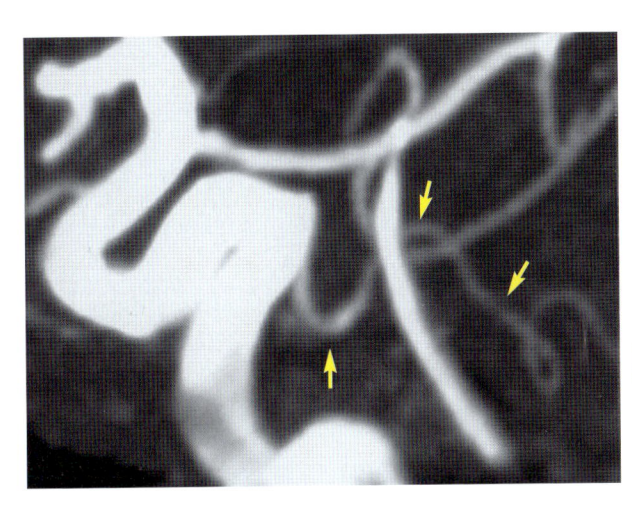

図41 遺残三叉動脈亜型（MRA，partial MIP 側面像）
脳底動脈に合流しないで前下小脳動脈に移行している（矢印）

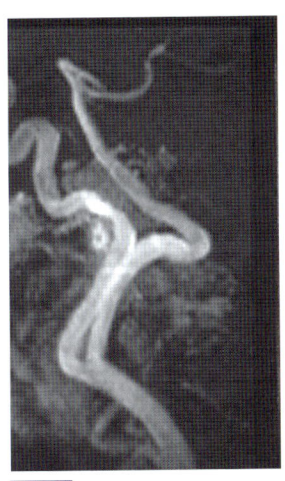

図42A 遺残舌下動脈（MRA，partial MIP 側面像）
頸部内頸動脈から分岐して頭蓋内の椎骨動脈と吻合している

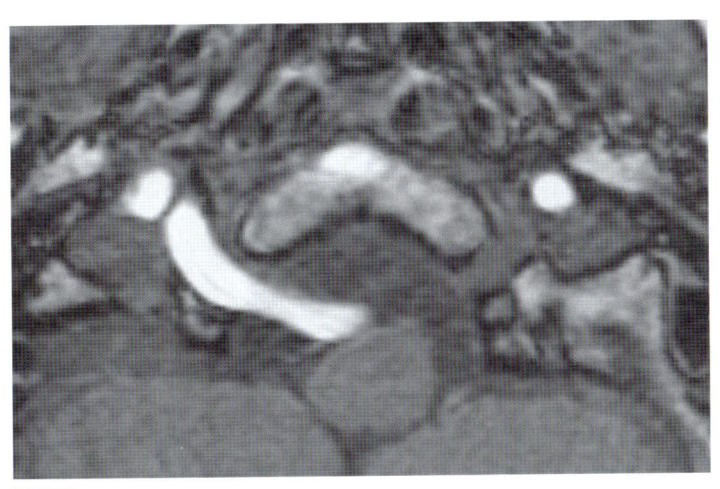

図42B 遺残舌下動脈（MRA 元画像）
右舌下神経管を通る大きな動脈がみられる

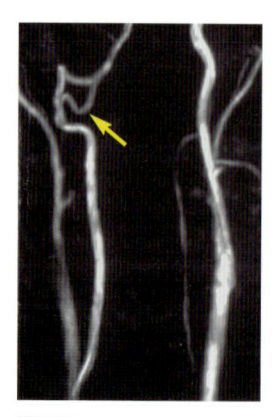

図43 右椎骨動脈窓形成（MRA，正面像）
頭蓋外の第1頸椎レベルにみられる（矢印）．なお，右内頸動脈は閉塞している

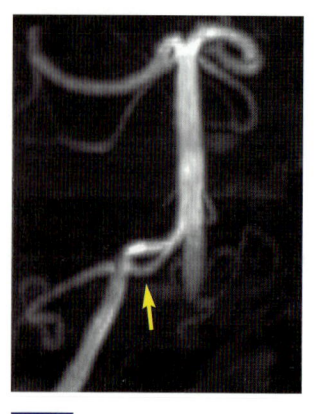

図44 右椎骨動脈窓形成（MRA，partial MIP 第1斜位像）
頭蓋内の後下小脳動脈分岐部より末梢にみられる（矢印）．なお，左椎骨動脈は閉塞している

動脈）である．頸部内頸動脈から分岐して舌下神経管を通って頭蓋内に入り，椎骨動脈終末部と吻合する（図42）[15]．頭部MRAの撮像範囲外にあるために，多くは見逃されている可能性がある．その他，内頸動脈ないし外頸動脈の起始部付近から分岐して頭蓋外の椎骨動脈と吻合する稀なpersistent proatlantal intersegmental arteryが知られている．また，内耳道を通って吻合する極めて稀なpersistent otic arteryの報告もある[16]．

9 窓形成

　胎生早期に存在する原始動脈網が消褪・癒合して1本になるべきところ，部分的に2本遺残すると，分岐した動脈枝が再び1本に合流し，**fenestration（窓形成）**が生じる[17]．**窓形成の近位分岐部には動脈瘤の発生頻度が高いと報告されており，MRAによる窓形成の診断は重要である．**頸動脈系よりも椎骨脳底動脈系に高頻度にみられ，古くから多くの報告がみられる[18,19]．頭蓋外の椎骨動脈では第1頸椎レベルで大きな窓形成がみられる（図43）．頭蓋内の椎骨動脈では後下小脳動脈の分岐部よりも末梢に比較的に小さな窓形成がみられる場合（図44）と，後下小脳動脈の分岐部を含む大きな窓形成がみられる場合がある（図45）．椎骨脳底動脈移行部にもしばしば様々な大きさの窓形成がみられる（図46）．脳底動脈では近位部の前下小脳動脈が分岐する付近に好発し，多くは小さなスリット状である．中部や遠位部にも稀にみられる（図47）．内頸動脈の窓形成は頸部と床上部に稀に報告がある．ここで，頸部内頸動脈の窓形成の診断には，後天的な動脈解離の除外が必要である．海綿静脈洞部の報告もある（図48）[20]．中大脳動脈ではM1近位部に上下方向に分離した小さなスリット状の窓形成がみられる（図49）[21,22]．一方，前大脳動脈ではA1遠位部に前後方向に分離した大きなレンズ状の窓形成がみられることが多いので，前後像では指摘しづらく，下から見上げた像などが観察に適している（図50）[6]．

I 基礎編　2 ● 正常解剖と正常変異

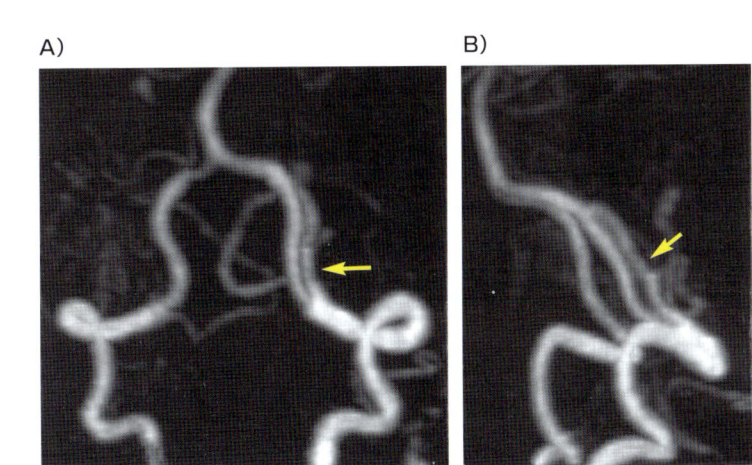

A)　　　　　　　B)

図45 左椎骨動脈窓形成（MRA，partial MIP）
頭蓋内の後下小脳動脈分岐部を含む広い範囲にみられ，正面像（A）では一見解離様に見える（矢印）が，第2斜位像（B）では窓形成と確認できる

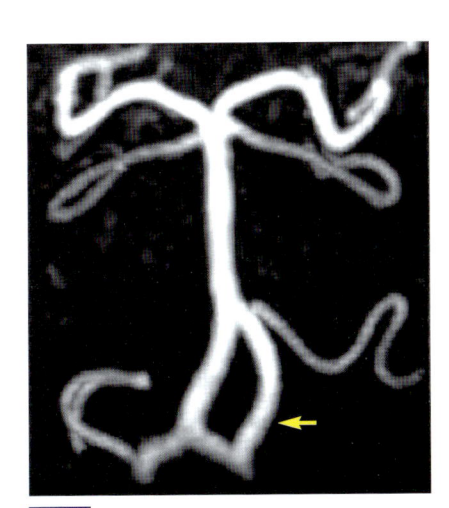

図46 椎骨脳底動脈移行部窓形成（MRA，partial MIP 正面像）
大きな窓形成が左椎骨動脈末端から脳底動脈近位部にかけてみられる（矢印）

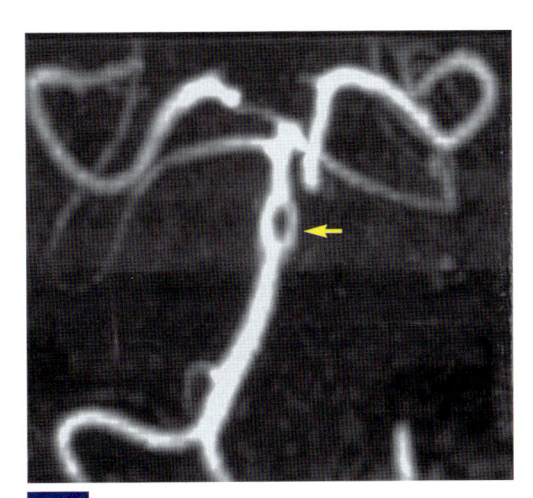

図47 脳底動脈遠位部窓形成（MRA，partial MIP 正面像）
小さな窓形成が脳底動脈遠位部にみられる（矢印）

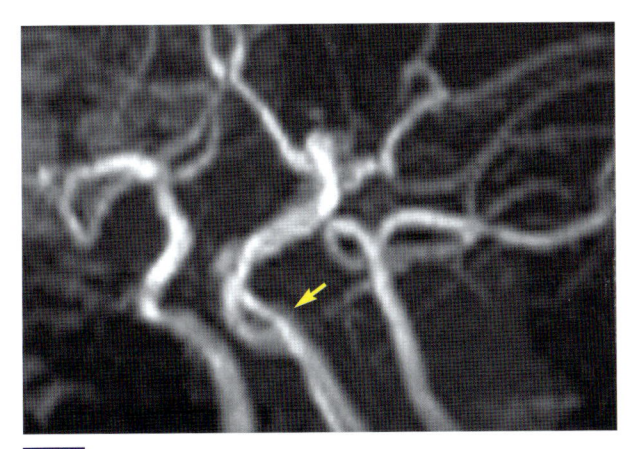

図48 内頸動脈海綿静脈洞部窓形成（MRA，第2斜位像）
小さな窓形成が疑われる（矢印）．脳腫瘍の術前診断ために行った選択的動脈造影で確認された

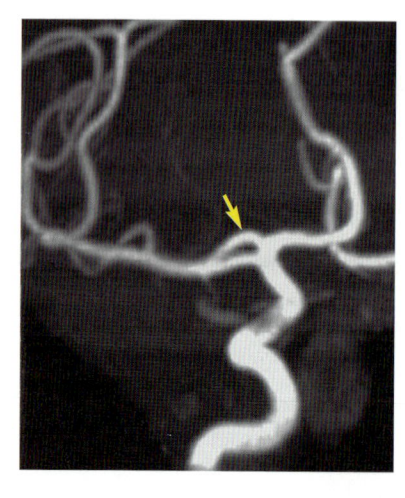

図49 右中大脳動脈M1近位部窓形成（MRA，partial MIP正面像）
小さな窓形成が明瞭にみられる（矢印）

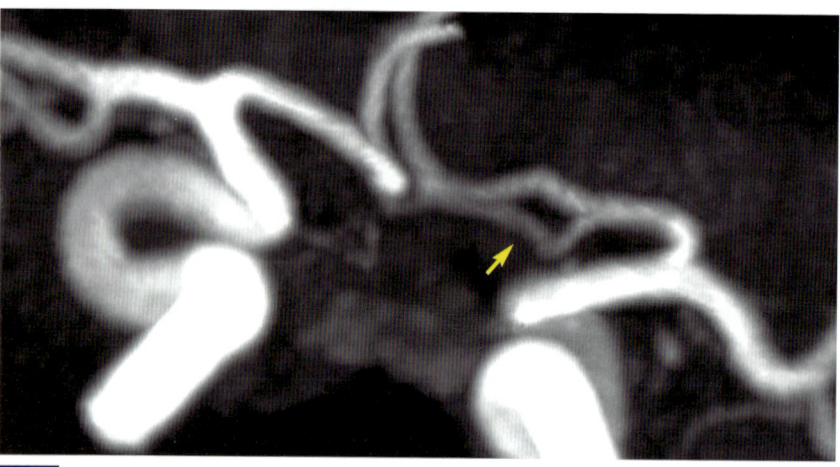

図50 左前大脳動脈A1遠位部窓形成（MRA，partial MIP，右下から見上げた像）
特殊な角度の像で大きな窓形成が指摘できる（矢印）．正面像では重なりのために診断が難しい場合が多い

参考文献

1) Ashikaga R, et al. : Bilateral aberrant internal carotid arteries. Neuroradiology 37 : 655-657, 1995
2) Ogawa T, et al. : Internal carotid origin of double ophthalmic arteries. Neuroradiology 32 : 508-510, 1990
3) Takahashi S, et al. : Congenital absence and aberrant course of the internal carotid artery. Eur Radiol 6 : 650-654, 1996
4) Suzuki S, et al. : Duplicate origin of left vertebral artery. Neuroradiology 15 : 27-29, 1978
5) Uchino A, et al. : Persistent primitive olfactory artery: diagnosis with MR angiography. Clin Imaging 25 : 258-261, 2001
6) Uchino A, et al. : Anterior cerebral artery variations detected by MR angiography. Neuroradiology 48 : 647-652, 2006
7) Uchino A, et al. : Middle cerebral artery variations detected by magnetic resonance angiography Eur Radiol 10 : 560-563, 2000
8) Takahashi S, et al. : Accessory middle cerebral artery : is it a variant form of the recurrent artery of Heubner? AJNR 10 : 563-568, 1989
9) Komiyama M, et al. : Middle cerebral artery variations : duplicated and accessory arteries. AJNR 19 : 45-49, 1998

10) Takahashi M, et al. : Anomalous arterial supply of temporal and occipital artery : angiographic study. AJNR 1 : 537-540, 1980
11) Takahashi S, et al. : Anterior choroidal artery : angiographic analysis of variations and anomalies. AJNR 11 : 719-729, 1980
12) Uchino A, et al. : Variations of the superior cerebellar artery : MR angiographic demonstration. Radiat Med 21 : 235-238, 2003
13) Uchino A, et al. : MR angiography of anomalous branches of the internal carotid artery. AJR 181 : 1409-1414, 2003
14) Ito J, et al. : Anomalous origin of the anterior inferior cerebellar arteries from the internal carotid artery. Neuroradiology 19 : 105-109, 1980
15) Fujita N, et al. : MR appearance of the persistent hypoglossal artery. AJNR 16 : 990-992, 1995
16) Reynolds AF Jr., et al. : Persistent otic artery. Surg Neurol 13 : 115-117, 1980
17) Okahara M, et al. : Anatomic variations of the cerebral arteries and their embryology : a pictorial review. Eur Radiol 12 : 2548-2561, 2002
18) Kowada M, et al. : Fenestration of the vertebral artery with a review of 23 cases in Japan. Radiology 103 : 343-346, 1972
19) Takahashi M, et al. : Fenestration of the basilar artery : report of three cases and review of the literature. Radiology 109 : 79-82, 1973
20) Uchino A, et al. : Intracavernous fenestration of the internal carotid artery. Eur Radiol 16 : 1623-1624, 2006
21) Ito J, et al. : Fenestration of the middle cerebral artery. Neuroradiology 13 : 37-39, 1977
22) Uchino A, et al. : Fenestration of the middle cerebral artery detected by MR angiography. Magn Reson Med Sci 5 : 51-55, 2006

I 基礎編

3 読影上の一般的注意点

内野 晃

1 MRA

　頸部〜頭部領域で最も汎用される3D-TOF法による非造影MRAでは，動脈内のプロトンの流れによる信号を画像化しており，乱流による信号低下が狭窄病変と紛らわしい場合がある．**このアーチファクトはTEが長いほど生じやすいので，その装置での最小TEで撮像することが肝要である**（図1）．アーチファクトは内頸動脈起始部と内頸動脈サイフォン後部に最も多くみられる．前者は生理的な膨らみがあるために緩徐な乱流が生じて，偏在性の動脈硬化性プラークがあるように見える．後者は急カーブによって生じた高速乱流の影響で，狭窄病変様に見える．また，狭窄病変は狭窄率と長さが実際よりも過大評価される傾向があり，動脈瘤は頸部が小さいと過小評価される傾向にある．これらの欠点は造影MRAで解消できるが，造影剤使用には制限があり，撮像タイミングも重要で，期待通りの画像が得られないこともある．Multislab法を用いた3D-TOF法による非造影MRAではスラブの接続部分で動脈の信号変化が生じたり，静脈が部分的に描出されることがあるので，読影にあたっては注意が必要である（図2）．なお，**背臥位で撮像するため，一部の患者では左上肢からの血液が左内頸静脈内を逆流して頭蓋内に達する**．この場合，左S状静脈洞などに異常信号がみられ，硬膜動静脈瘻と紛らわしい（図3）[1]．普及しつつある3テスラ（T）装置を用いたMRAの画質は1.5T装置よりも明らかに優れているが，3T装置では空気による磁化率アーチファクトに注意する必要がある．内頸動脈の錐体部では乳突蜂巣の空気が，サイフォン部では蝶形骨洞の空気が信号低下を引き起こして狭窄病変と紛らわしい（図4）．非磁性体であっても，金属による画像劣化は重要な問題である．頸部のステントではステントの両端部分の信号が低下しやすい（図5）．動脈瘤の治療に用いたチタン製剤のクリップの影響は大きく，その周囲の動脈は描出されない．それに比べると白金製剤のGDCコイルの影響は少ない．よって，**コイル塞栓術後の経過観察にはMRAがCTAよりも適している**．

　アーチファクトを病変と誤診しないためには上記のような知識の他に，**元画像をチェックする習慣が大事である**．多忙な日常業務では全例のチェックは無理であるが，モニター診断の環境ならば，疑問症例に限って行うことは可能であろう．必要に応じてpartial MIPなどの画像の加工を行えば診断精度は向上する．

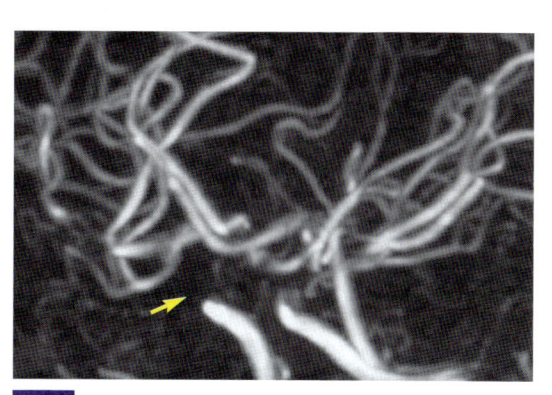

Ⅰ　基礎編　3 ●読影上の一般的注意点

図1A 他院でのMRA，TE = 9.0sec
内頸動脈床上部が描出されていない

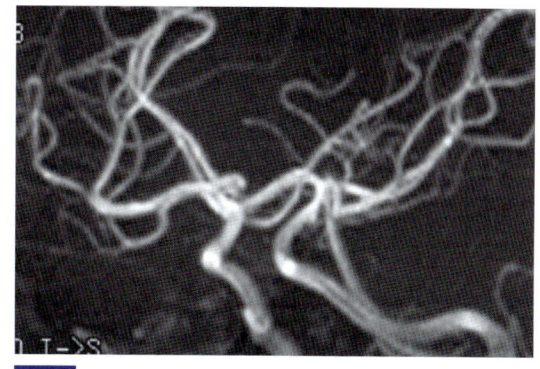

図1B 佐賀大学病院でのMRA，TE = 2.9sec
内頸動脈床上部に異常を認めない

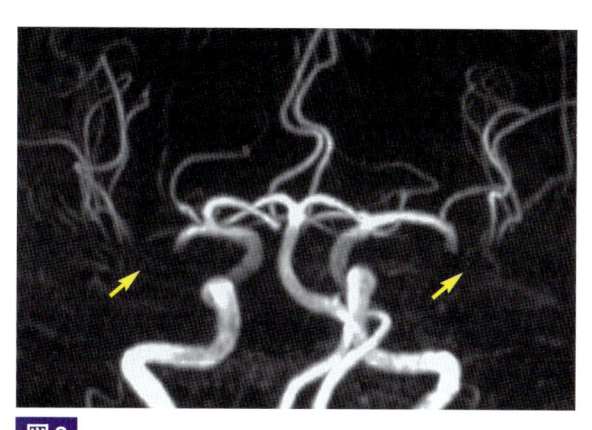

図2 Multislab法による3D-TOF MRA
両側の中大脳動脈に部分的な描出不良があり，スラブの繋ぎ目に生じている（矢印）

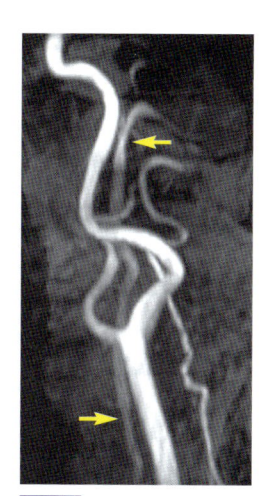

図3A Multislab法による頸部3D-TOF MRA
内頸静脈が全長にわたって描出されている（矢印）（partial MIP，左半側）

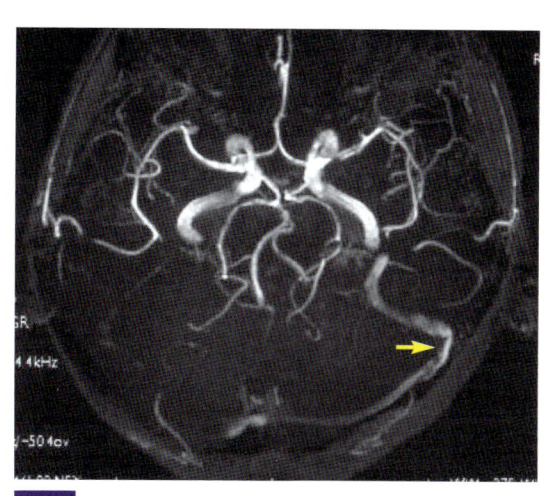

図3B 頭部単純3D-TOF MRA
左S状〜横静脈洞が描出されている（矢印）

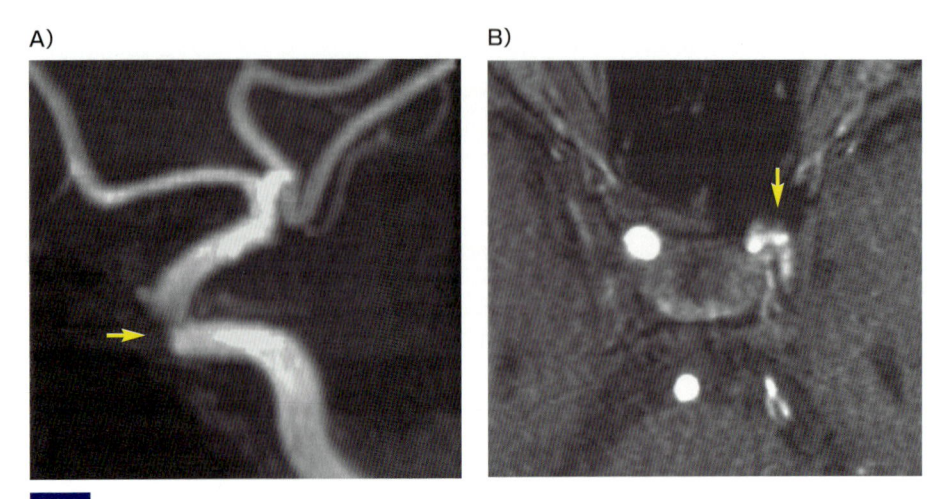

図4　3T装置による3D-TOF MRA
(A) partial MIP 側面像，サイフォン部に狭窄様所見がある（矢印）．(B) MRA元画像，蝶形骨洞の空気による磁化率アーチファクトであると推定される（矢印）

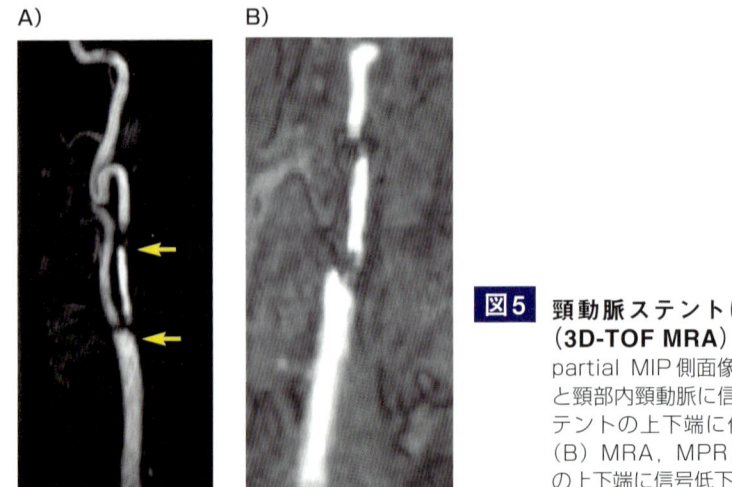

図5　頸動脈ステントによる画像劣化（3D-TOF MRA）
partial MIP 側面像．内頸動脈起始部と頸部内頸動脈に信号低下があり，ステントの上下端に位置する（矢印）．(B) MRA，MPR 正面像．ステントの上下端に信号低下がある

2 CTA

　CTAの画質は撮像装置と造影剤の投与方法に大きく依存する．多列検出器型CTは4列よりも16列，さらに64列と性能が飛躍的に向上しており，被曝線量の低減を考慮しながら，その装置に最も適したデータ収集と画像再構成が要求される．メーカーによって呼称が異なるが，造影剤の到達を検知して自動的にスキャンが開始される機能が備えられるようになって，タイミング不良による不十分な検査は少なくなった．動脈内の造影剤濃度は高いほど良好な画質のCTAが得られるため，造影剤の投与方法の工夫も重要である．**左上肢からの造影は，左腕頭静脈での通過障害の影響もあって，右上肢からの造影に比べてボーラス性が劣る．よって，病棟で既に左上肢に血管確保されていても，被検者に事情をよく説明して，可能な限り右上肢から新たに穿刺して造影すべきである．**

　頸部のCTAで最も問題となるアーチファクトは義歯によるものである．頸部を伸展させるなど，目的とする部位（内頸動脈起始部）の撮像断面内から義歯をできるだけ遠くに外すようにする（図6）．また，嚥下運動が画像劣化の原因となり得るので，唾を飲み込まないように厳重注意する．頸部のステント，頭蓋内動脈瘤のGDCコイルやクリップなどの金属も画像を劣化させる．**特に白金製剤のGDCコイルは著明なアーチファクトを生じるので，CTAによる術後評価には不適である**（図7）．金属によるアーチファクトの軽減には様々なアルゴリズムが開発されてきたが，画像処理が煩雑な上，完全には除去できない[2]．よって，頭部CTAにおいても頭を傾けるなどして，目的とする部位の撮像断面内から金属を外すように工夫するのが簡単で有用である[3]．幸いなことに，最近使用されるようになったチタン製剤の脳動脈瘤クリップはX線透過性が良いので，アーチファクトを生じにくい（図8）．よって，**クリッピング後の経過観察にはCTAがMRAよりも適している．**

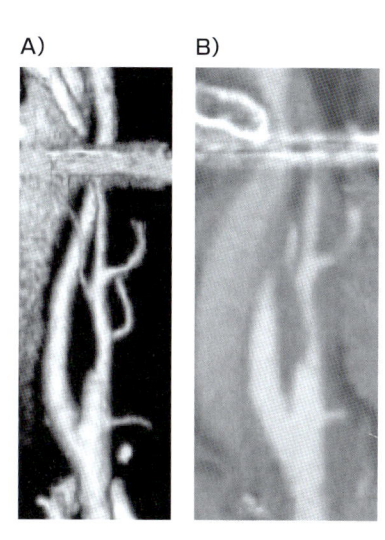

図6　頸部CTA
（A）MIP像．（B）MPR像．義歯によるアーチファクトが生じているが，病変が好発する内頸動脈起始部から十分に外れている

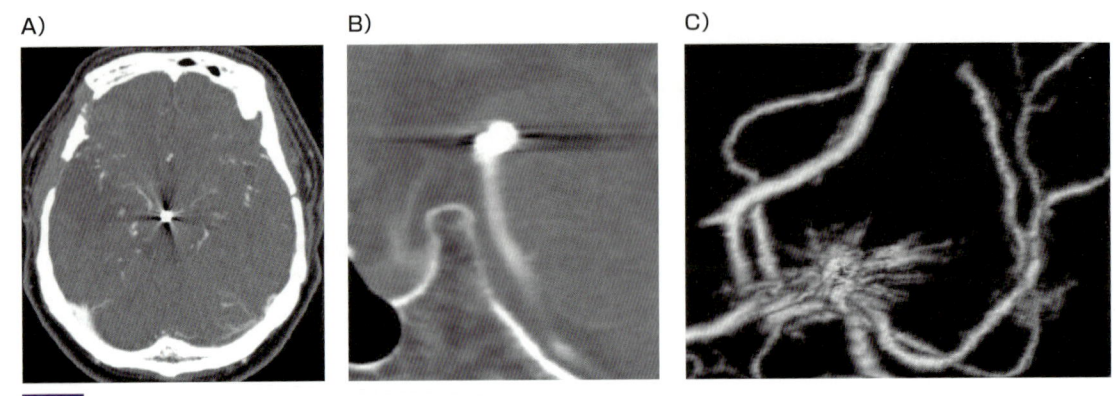

図7 頭部 CTA
（A）元画像，（B）MPR 側面像，（C）MIP 第 2 斜位像．脳底動脈瘤に充填された GDC コイルによるアーチファクトのために，再発の有無の診断はできない

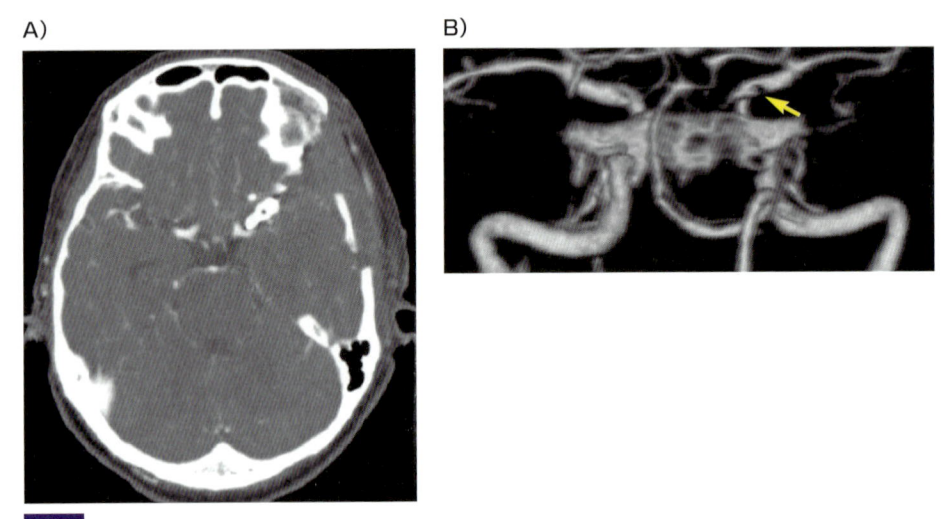

図8 頭部 CTA
（A）元画像，（B）MIP 後面像．左内頸動脈-後交通動脈瘤のクリップはアーチファクトを生じていない．サブトラクション併用の MIP 像でもクリップは障害にならず，クリップ先端による親動脈の狭窄を指摘できる（矢印）

参考文献

1) Uchino A, et al. : Retrograde flow in the dural sinuses detected by three-dimensional time-of-flight MR angiography. Neuroradiology 49 : 211-215, 2007
2) Yu H, et al. : A segmentation-based method for metal artifact reduction. Acad Radiol 14 : 495-504, 2007
3) Brown JH, et al. : Reduction of aneurysm clip artifacts on CT angiograms : a technical note. AJNR 20 : 694-696, 1999

II 臨床編

1 脳動脈瘤のMRA・DSA・CTA　　54
2 頭蓋内動脈閉塞性疾患　　74
3 脳動静脈奇形・硬膜動静脈瘻・静脈奇形　　94
4 静脈洞血栓症　　115
5 神経血管圧迫　　137
6 頭蓋内腫瘍性病変　　148
7 頸部動脈狭窄　　156
8 頸部腫瘍性病変　　174

Magnetic Resonance Angiography

Computed Tomography Angiography

Digital Subtraction Angiography

II 臨床編

1 脳動脈瘤のMRA・DSA・CTA

大成 宣弘，興梠 征典

1 一般的事項

1 疫学と病理

　脳動脈瘤は形態的に嚢状（saccular）と紡錘状（fusiform），解離性（dissecting）に分類され，嚢状動脈瘤の頻度が高い．成因別に，嚢状動脈瘤，動脈硬化性動脈瘤，感染性動脈瘤，外傷性動脈瘤，解離性動脈瘤に分類する場合もある．最も頻度の高い嚢状動脈瘤を中心に解説する．

　脳動脈瘤の頻度は母集団，報告によってさまざまであるが，一般に1～6％といわれている．脳動脈瘤のほとんどが脳底部の動脈分岐部に発生し，嚢状動脈瘤の大部分がWillis輪前半と中大脳動脈に，約10％が椎骨・脳底動脈系にみられる．また5％程度がWillis輪より末梢に発生する．破裂脳動脈瘤の好発部位は前交通動脈や内頸動脈-後交通動脈分岐部，中大脳動脈水平部の末梢分岐部である．一方で未破裂動脈瘤は内頸動脈にみられることが多い．多発性動脈瘤は20～33％に見られ，女性に多い．家族集積も認められ，二親等以内に脳動脈瘤症例を有する成人では一般よりも約4倍の高頻度で動脈瘤を有するとの報告がある．

　病理学的には，脳動脈瘤壁での内膜および内弾性板の変性，消失，中膜平滑筋層の菲薄化，欠損がよく知られている．脳動脈瘤の発生および増大のメカニズムについては未だ定説はないが，分子生物学的な血管壁の変化と血行力学的なストレスが複雑に絡み合っているものと考えられている．

2 自然史

　クモ膜下出血（SAH）の頻度は一般に人口10万人当たり7～22（平均15）人とされ，動脈瘤の発生頻度とかなり乖離がある．動脈瘤の自然史，つまり破裂率は未破裂脳動脈瘤をスクリーニングする意義と深く関係している．破裂の危険性について従来は年間1～3％とされていたが，ISUIAI（International Study of Unruptured Intracranial Aneurysms Investigators）による多施設共同研究では，1,449例の未破裂動脈瘤についての，7.5年間の経過観察で，10mm未満の動脈瘤の破裂率は年間0.05～0.5％，10mm以上で約1％，25mm以上で6％と，きわめて低い結果を示し，注目された[1]．ただしISUIAの報告については，症例の選択の方法が明らかでない，後ろ向き研究と前向き研究における破裂率にかなりの相違がみられること，破裂率や治療成績にこれまでの報告との隔たりがあることなど，問題点も指摘されている．Rinkelらのメタア

ナリシスでは，10mm以下で0.7％，より大きなものでは4％，全体では年間1.9％の破裂率であったとし，特に無症状，SAHの既往のない症例に限ると，年間0.8％の破裂率であったと報告している[2]．動脈瘤の破裂率は発生部位，大きさ，形などのほか，患者の年齢，性別によって大きく異なると考えられ，対象群の選び方などによって，さまざまなバイアスの影響を受けると考えられる．

　未破裂動脈瘤の自然史に関しては，まだ十分に解明されておらず，これらを検証するために本邦では大規模臨床研究（UCAS Japan）が進行中である[3]．2001年の開始以降17ヵ月の中間報告では，年齢20歳以上で，動脈瘤の径3 mm以上の未破裂動脈瘤2,979例の患者が登録されており，発見のきっかけとしては頭痛やめまいなどの愁訴が44％と最も多く，部位としては中大脳動脈瘤34％，内頸動脈32％，前交通動脈14％，椎骨脳底動脈9％の順で，大きさは4 mm以下が最も多く，7～9 mm 15％，10mm以上13％，多発例18％であった．中間報告時点では，未破裂動脈瘤が女性に多いこと，前交通動脈の頻度が通常の破裂例における頻度（30～40％）より少ないこと，治療は半数以下の症例に適応されており，高齢者では少なく，ブレブを有するものでは多いことなどが明らかとされている．患者登録後3年の経過観察期間が終了しており，詳細の報告が待たれる．自然史のみでなく治療成績を含めた詳細なデータが集積されており，今後未破裂動脈瘤を取り扱う際に，重要な指針になると期待されている[4]．

3 症状

　破裂の際にはほとんどの場合，SAHを呈し，突然の激しい頭痛が臨床的な特徴である．多くは嘔吐を伴い，重症例では頭蓋内圧亢進による意識障害がみられる．また髄膜刺激症状として項部硬直を認める．約半数に意識障害がみられるが，（出血の程度にもよるが）一過性であることが多い．場合によっては錯乱などの精神症状，麻痺や感覚障害といった神経症状がみられることがあるが，これらも多くは一過性である．実質内に血腫を形成する場合，部位によっては失語や麻痺などの神経症状がみられることがある．症例によっては発症前にminor leakを示唆する頭痛発作を経験している場合もみられる．また続発する水頭症も意識障害の増悪因子として重要である．重症度のgrade分類が行われ，Hunt and Kosnikの分類がよく使用されている（memo参照）．

---

memo

■ Hunt and Kosnikのgrade分類

髄膜刺激症状の有無を重視したHunt and Hessの分類の改訂版であり，現在広く使用されている．
grade0：未破裂
grade1：無症状あるいは最小限の頭痛，軽度の項部硬直
grade2：中等度から重篤な頭痛，項部硬直があるが，脳神経麻痺以外の神経学的失調はみられない
grade3：傾眠傾向，錯乱，または軽度の巣症状を示すもの
grade4：混迷状態，中等度から重篤な片麻痺があり，早期除脳硬直および自律神経障害を伴うこともある
grade5：深昏睡状態で，除脳硬直を示し，瀕死の様相を示すもの

4 特殊な脳動脈瘤

a. 巨大脳動脈瘤

　径25mmを超える動脈瘤で，全脳動脈瘤の5％程度にみられる．2/3が圧迫症状，1/3がSAHで発症する．一般に治療困難例が多く，進行性の圧迫症状を呈するなど予後もよくない．部位としては内頸動脈海綿静脈洞部や椎骨脳底動脈系に多くみられ，半数以上で内部に血栓を伴っている．

　血栓化動脈瘤の増大のメカニズムについては器質化した部分の新生血管からの繰り返す出血，親動脈に近い部分の動脈瘤壁の血管が破綻して，壁と血栓の間に出血を繰り返す，あるいは力学的なストレスにより血栓が破綻し，内部に出血を繰り返すことが原因，など諸説がみられる．

　症状としては腫瘤としての圧迫症状や頭蓋内圧亢進によるものと，ほかの動脈瘤と同様にくも膜下出血を起こす場合がある．また親動脈の圧迫や循環遅延による虚血発作，瘤内血栓の移動による塞栓などを起こす場合もある．椎骨脳底動脈では紡錘状の動脈瘤がやはり巨大化して，非常に不整な内腔をもつ瘤を形成することがあり，serpentine aneurysmと呼称され，脳幹や脳神経の圧迫症状をきたしうる．

b. 血マメ状動脈瘤

　破裂の危険性が高いいわゆる「血マメ状」と表現される動脈瘤（blister-like anuerysm）が内頸動脈に発生する．後交通動脈や前脈絡動脈といった分枝とは無関係に発生し，通常は内頸動脈前壁にごくわずかにドーム状に突出し，壁のきわめて薄いものをよんでいる．女性に多く，短期間に増大するものが多い．壁はきわめて脆く，術中破裂をきたしやすい，また破裂した場合には止血操作が困難であることが知られている[5]．内頸動脈の特異な形態に伴う血行力学的なストレスと，動脈硬化性変化に起因するとする説も示されているが，未だ不明な点が多い．形態的に未破裂の状態で発見される機会は少ないと考えられる．

5 画像診断の基本

a. クモ膜下出血（SAH）

　CTは急性期出血の検出にすぐれ，通常SAHが疑われた場合にはまず施行すべき検査である．CTはほとんどの施設で緊急時に対応可能であり，患者の状態が悪くても行うことができる．他の疾患の鑑別，合併する水頭症の診断も可能である．しかし，少量のSAHや発症から時間の経過した例では，見逃されることも少なくない．脳動脈瘤はほとんどが脳底部の血管分岐部に発生するため，脳動脈瘤破裂によるSAHでは脳底部脳槽やシルビウス裂などにまず出血がみられる．さらに脳脊髄液と混ざり合い脳表に沿って広がると，頭頂部付近でも脳溝に入り込んだようなSAHが同定できる．出血の分布から脳動脈瘤の部位を推定可能とされているが，不確実なことも多い．まれにCTで陰性例があることに注意が必要であるが，急性期にCTおよび腰椎穿刺のいずれも陰性の場合は，脳動脈瘤破裂によるSAHはほとんど否定できる．

一方MRIではSAHの診断にFLAIR像が有効である．急性期のSAHにおいてFLAIR像の検出率はほぼ100％であり，特に後頭蓋窩でCTよりも有用と報告されている．亜急性期や慢性期のSAHの検出精度も高いと報告されている．ただし，クモ膜下腔が高信号を呈するのは，出血のみではなく，髄膜炎や腫瘍播腫，血流遅滞，全身麻酔などでも知られており，注意が必要である．

b. 脳動脈瘤

CTでSAHが確認できた例においては次に血管造影またはCTAが行われることが多く，MRAが急性期に施行されることは少ない．しかし3D-TOF (time-of-flight) MRAの診断能は優れており，もし施設側の事情および患者の状態の双方が許せば，例えば血管造影の準備を行っている間などにMR検査を行うことにより有用な付加情報を得ることはできる．脳動脈瘤におけるMRAの基本的役割はスクリーニングであり，MRAの脳動脈瘤の診断精度は十分なレベルに達している[6]．特に3T MRAは，1.5Tと比較してS/Nの向上，inflow効果の増強などにより，脳動脈瘤の診断に優れる（図1）．空間分解能の向上により，瘤と周囲血管との関係もより正確に把握可能である．

CTで陰性だが腰椎穿刺で陽性の例，あるいは発症後1週間以上経った例ではMRI/MRAが有用と思われ，CTで検出できないSAHのFLAIR像での確認と同時にMRAでの動脈瘤の確認が可能である．巨大動脈瘤などでは腔内に血栓を伴っている場合がよくみられる．この場合経時的な血栓化の進行により，MRIでは特徴的な層状信号が観察される場合がある．血栓化を伴う瘤では通常のMRAでは内腔のみが描出されるため，全体像は描出できない．またヘモグロビンの性状により血栓がMRAで高信号，T2強調像で低信号を呈する場合は，内腔と血栓との区別が困難である．

脳動脈瘤の術前診断として，現時点でも脳血管造影（DSA）がgold standardとされる．一方，ヘリカルCTの技術の進歩に伴いCTAの画質は著明に向上しており，スクリーニングMRAで発見された脳動脈瘤の確認目的のみならず，血管造影に代わる術前検査法としても有用性が高い．

DSAの進歩として回転DSA装置による3D DSAがある．3D DSAでは他の血管との重なりを避けることができ，多方向からの撮影を繰り返す必要がなくなった．

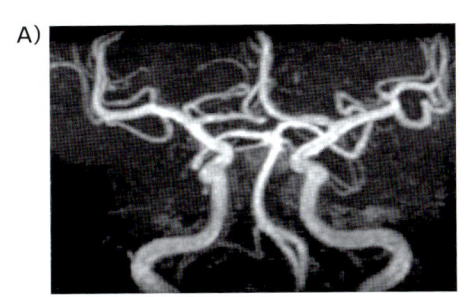

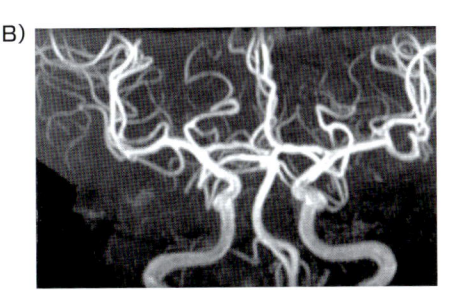

図1 **1.5T装置と3T装置によるMRA**
同一症例でのA）1.5T，B）3T装置によるMRAで，撮像時間はほぼ同じである．血管の鮮明さ，末梢動脈や細い動脈の描出にかなり違いがみられることがわかる

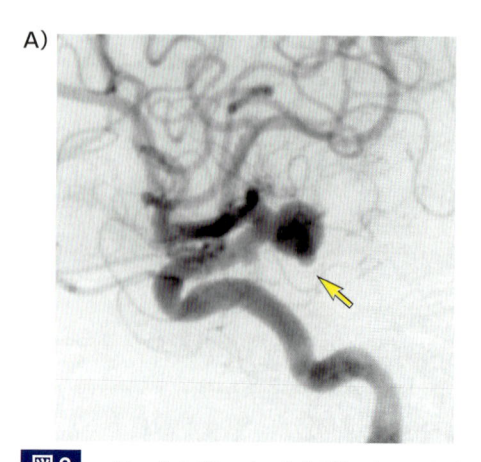

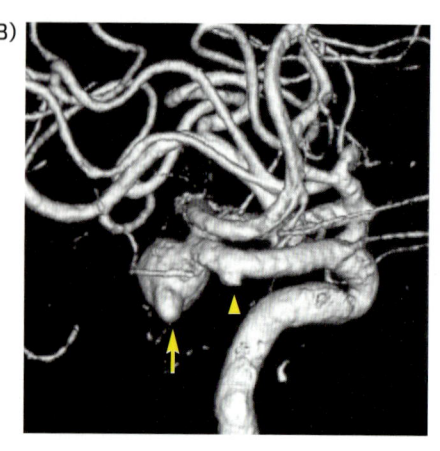

図2 ブレブを伴った（破裂）内頸動脈後交通動脈分岐部の動脈瘤
A）内頸動脈造影のDSA側面像，B）回転DSAによるVR像で，動脈瘤下部にブレブ（矢印）を認める．手前の内頸動脈に別の動脈瘤（矢頭）も認められる

　クリッピング手術，コイル塞栓術にかかわらず，ブレブを含む動脈瘤の正確な形態，親動脈や周辺血管との関係の把握など治療前において必須の検査法となっている（図2）．さらに最近ではDSAのX線検出器として，従来のイメージインテンシファイヤーに代わってフラットパネル（FPD）が使われるようになってきている．FPDは優れた空間分解能をもち，画像のゆがみがない，ダイナミックレンジが広い，小型軽量化できるといった特性を有し，2D DSAだけでなく，3D DSAの画質も良好である[7]．被曝も低減できる可能性があり，今後DSA装置はFPDを使用したものに置き換わっていくものと考えられる．

6　治療法

　破裂例では，臨床的なグレードを考慮して治療適応が判断される．未破裂脳動脈瘤の治療適応については後述する．

　嚢状動脈瘤の治療として**クリッピング**と**血管内治療（離脱式コイルによる塞栓術）**がある．血管内治療は，破裂，未破裂にかかわらず手術に勝るとも劣らない成績となりつつある．2002年のLancet誌に掲載されたISAT（International Subarachniod Aneurysm Trial）の，コイル塞栓術とクリッピング術の有効性と安全性に関して比較検討した無作為試験では，破裂脳動脈瘤2,143例に関して，クリッピングを1,070例に，コイル塞栓術を1,073例に行い，**術後1年目の要介助もしくは死亡が，前者で30.6％，後者で23.7％とコイル塞栓術で有意に少なかったと報告された**[8]．これを受けて，本邦でも破裂脳動脈瘤の塞栓術に関する多施設共同研究（RESAT）が行われた．この中で，コイル塞栓術を行った1,488例を対象として，クリッピング手術の登録データと比較したところ，治療対象は，コイル塞栓術では高齢者，後方循環の脳動脈瘤が多く，全体の治療成績はほぼ同等，GOS（Glasgow Outcome Scale）でGrade IIIまでの軽症，中等症の比較ではコイル塞栓の成績が勝っていたと報告されている．同時に，再出血

の頻度は3.14％とISATとほぼ同等で，再治療の割合は7.4％と低かったと述べられている[9]．また，2006年のCARAT試験による長期経過観察では，コイル塞栓術（299例）は，クリッピング術（711例）と比較して，やはり高齢者，後方循環の動脈瘤が対象である割合が高く，再治療が必要になる場合があるものの，再治療を含めた治療時の合併症の発生率は，低いとする結果であった[10]．

一方で，ネックの広い症例は一般に血管内治療の適応外など動脈瘤の形態が重要であるほか，部位などの手術の難易度も適応を左右する．紡錘状動脈瘤は一般に治療困難であり，巨大動脈瘤も難渋する場合が多い．直視下で行える手術に対して，治療の確実性の点で血管内治療はやや劣る．しかし，血管内治療はさらなる進歩が期待でき，実際に新たなコイルや補助用デバイスの開発が進んでいる．

2 MRAでのスクリーニング

1 高リスク群

医療経済的に一般大衆を対象とした脳動脈瘤スクリーニングのためのMRAの妥当性はないとされている．MRAを効率よく脳動脈瘤のスクリーニング検査として使用するには，対象を限定する必要がある．発生原因が未だ不明であるが，これまで知られている動脈瘤発生の危険因子としては次のようなものが挙げられている．

①**家族歴**：先に述べたように家族集積が認められる．MARS（Magnetic resonance angiography in relatives of patients with subarachnoid hemorrhage）study groupの報告では，くも膜下出血症例の一親等にあたる626例を対象にMRAを施行し，4％に動脈瘤を発見している[11]．

②**PCKD（polycystic kidney disease）**：autosomal dominantのPCKDでは約10％の頻度で発生するとされ，10mm以下のものが多い．脳血管障害の家族歴がある場合にはさらに高頻度であると報告されている[12]．

③**性別**：UCAS Japanの中間報告では男女比は1：2であり，特に多発動脈瘤では女性の頻度が高いことが知られている．

脳動脈瘤を合併しやすい疾患として線維筋性異型性，大動脈縮窄症，Marfan症候群，Ehlers-Danlos症候群などがある．

2 MRAの診断能，ピットフォール

診断精度は動脈瘤の径や部位，また読影方法に依存する．MRAの元画像を参照すると診断能は一般に向上する．1.5Tの3D-TOF MRAでは，脳動脈瘤の正診率は80～90％とされているが，径3mm未満の動脈瘤の正診率は低いという報告もある[13]．最近の1.5T装置の診断能は改善しており，3T装置によってさらに向上が期待される（**図1**）．

一般に囊状動脈瘤では径5mm以上，特に10mm以上で，不規則な形態あるいはブ

レブ（図2）を伴う場合，部位としては内頸動脈後交通動脈分岐部，前交通動脈，脳底動脈，多発例，家族歴のある場合に破裂のリスクが相対的に高いとされており，これらを見落としなく検出できる精度が求められている[14]．

a. 見逃しに対する注意点

MRAでの見逃しに対する注意点として以下が挙げられる．

①**一番の注意点は正常血管との重なりである**．特に血管の蛇行が強い場合に，例えば前交通動脈瘤では水平方向の観察のみでは周囲血管の重なりによって動脈瘤の検出が困難なことがある．また，後交通動脈分岐部の動脈瘤でも，屈曲蛇行した内頸動脈と重なって，見えにくい，あるいは動脈硬化による壁の凹凸と紛らわしい場合がある．

②径25mm以下の動脈瘤であっても，ある程度の大きさの瘤が，乱流，渦流などの影響で，内部信号がかなり低下している場合があり，**MIP像のみの観察では見落とす可能性がある．**

③瘤内の血栓により本来の大きさに比べてかなり小さく見える場合がある．これは破裂急性期においても同様の現象が起こりうる．

④多発例で，他の動脈瘤を見逃すことがあり，**常に多発する可能性**があることを念頭において，読影する必要がある．また，末梢部など好発部位にない動脈瘤も見逃す危険性がある．

⑤MRAの撮像範囲から外れている場合，T2強調像など通常のMRIが動脈瘤発見の契機になる場合がある．

b. 偽陽性に対する注意点

偽陽性として以下に注意をはらう必要がある．

①**漏斗状拡張**（図3）：内頸動脈後交通動脈起始部にみられる場合がほとんどであるが，前脈絡動脈起始部にみられることもある．通常，径は3mm以下で尖端から各動脈が分岐しているが，ごく細い場合には描出されないことがある．動脈瘤化することはまれとされる．

②**蝶形骨洞のT1の短縮した粘液貯留あるいは鞍背の静脈が高信号に描出される場合があり，内頸動脈瘤と間違われる場合がある．**また，MIP像で眼窩尖部の脂肪信号が目立つ場合があり，一見動脈瘤様にみえることもある．

③脳底動脈末端部は**正常でもやや膨らんでみえる場合があり，動脈瘤との区別が困難なことがある．**胎児型の後大脳動脈など正常変異の多い部位であることにも注意が必要である．

④前交通動脈周囲や椎骨脳底動脈系では，しばしば**窓形成**がみられ，**紡錘状の動脈瘤**や，重なりによっては嚢状の動脈瘤と間違うことがある．

3 見落とし，見間違いを防ぐために

MRAに関して，日本脳ドック学会ガイドラインから以下の推奨事項が示されている[15]．

①磁場強度がMRAの画質に与える影響は大きく，一般に**低磁場装置によるMRA**

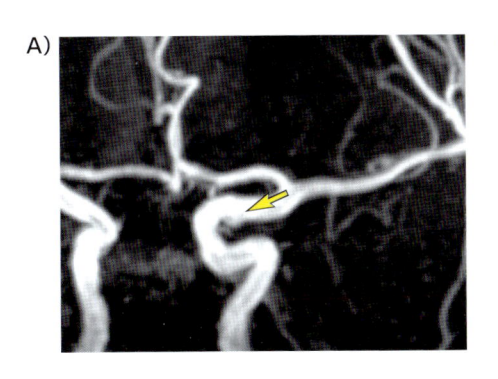

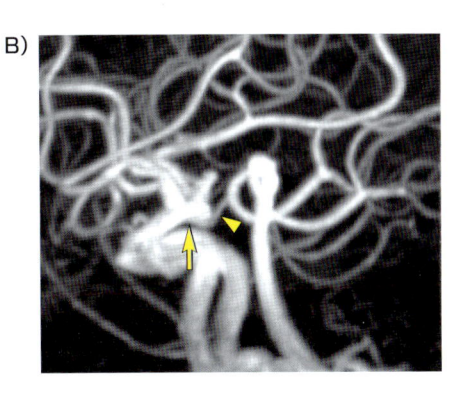

図3 後交通動脈分岐部漏斗状拡張
A) 前後像，B) 側面に近いMRA（MIP像）で，左内頸動脈に小さな突出（矢印）がみられるが，尖端から後交通動脈（矢頭）が分岐している

の画質は，特に小さな動脈瘤の診断には**不十分**と考えられる．MTパルスや脂肪抑制パルスの併用のほか，TE値，パラレルイメージングの利用等，MRAの画質に影響する多くのパラメーターがあり，最適化を進めるべきである．

②重なりの影響をできるだけ少なくするため，**できるだけ多方向からの観察が必要**である．スクリーニングのMRAはほとんどの場合，MIP像での観察が行われているが，個々の静止画像では奥行きの情報が反映されておらず，ステレオ画像の立体視が推奨されている．同様に，重なりの影響を排除するため，前方と後方循環を分離，また左右を分離した選択的MIP画像の作成も勧められる．またMRAの元画像は多くの情報量を持っており，可能な限り利用したい．これらによって不要な偽陽性はかなり減らせるはずである．

③**読影者間の診断精度の格差もみられ，トレーニングが必要**である．好発部位は特に注意して，しかもまんべんなくといった視点が求められる．

4　無症候性未破裂動脈瘤の取り扱いについて

脳ドック学会ガイドラインにおいての推奨事項として，まず医学的情報についての正確かつ詳細なインフォームドコンセントが必要とされている．これには将来的な破裂の危険性，予測される予後，治療法の種類とその成功率，合併症の可能性などを含むが，患者や施設の背景によっても内容が異なってくる可能性がある．

個々の動脈瘤破裂のリスクファクターとしては，大きさ，形，部位，多発，年齢，性別や家族歴の有無，喫煙，妊娠などが関与する．特に動脈瘤の大きさは重要で，5mm未満であれば破裂のリスクは0.5～0.8％，10mm以上では10％あるいはそれ以上と報告されている．破裂のリスクと平均余命を考慮した上で，手術の危険性がそれより少なければ，計算上は治療適応となるが，高齢になるほど，あるいは動脈瘤が大きいほど，手術のリスクも高くなり，年齢制限については検討の余地を残している．ガイドラインでは無症候性未破裂動脈瘤の年間破裂のリスクを約1％，開頭手術の危険性として死亡は1％以下，後遺症を5％程度と見積もっており，5mm

以上で,年齢70歳以下であれば手術的治療の妥当性があると判断している.

血管内治療(コイル塞栓術) については治療対象が異なる可能性があるが,合併症の危険性としては開頭術と同等,あるいは優れているものが多いとする一方,完全閉塞率が85～95％程度で治療法としての完成度に問題が残されている.侵襲性が少ない,開頭術の難しい部位にも対応できるなどのメリットもあり,開頭での手術のリスクの高い場合や患者が開頭術を希望しない場合などに適応となるとしている.このことから血管内塞栓術に関しては,年齢制限も変わってくる可能性がある.

また,**手術が行われない場合にはMRAで6ヵ月以内に経過観察を行い,大きさや形の変化や症候の出現した場合には治療を勧めるとしている**.変化のない場合には少なくとも1年間隔で経過観察を行い,高血圧など危険因子の除去に努めることとしている.

5 コンピュータ支援診断(CAD)

MRAやCTAにおける脳動脈瘤診断用のCADとして,今のところ商品化されたものはないが,MRAについては実用化に向け開発が進んでいる[16].乳癌や肺癌検診などのCADと異なり,三次元画像であるゆえに独特の検出アルゴリズムが用いられている.

3 CTAの適応・診断

MRI装置が普及している本邦では,未破裂脳動脈瘤のほとんどはMRI・MRAによるスクリーニング検査で発見されており,これには脳ドックのみでなく頭痛などのスクリーニング目的検査も含まれる.CTAは造影剤使用と被曝の点から,MRAで疑われた病変の確認,あるいは術前精査の一環として施行される場合が多い.表示方法としては一画像でも奥行き情報をとらえることのできるVRによる三次元表示が頻用されている.CTAの診断精度について初期のヘリカルCTの頃から多数の報告があり,gold standardとされる血管造影検査と同等かそれ以上とされている[17].MDCT全盛となり,より短時間にCTAが可能となり,脳動脈瘤に関してCTAの役割はほぼ確立されたと考えられる.MRAと比較したCTAの利点としては,空間分解能が高い,撮像時間が短くモーションアーチファクトが少ない,動脈瘤内の乱流の影響を受けないといった点が挙げられる.

未破裂脳動脈瘤の治療適応は,年齢や大きさ,位置等から判断されるが,形態面に関してCTAは,例えば親動脈と瘤との位置関係やネックの広がりなど,手術や塞栓術の適応を判断する上で必要十分な情報を持っている[18].破裂例ではSAHの確認と同時に緊急CTAを行い,CTAの情報のみでも安全な手術が可能であったとする報告も多くみられる.

CTAがMRAと最も異なる点は,サブトラクションの手法を用いない限り骨情報が含まれることである.特に内頸動脈サイフォン部に近い動脈瘤はVR画像では骨に埋

もれてしまい，MPR画像による観察が必要となる．ただしこれは必ずしも欠点とはいえず，骨構造との関係を含めて術前のシミュレーションに使えるなどの利点もある．同様に頭蓋底の骨が視野を狭めるために，上下方向を中心とした観察に偏りがちになることにも注意をはらう必要があり，時間を要するものの関心領域の画像を切り出すなどして対応する．基本的に血管以外の情報がなく画像作成が自動化できるMRAと比較してやや煩雑な点であるが，近年では骨除去処理を半自動的に行うソフトウエアが出てきている．そのほかCTA撮像のタイミングによっては静脈の重なりが生じるが，静脈描出は術前情報としては有用である．

4 代表的部位の脳動脈瘤のMRA・DSA・CTA

1 中大脳動脈瘤（図4）

破裂嚢状動脈瘤の20～25％が中大脳動脈にあり，特に水平部末梢分岐部に好発する．未破裂の場合はほとんどが無症状である．破裂の際に側頭葉内に血腫を形成し，時に脳出血と区別が難しい場合がある．脳表に近いこともあり，手術の際の合併症が比較的少ない部位である．

2 前交通動脈瘤（図5）

前交通動脈付近も好発部位であり**破裂破裂脳動脈瘤の35～40％が発生**するとされる．頻度は少ないが，視神経や視交叉を圧迫して視力，視野障害をきたすことがある．中大脳動脈と同様，破裂時にSAHとともに，前頭葉内側～底部に血腫を形成する場合がある．

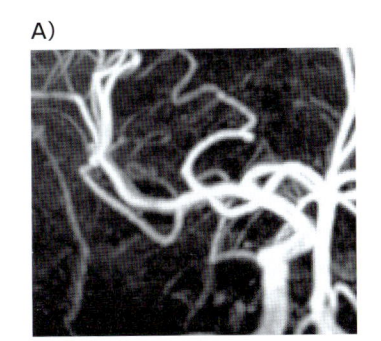

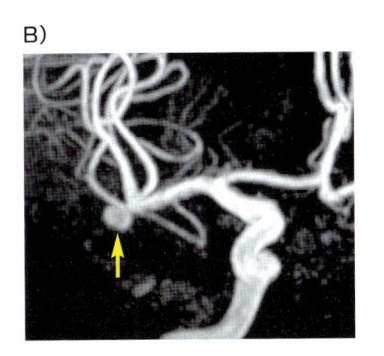

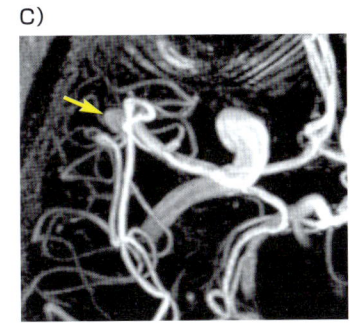

図4 未破裂右中大脳動脈瘤
A）正常例のMRA（前後方向のMIP像）．B）右中大脳動脈遠位分岐部に径6mm大の嚢状動脈瘤を認める（矢印）．C）軸位方向のMIP像でも同様に動脈瘤を認める

3 内頸動脈後交通動脈分岐部動脈瘤（図6）

破裂脳動脈瘤の30〜40％が内頸動脈領域に発生し，後交通動脈分岐部が最も多い．位置的に，未破裂の場合でも動眼神経の圧迫をきたし，眼球運動障害や瞳孔散大，眼瞼下垂などがみられることがある．これは切迫破裂の症状として出現する場合もあり，注意が必要である．なお，後交通動脈の太さは個人差が大きく，CTAやMRAで描出されないことがあるが，元画像を参照することで同定できる場合も多い．

4 脳底動脈尖端部動脈瘤（図7）

椎骨脳底動脈系には動脈瘤の約10％が発生する．中でも尖端部は比較的多い．未破裂の場合は多くは無症状であるが，かなり大きなものでは動眼神経麻痺をきたすことがある．治療に際して，比較的クリッピング手術の際の合併症発生率が高い部位であることから，コイル塞栓術が好まれる傾向にある．脳底動脈尖端部からは視床周

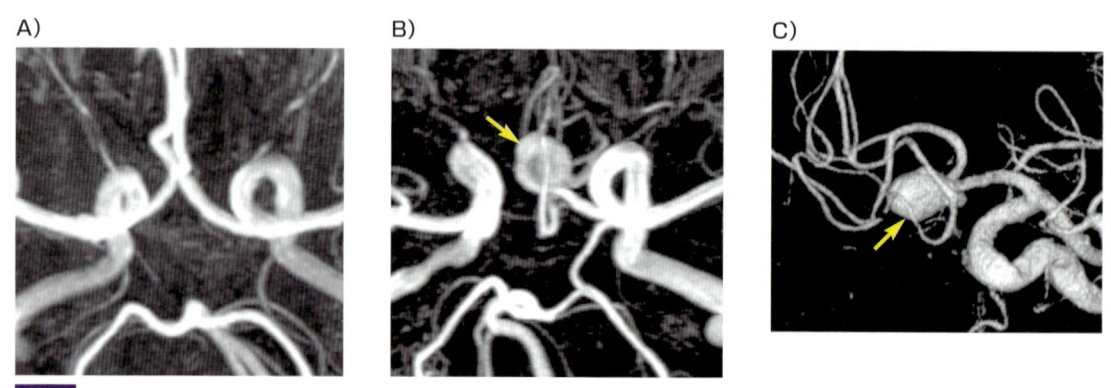

図5　未破裂前交通動脈瘤
A）正常例の軸位方向のMRA（MIP像）．B）前交通動脈から前方に突出する囊状動脈瘤（矢印）を認める．C）回転DSAによるVR斜位像．矢印に動脈瘤を認める

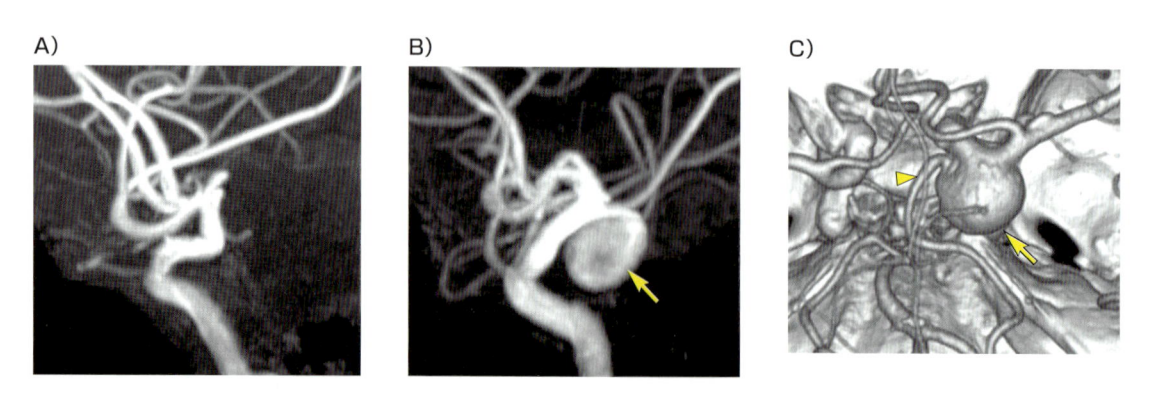

図6　未破裂内頸動脈後交通動脈分岐部動脈瘤
A）正常例のMRA（片側内頸動脈のMIP側面像）．B）右内頸動脈後交通動脈分岐部に径15mm大の囊状動脈瘤を認める（矢印）．C）CTAでは瘤（矢印）のネックから分岐する後交通動脈（矢頭）との位置関係が明瞭である

囲への穿通枝が分岐しているが，CTAやMRAではこれらを十分に評価することは難しい．

5 前大脳動脈遠位部動脈瘤（図8）

遠位部の脳動脈瘤の中では比較的多い．巨大化することはまれである．前交通動脈と同様，破裂時に脳内血腫を形成することがある．位置的にスクリーニングのMRAの撮像範囲から外れていることがあり，注意が必要と思われる．

6 内頸動脈前脈絡動脈分岐部動脈瘤（図9）

前脈絡動脈は，内包後脚，錐体路の一部を栄養しており，重要な血管であるが，CTAやMRAでは描出が不十分なことも多い．分岐部が後交通動脈分岐部に近いこともあり，後交通動脈分岐部の動脈瘤と混同されることもよくある．3T MRAでは元画像を参照することで両者の区別ができる場合がある．

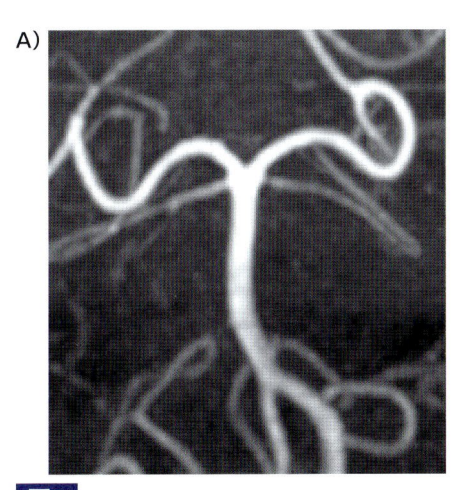

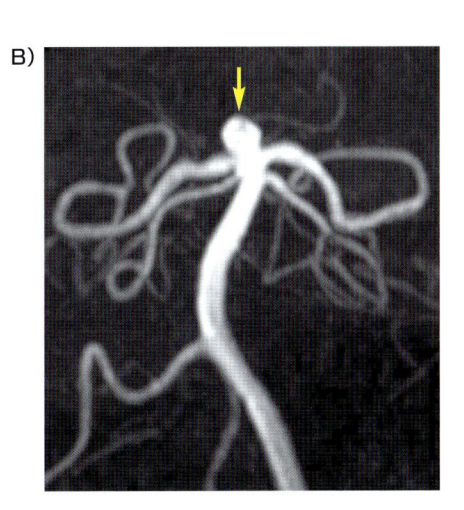

図7 未破裂脳底動脈尖端部動脈瘤
A）正常例のMRA（前後方向のMIP像）．B）脳底動脈尖端部に5mm大の囊状動脈瘤を認める（矢印）

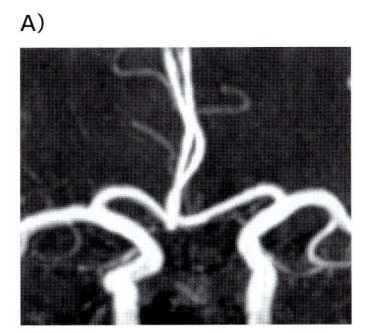

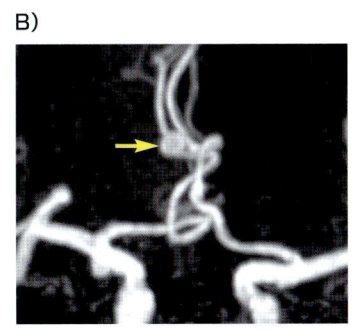

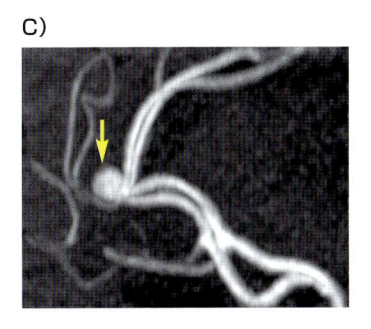

図8 未破裂前大脳動脈遠位部動脈瘤
A）正常例のMRA（前後方向のMIP）．B）前大脳動脈遠位部の囊状動脈瘤を認める（矢印）．C）MIP側面像でも同様に動脈瘤（矢印）を認める

7　内頸動脈海綿静脈洞部動脈瘤（図10）

　　　動脈瘤の位置によっては海綿静脈洞内か外か判断の難しい場合がある．特に手術の際には，適応の判断を含めて，動脈瘤が硬膜内か外にあるのかの診断が重要である．外側に突出する瘤の場合には海綿静脈洞部のⅢ～Ⅳ脳神経の圧迫症状や三叉神経の圧迫症状をきたす場合がある．また巨大動脈瘤では視神経や視交叉の圧迫を起こすこともある．

8　脳底動脈上小脳動脈分岐部動脈瘤（図11）

　　　頻度は比較的少なく，くも膜下出血で発症するものもあるが，最近では偶然みつかる場合も多い．上小脳動脈分岐の近位部に発生するものもあれば，遠位の後大脳動脈との間に発生するものもある．ピットフォールでふれたように，正常でもややふくらみがみられることがあり，鑑別の難しい場合がある．

9　後下小脳動脈分岐部動脈瘤（図12）

　　　頻度は比較的少ない．椎骨動脈の径や後下小脳動脈の分岐の形態には，かなりバリエーションがみられる．また，MRAの撮像範囲から外れていることがあり，いずれも注意が必要である．

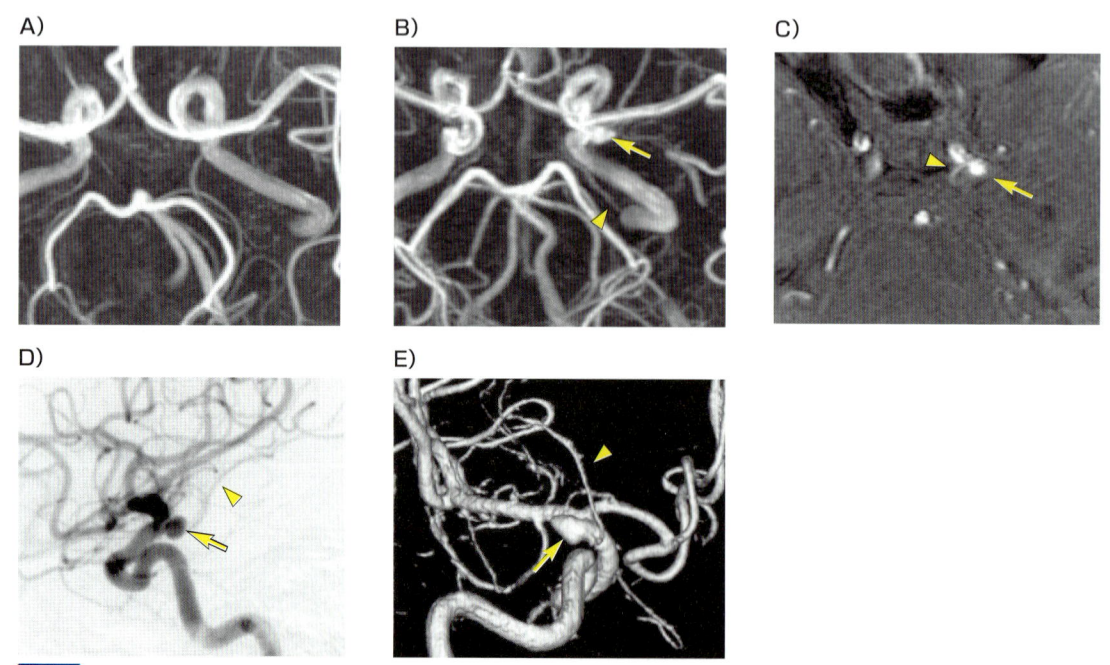

図9　未破裂内頸動脈前脈絡動脈分岐部動脈瘤
A）正常例のMRA（軸位方向のMIP）．B）矢印に動脈瘤を認める．矢頭が前脈絡動脈である．C）MRAの元画像で，動脈瘤（矢印）のネックから分岐する前脈絡動脈が確認できる（矢頭）．D）左内頸動脈造影側面像，矢印が動脈瘤，矢頭が前脈絡動脈である．E）回転DSAのVR像で，動脈瘤（矢印）と前脈絡動脈（矢頭）との位置関係が明瞭である

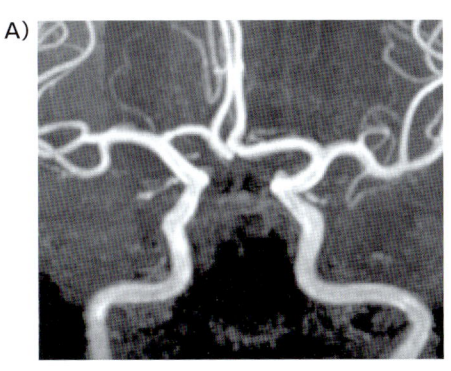

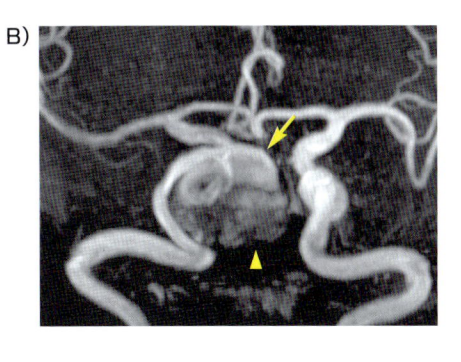

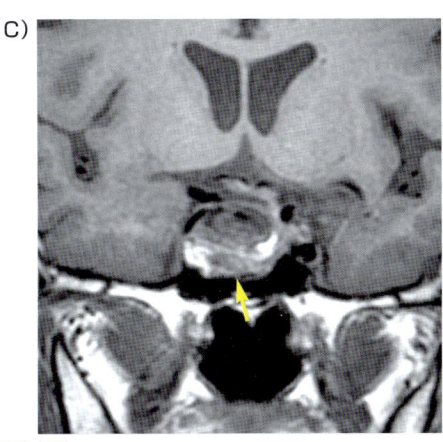

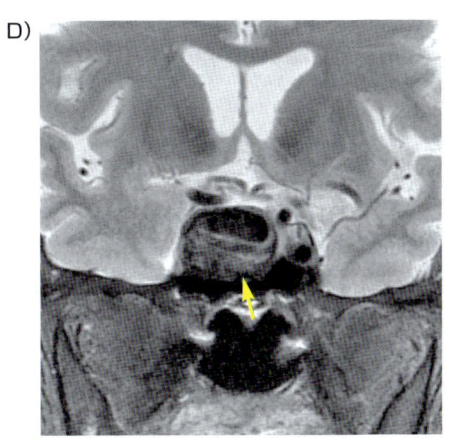

図10 内頸動脈海綿静脈洞部の巨大動脈瘤
A）正常例のMRA（前後方向のMIP像）．B）矢印に動脈瘤の内腔が描出されているが，下部に不均一な信号（矢頭）があり，内頸動脈の圧排所見とあわせて，瘤内血栓があると推定できる．C）T1強調像．D）T2強調冠状断像で，血栓部に層状の高〜低信号（矢印）を認める

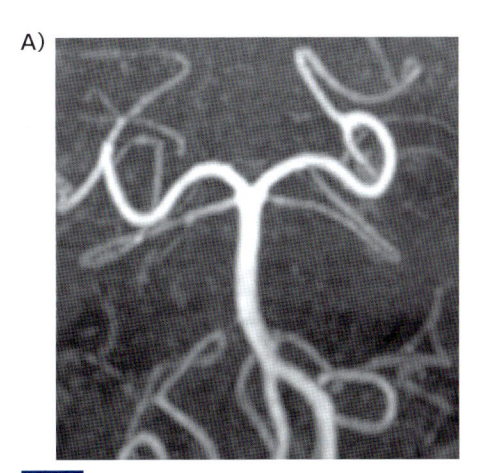

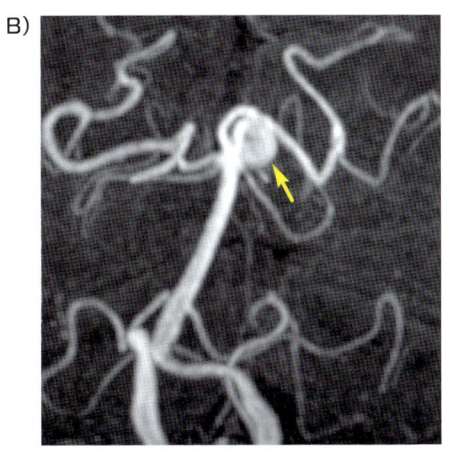

図11 未破裂脳底動脈上小脳動脈分岐部動脈瘤
A）正常例のMRA（前後方向のMIP像）．B）左上小脳動脈分岐部の遠位側に突出する7mm大の囊状動脈瘤を認める（矢印）

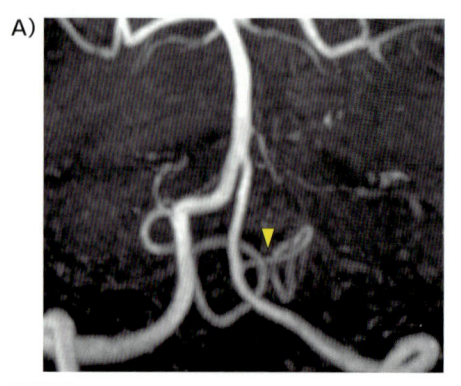

図12 後下小脳動脈分岐部動脈瘤
A）正常例のMRA（前後方向のMIP像）．
B）後下小脳動脈（矢頭）分岐部に6mm大の動脈瘤を認める（矢印）

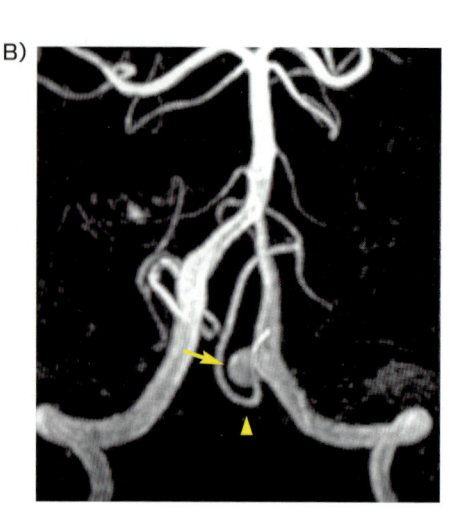

5 椎骨脳底動脈解離のMRA・DSA・CTA

椎骨脳底動脈解離は内膜の損傷が壁内に及び，偽腔を形成することにより発症する．

頭蓋外椎骨動脈解離に関しては，比較的若年の男性で，軽微な外傷を契機に発症する場合が多いとされ，ゴルフなどのスポーツ，整体療法，頸部の回転，伸展運動などさまざまな誘因がありうるが，原因不明の場合もしばしばみられ[19]．好発部位が知られており，**頸部運動により，血管へのストレスがかかりやすい部位に相当する**と解釈されている．

頭蓋内椎骨脳底動脈解離では突然の頭痛や頸部痛を伴うことがあるが，必ずしも特徴的な症状を呈するわけではない．虚血の程度や出血の有無により，めまいや嘔吐，構音障害から感覚異常，意識障害などさまざまな症状がみられ，Wallenberg症候群も呈しうる．

中枢神経系の合併病変のない症例もあるが，**急性期の続発症として，大きくは頭蓋内出血（SAH）をきたす症例と虚血・梗塞を発症する症例にわけられる**．形態的には解離性の瘤を形成する場合と，解離腔の圧迫により内腔の狭小化・閉塞を来す場合に相当する．

1 画像診断

画像診断に際して，直接所見は解離腔（偽腔）の描出あるいはintimal flapの証明であり，これがあれば動脈解離の診断が確定する．血管造影が最も正確であるが，偽腔の描出が遅延する場合や，偽腔が閉塞している場合もあり，必ずしも確実な診断はできない．特徴的な間接所見としてはpearl and string signが知られている（図13）．これは拡張部と狭窄部が前後して認められる状態を指し，狭窄部は血栓化した偽腔による圧迫，拡張部は真腔と偽腔が一体になった部分と理解されている．不整な狭窄像のみの場合は，特に高齢者では動脈硬化性変化との鑑別が問題になる．高度狭窄に引き

続き内腔が閉塞する場合もしばしばみられる．CTAによる診断も基本的には血管造影に準ずる．

MRIでは壁内血腫の証明が重要である．典型例では横断面でflow voidとなる真腔を囲む三日月状の高信号域が特徴である．頭蓋外の解離では壁内血腫の診断に脂肪抑制が有効なことがある．また造影後の三次元画像（SPGR法など）ではdouble lumenを描出できる場合がある．1回のMRIのみでは診断が困難な場合，経過観察において血管腔の形態に変化がみられれば解離の可能性が高い（**図14**）．治療方法を考えるうえでは解離の範囲の把握が重要である．椎骨動脈解離は，対側の椎骨動脈や脳底動脈にも連続する頻度が高い．

2 治療

出血発症の症例は再出血の危険性もあり，通常手術あるいは血管内治療の適応とされる．また出血はなくても動脈瘤を形成し，増大傾向がみられる場合も治療適応とされることがある．重要な分枝との位置関係を評価のうえ，可能であれば解離部の前後を閉塞するトラッピング術もしくは流入側の親動脈の閉塞が行われる[20]．虚血発症の症例では，解離により後下小脳動脈などの分枝の閉塞をきたす場合と，椎骨動脈自体の狭小化・閉塞をきたす場合がみられる．通常は内科的，保存的治療が選択されるが，対側の椎骨動脈の低形成等で，側副血流が不良の場合には血管形成術が考慮され，最近ではステントを使用した血管形成術の報告もみられる．ただし，狭窄だけでなく，動脈瘤を形成した場合においても，経過観察中に自然に解離の所見が消失する例があり，急性期の治療適応に関しては必ずしもコンセンサスが得られていない．

6 感染性動脈瘤のMRA・DSA・CTA

感染性脳動脈瘤はまれであるが，予後は不良であり，診断が重要である[9]．一般にmycotic aneurysmと呼称されるが，実際に真菌性の動脈瘤は稀であり，多くは黄色ブドウ球菌や連鎖球菌といった細菌性のものである．通常は感染性心内膜炎が原因であ

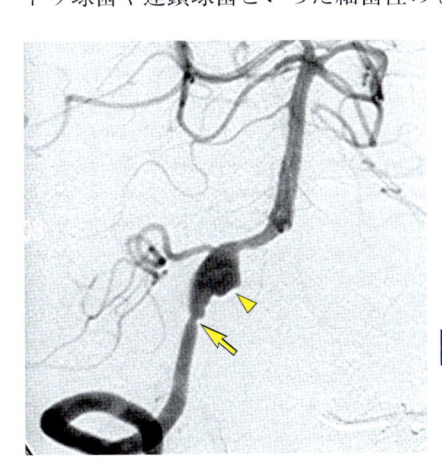

図13 右椎骨動脈解離
40代男性．椎骨動脈のDSAで頭蓋内右椎骨動脈に狭小化（矢印）と不整な拡張（矢頭）を連続して認める

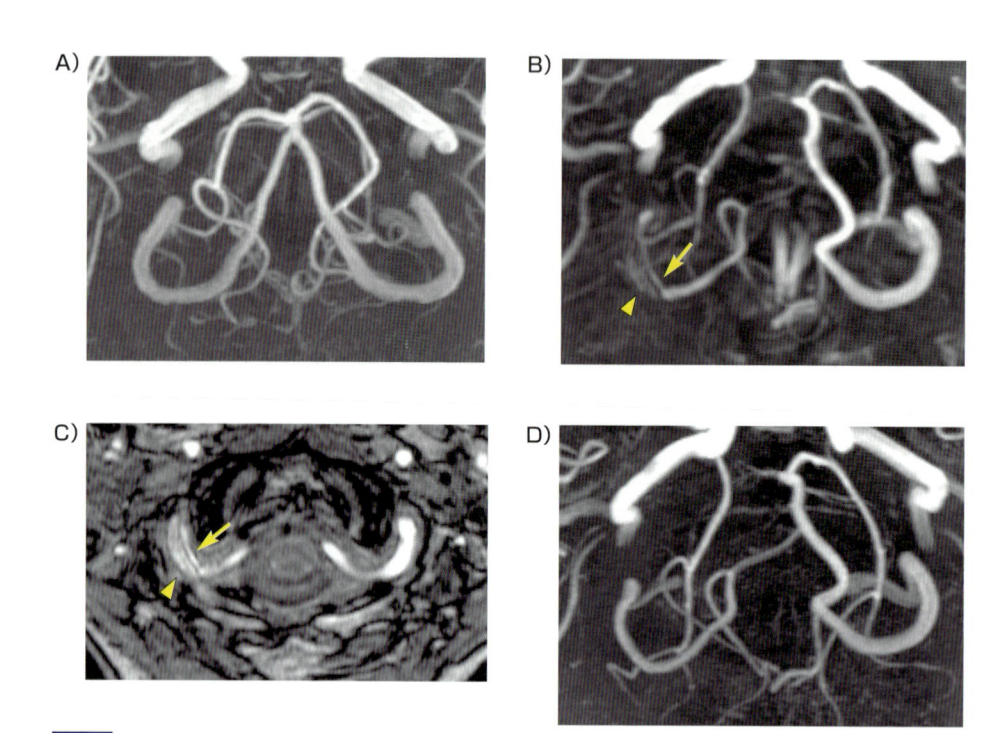

図14 椎骨動脈解離
A) 正常例のMRA（軸位方向のMIP像）．B) 40代女性．MRAで右椎骨動脈に狭小化（矢印）を認め，外側には偽腔内の血栓に相当する高信号（矢頭）を認める．C) B)のMRAの元画像で狭小化した真腔（矢印）と高信号の血栓化した偽腔（矢頭）を認める．D) 3ヵ月後には偽腔はほぼ消失し，真腔の狭窄が改善した

ることが多いが，中耳炎，副鼻腔炎など頭蓋底部の炎症に起因する場合もある．感染性心内膜炎は弁膜や心内膜，大血管内膜に疣腫（vegetation）を形成し，血管塞栓，心障害など多彩な全身症状を呈する敗血症疾患である．誘因は不明であることが多いが，歯科的処置に続発するものが20％程度みられる．基礎に僧帽弁逸脱や大動脈弁二尖弁など弁膜疾患をもっていることが多い．未治療では死亡率は100％といわれている[21]．

感染性動脈瘤は形態的には一般の動脈瘤より小さく，末梢部に発生することが多い（図15）．また内腔の血栓化や瘤の周囲に髄膜炎や脳炎を伴っている場合もある．通常抗生物質による内科的治療が基本であり，起炎菌の消退にともない，瘤の消失あるいは縮小を見る場合が多いが，治療後に増大する瘤も認められ，手術等も考慮される．

動脈瘤が小さく末梢部にみられることが多いことから，確定診断はDSAで行われることが多い．しかしCTAや三次元造影MRIによるスクリーニングも有効である．

7 治療後の経過観察

金属による磁化率アーチファクトのため，脳動脈瘤クリッピング術後のMRAによる評価は困難である．エコー時間（TE）を短縮することなどで，ある程度のアーチフ

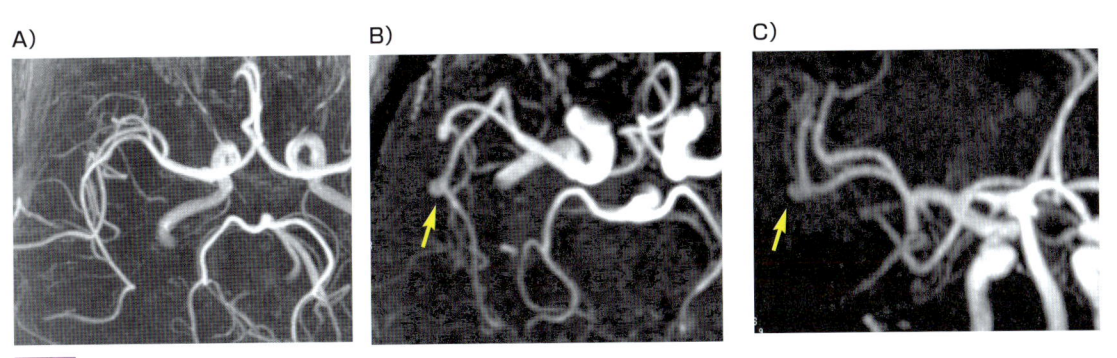

図15 感染性動脈瘤
60代男性，感染性心内膜炎の患者．A) 正常例のMRA（軸位方向のMIP像）．B) 右中大脳動脈の遠位部に4mm大の動脈瘤を認める（矢印）．C) 前後方向のMIP像．矢印に動脈瘤を認める

ファクトの軽減は可能ではあるものの，クリップ近傍の血管については十分に描出できない．一方，CTAではチタン性のクリップが使用されるようになって，術後検査にも使用できるようになった（図16）[22]．

GDCなどプラチナコイル塞栓術後では磁化率アーチファクトは軽微であり，MRAによる残存瘤の評価が可能である（図17）[23]．CTAではビームハードニングアーチファクトによりコイル塞栓後の術後評価は困難である．DSAは侵襲性が高いため，経過観察はクリッピング後の場合はCTAで，コイル塞栓術後の場合はMRAで行い，再発など再治療の必要性が疑われた場合にDSAで確認するといった検査の進め方が望ましい．

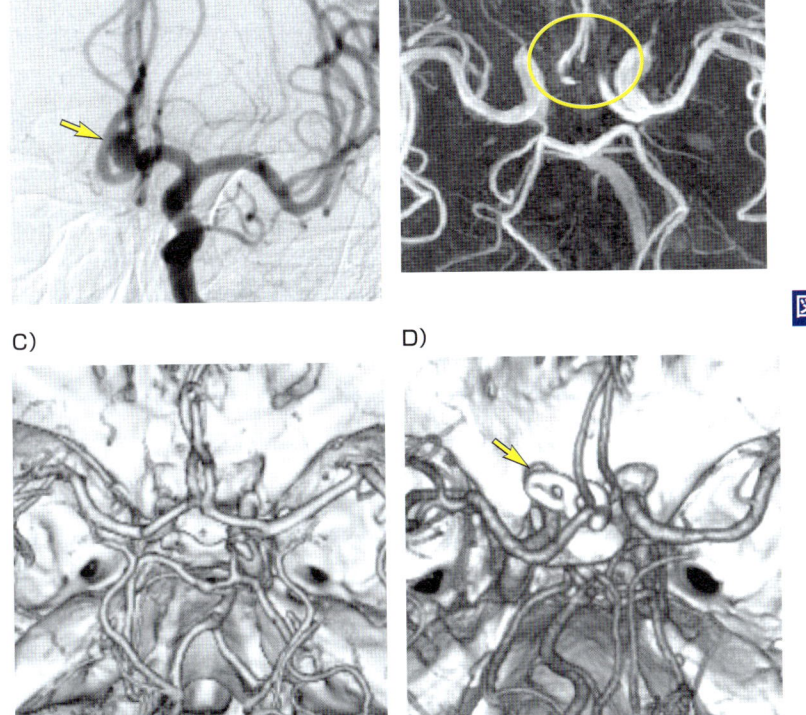

図16 クリッピング手術後のMRA，CTA
A) 破裂前交通動脈瘤（矢印）の術前DSA．B) クリッピング術後のMRAではアーチファクトによりクリップ周囲の動脈の評価は困難である．C) 正常例のCTA．D) 破裂前交通動脈瘤クリッピング術後のCTA．クリップ（矢印）および周囲動脈の描出は良好であり，残存瘤の有無の評価も十分に可能である

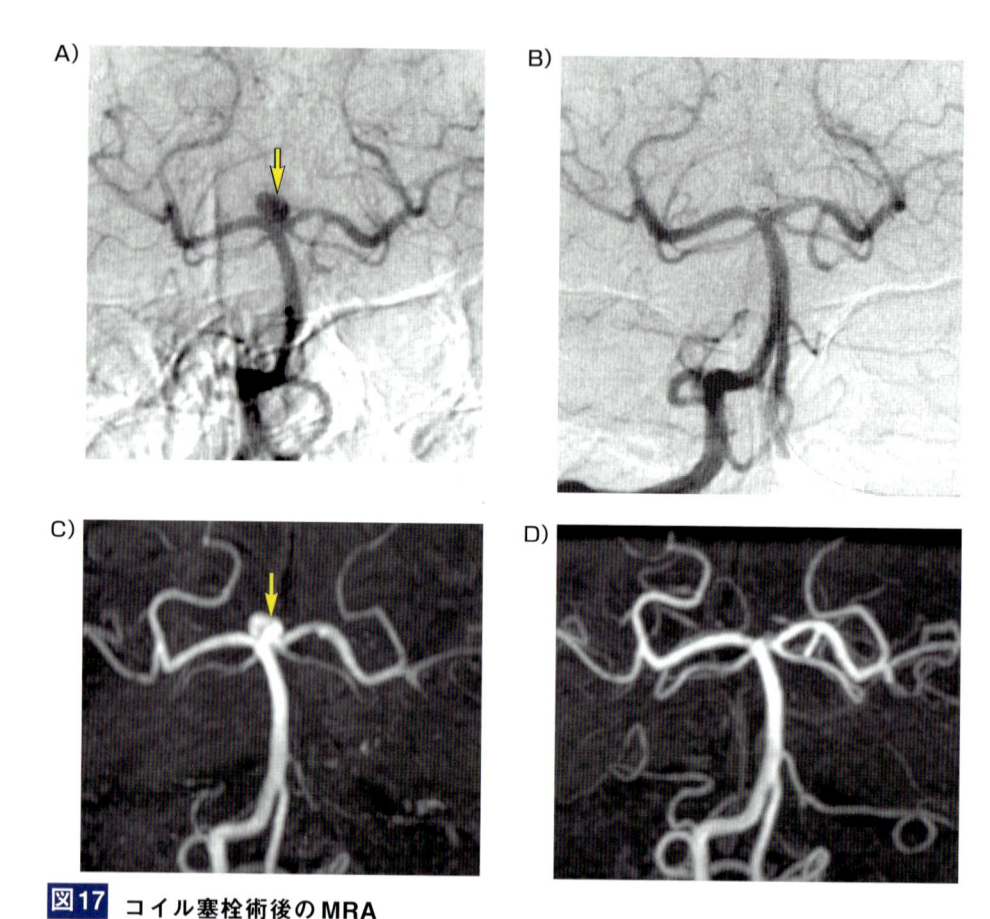

図17 コイル塞栓術後のMRA
A），B）は脳底動脈尖端部動脈瘤（矢印）のコイル塞栓術前・後のDSA．C），D）はコイル塞栓前・後のMRA（前後方向のMIP像）である．プラチナコイルによるアーチファクトは軽微で，残存瘤の有無を含めた治療後の経過観察は十分に可能である

参考文献

1) The International Study of Unruptured Intracranial Aneurysms Investigators. Unruptured intracranial aneurysms-risk of rupture and risks of surgical intevention. N Engl J Med 339：1725；1998
2) Rinkel GJ, et al.：Prevalence and risk of rupture of intracranial aneurysms: a systematic review. Stroke 29：251-256, 1998
3) UCAS Japanホームページ：http://ucas-j.umin.ac.jp
4) 日本未破裂脳動脈瘤悉皆調査（UCAS Japan）の現況：中間報告Ⅱ Jpn J Neurosurg 12：166-172, 2002
5) Abe M, et al.：Blood blisterlike aneurysms of the internal carotid artery. J Neurosurgery 89：419-428, 1998
6) Raaymakers TWM, et al.：MR angiography as a screening tool for intracranial aneurysms: feasibility, test characteristics, and interobserver agreement. AJR 173：1469-1475, 1999
7) Kakeda S, et al.：3D digital subtraction angiography of intracranial aneurysms: comparison of

flat panel detector with conventional image intensifier TV system using a vascular phantom. AJNR 28 : 839-843, 2007
8) Molyneux A, et al. : International Subarachnoid Aneurysm Trial (ISAT) of neurosurgical clipping versus endovascular coiling in 2143 patients with ruptured intracranial aneurysms: a randomised trial. Lancet 360 : 1267-1274, 2002
9) 日本脳神経血管内治療学会ホームページ：http://www.jsnet.umin.ne.jp
10) The CARAT investigators. Rates of delayed rebleeding from intracranial aneurysms are low after surgical and endovascular treatment. Stroke 37 : 1437-1442, 2006
11) The International Study of Unruptured Intracranial Aneurysms Investigators. Unruptured intracranial aneurysms - risk of rupture and risks of surgical intevention. N Engl J Med 339 : 1725, 1998
12) Graf S, et al. : Intracranial aneurysms and dolichoectasia in autosomal dominant polycystic kidney disease. Nephrol Dial Transplant 17 : 819-823, 2002
13) Korogi Y, et al. : Intracranial aneurysms: diagnostic accuracy of three-dementional, fourier transform, time-of-flight MR angiography. Radiology 193 : 181-186, 1994
14) Okahara M, et al. : Diagnostic accuracy of magnetic resonance angiography for cerebral aneurysms in correlation with 3D-digital subtraction angiographic images: a study of 133 aneurysms. Stroke 33 : 1803-1808, 2002
15) 日本脳ドック学会ホームページ：http://www.snh.or.jp/jsbd/
16) Arimura H, et al. : Computerized detection of intracranial aneurysms for three-dimensional MR angiography: feature extraction of small protrusions based on a shape-based difference image technique. Med Phys 33 : 394-401, 2006
17) Harrison MJ, et al. : Preliminary results on the management of unruptured intracranial aneurysms with magnetic resonance angiography and computed tomographic angiography. Neurosurgery 40 : 947-957, 1997
18) Takaragi R, et al. : Three-dimentional CT angiography of intracranial aneurysms following subarachnoid hemorrhage. Neuroradiology 40 : 631-635, 1998
19) Nakatomi H, et al. : Ruptured dissecting aneurysms as a cause of subarachnoid hemorrhage of inverified ethiology. Stroke 28 : 1278-1286, 1997
20) Kitanaka C, et al. : Nonsurgical treatment of unruptured intracranial vertebral artery dessection with serial follow-up angiography. J Neurosurgery 80 : 667-678, 1994
21) Bohmfalk GL, et al. : Bacterial intracranial aneurysm. J Neurosurgery 48 : 369-382, 1978
22) Wallace RC, et al. : Noninvasive imaging of treated cerebral aneurysms, Part II : CT angiographic follow-up of surgically clipped aneurysms. AJNR 28 : 1207-1212, 2007
23) Yamada N, et al. : Time-of-flight MR angiography targeted to coiled intracranial aneurysms is more sensitive to residual flow than is digital subtraction angiography. AJNR 25 : 1154-1157, 2004

II 臨床編

2 頭蓋内動脈閉塞性疾患

新井 鐘一，宇都宮 英綱

1 MRAの適応，診断能，撮影法

　3D-TOF法によるMRAは動脈の描出に優れ，頭蓋内動脈閉塞性疾患のスクリーニング検査として広く普及している．最近は，3D-TOF法にMTC（magnetization transfer contrast）法，TONE（tilted optimized non-saturation excitation）法，multislab法を併用することで末梢血管の描出能が著しく向上し[1,2]，さらに複数の受信コイルを用いたparallel imagingを行うことにより超高速撮影も可能となった[3]（図1）．したがって，その有用性はますます高くなり，MR灌流画像（**memo参照**）と併せて，急性期脳虚血の評価にも積極的に応用されるようになってきている．
　一方，Gd造影剤の急速静注をもとにした造影MRAを頭蓋内動脈閉塞の評価に用い

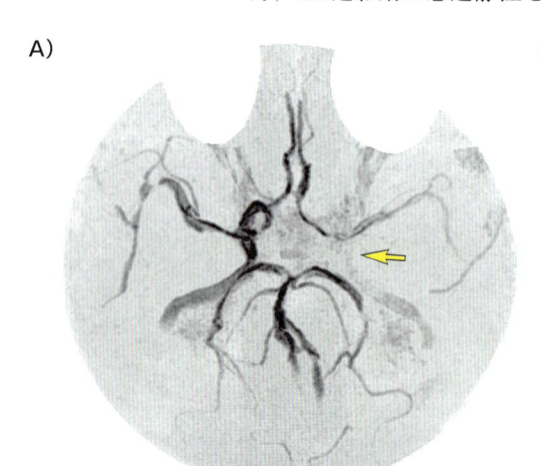

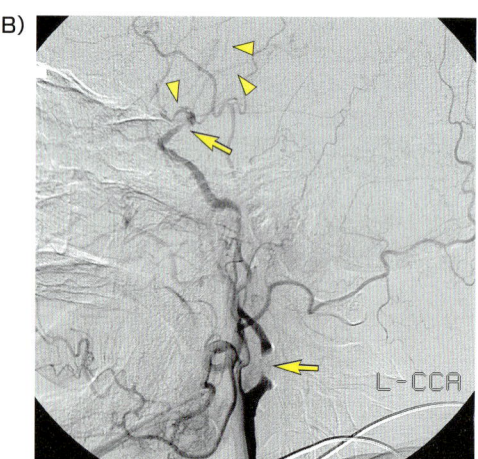

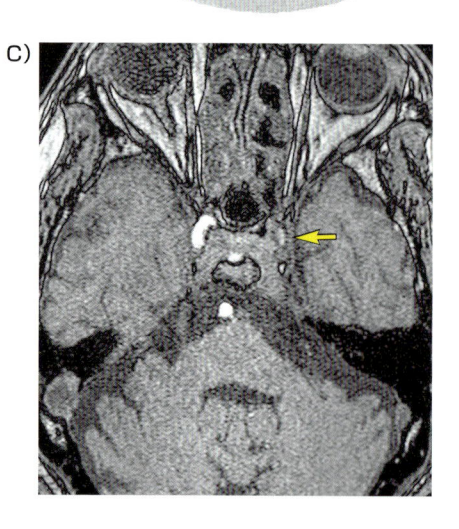

図1 **内頸動脈の高度狭窄症（偽閉塞）**
76歳，女性．（A）頭部3D-TOF MRAのMIP再構成画像．左ICAの描出は全体的に不良であり，海綿静脈洞部（cavernous segment）以降の同定は困難である（矢印）．左MCAの信号も全体的に低下している．（B）DSA（左総頸動脈造影，側面像）．左ICAの起始部および床上部（supraclinoid segment）に高度狭窄がみられる（矢印）．左MCAは順行性にわずかに描出されている（矢頭）．（C）MRA元画像．左ICAの床上部にわずかな信号がみられ血流があることがわかる（矢印）．本例では起始部にも高度狭窄がみられるため血流速が低下し，ICA全体の信号低下をきたしたものと考えられる

る報告も散見される．造影MRAは**短時間に繰り返し撮影を行うMR DSA（MR digital subtraction angiography）**[4]**とタイミング撮影による造影3D-MRA**[5]の大きく2つの手法に分けられる．MR DSAは，造影剤が到着する直前の画像からそれ以降の時相の画像を引き算（サブトラクション）することで，血管系のみの信号を表示する方法である．一見DSAに似た画像を得られ，病変の血行動態を把握することができる．時間分解能を優先させるため，従来は1撮影1秒程度の厚いスライスの2D法が主体であったが（**図2**），最近では前述したparallel imageを使用することにより3D法による撮影法も可能となってきている．したがって，この方法は側副路発達の評価に有用性を発揮すると期待される．これに対して，タイミング撮影による造影3D-MRAは，大動脈弓からWillis動脈輪までの動脈を選択的に抽出する手法であり，主として頸部血管の評価に用いられる．選択的動脈相の画像を得るためには，動脈の造影剤濃度が高い時に撮影を行うことが重要であり，著者らはテスト撮像を行い，造影剤の頸動脈到達時間をあらかじめ測定するtest bolus法により撮影のタイミングを決定している．この**造影3D-MRA**による頸部頸動脈狭窄病変の評価は造影剤を使用しない**3D-TOF MRA**を凌駕しており，DSAに置き換わる撮影法になりつつある[6]．しかし，頭蓋内動脈狭窄性病変に関する，造影3D-MRAの評価は一定しておらず，今後のエビデンスの集積が待たれる．

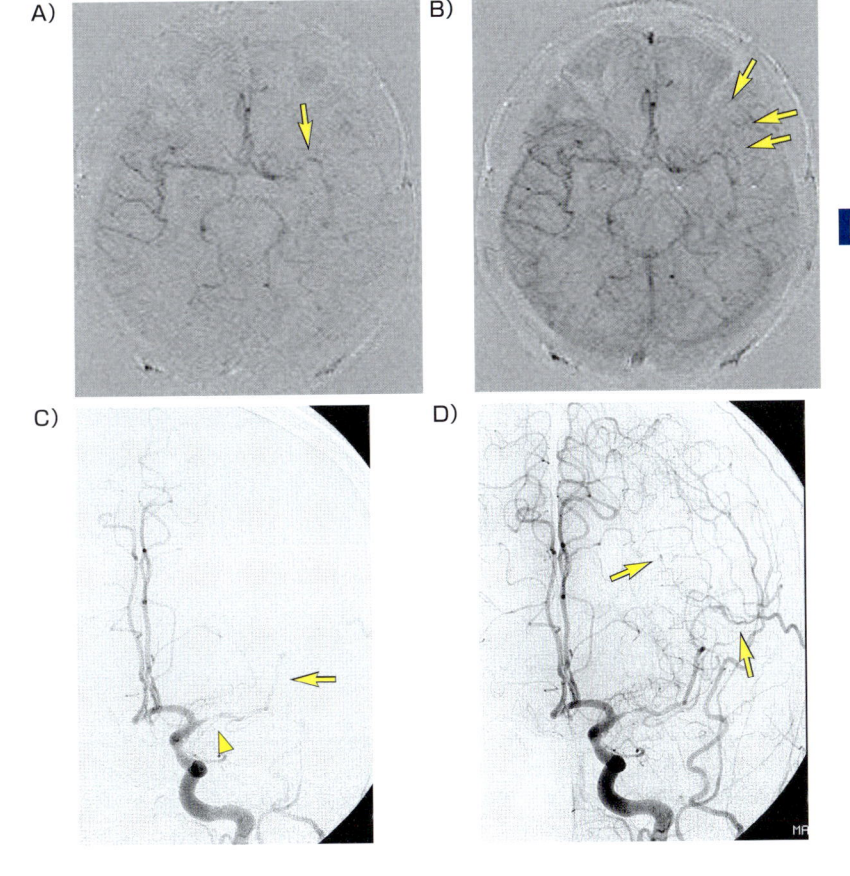

図2 MCAの部分閉塞
67歳，男性．2D-MR DSAの早期像（A）では，左MCAはM1の部分閉塞を呈している（矢印）．やや遅れて（B），側頭葉の皮質枝が描出されており，灌流遅延あるいは軟髄膜吻合を介する側副路の発達を示す（矢印）．DSA（総頸動脈造影，正面像）の動脈相早期像（C）では，左M1の起始部に高度狭窄化がみられ（矢頭），その後，側頭枝が描出されている（矢印）．その後，造影進行の遅延と側副路により，MCA領域は描出されている（D，矢印）

> **memo**
>
> ■ **MR灌流画像（perfusion MRI）**
>
> 現在のperfusion MRIは造影剤の急速静注を用いたdynamic susceptibility contrast法が主に行われている．これは造影剤の磁場の均一性を乱し信号を低下させる磁化率効果（susceptibility効果）による信号変化を，エコープラナー法で連続撮影し脳の灌流を解析する方法である．この手法は撮影時間が短くS/Nが良いことから，拡散強調像（DWI）との組み合わせにより急性期の脳虚血の評価に優れ，diffusion-perfusion mismatchの検出が可能である．このperfusion MRIとCT灌流画像（CTP）は，検査法，解析法，評価法が装置によって多様であり，各施設によって測定されるデータが一定しない問題があり，急性期脳虚血を評価する際の障害となっている．これらの問題点を解決すべく，厚生労働省の研究班（ASIST-Japan: acute stroke imaging standardization group-Japan）が設立され，2007年5月にその指針が報告されている[7]．

2 CTAの適応，診断能 — MDCTのもたらしたもの

　現在CTAは，multidetector row CT（MDCT）の開発とコンピューター技術の進歩により大動脈弓からWillis動脈輪までを1回の検査で短時間に撮影することが可能となっている．また得られる画像の精度も向上しており，その臨床的評価は高い．すなわち従来のDSAと比較して穿通枝や末梢枝の評価や血行動態評価は劣るものの，頭蓋内主幹動脈の狭窄程度はほぼ同等に近い診断能で評価可能である[8, 9]（図3）．また，CTAの最大の利点は，元画像からmultiplanar reconstruction（MPR）像を作成し，これを多方向から観察することにより，従来のDSAでは評価困難であった血管壁の石灰化やプラークの性状を評価できることであり，頸部血管のみならず[10]，頭蓋内の動脈でも活用されてきている[9]．

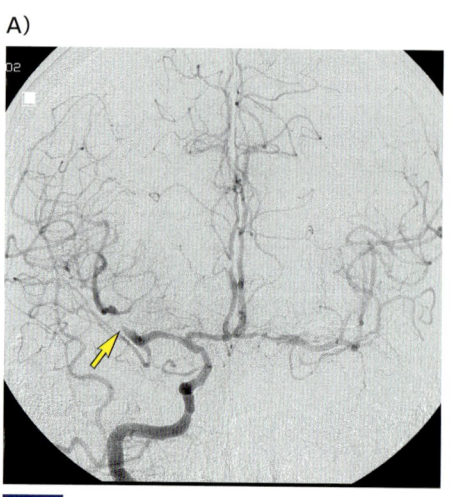

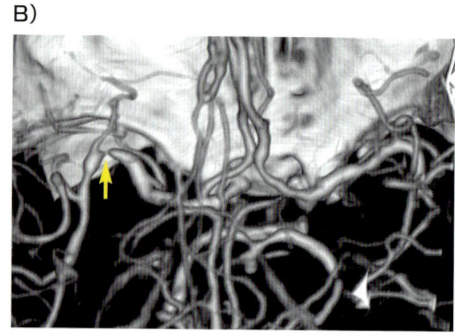

図3　右MCAの狭窄

72歳，男性．（A）DSA（右総頸動脈造影・正面像）．左ICAの閉塞のバイパス術前の精査でDSA施行．その際に右MCAに高度狭窄を指摘される（矢印）．（B）CTA（volume rendering）．DSA同様に，右MCAには前側頭動脈分岐後に，高度狭窄が指摘される（矢印）

一方，MDCTの登場はCTAに加えCTPも組み合わせて撮影することを容易にした．CTPは造影剤が脳組織の毛細血管を通過する際の初回通過を経時的に計測し，特殊な解析法を用いて脳血流動態を画像表示する検査法である．すなわち，CTPは単純CTで脳実質の早期CT所見（memo参照）が出現する前であっても灌流異常域を描出することができる[11]．また，CTPとCTAとを組み合わせることにより病型診断や脳虚血の重症度・最終梗塞巣の大きさの予測が可能とする報告もある[12, 13]（図4）．**撮像法の標準化を図るためCTPもperfusion MRI同様にASIST-Japanにより検査法，解析法，評価法の標準化が推奨されている**（memo参照）．

A)

B)

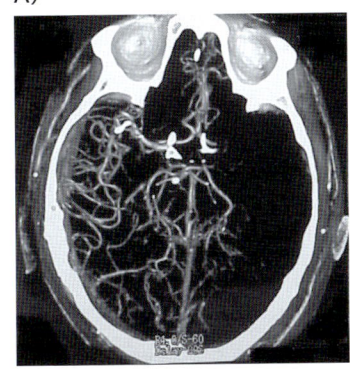

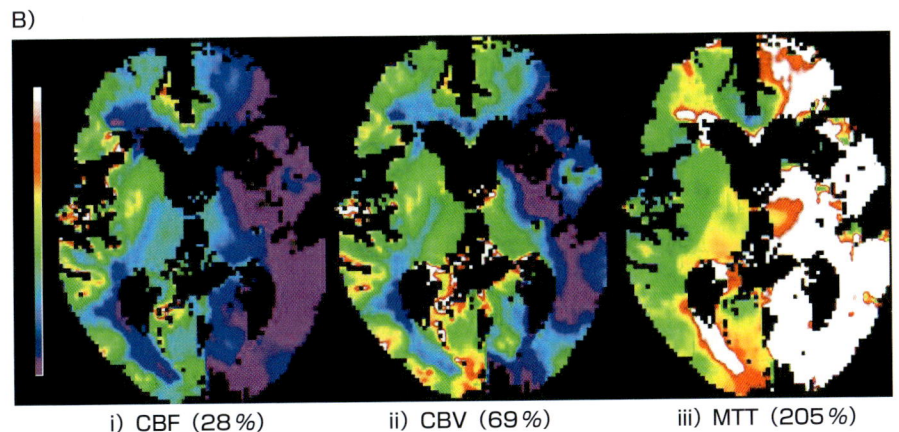

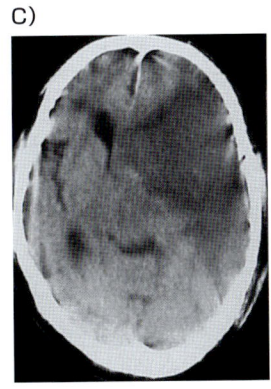

i) CBF（28％）　　ii) CBV（69％）　　iii) MTT（205％）

C)

図4 **心原性塞栓症**
79歳，男性．（A）3D-CTA（発症後1.5時間）．意識障害と右麻痺で発症．左ICAは閉塞している．B）CT灌流画像（発症後1.5時間）．i) CBF（cerebral blood flow），ii) CBV（cerebral blood volume），iii) MTT（mean transit time）．（　）内は健側比．MTTは広範に延長し，CBVも広範に低下している．CBFでも広範な低下が目立ち，健側比では高度の低下を示す．C）頭部単純CT（発症後3日目）．基底核から皮質まで連続し広範な脳梗塞を認め，脳ヘルニアもきたしている．発症5日目に死亡した

> **memo**
>
> ### ■ 早期CT所見（early CT findings）
>
> ASIST-Japanは脳実質の変化（早期虚血変化）と血管の異常所見をあわせて「早期CT所見」と定義した．前者の所見として，①レンズ核の不明瞭化，②島皮質の不明瞭化，③皮髄境界の不明瞭化，④脳溝の消失が挙げられ，後者には，hyperdense MCA sign, hyperdense basilar sign, MCA "dot" signなどがある．
>
> ### ■ ASIST-Japanが推奨するCT灌流画像の撮像法
>
> 検査法は，自動注入器を用いて非イオン性造影剤（300〜370mgL/dL）を，右肘静脈から総量30〜60mL，3〜5mL/秒で注入し，投与開始5秒後から45〜50秒間撮影することを推奨している．CTAを併用する場合はCTPを先行させ，2〜3分後にCTAを施行する．解析法はdeconvolution法を用い，脳血流量（cerebral blood flow：CBF），脳血流量（cerebral blood volume：CBV），平均通過時間（mean transit time：MTT）の3種類の定量画像をカラーマップとして表示するのが一般的である．評価法として，MTTは灌流異常領域に対して鋭敏であり，CBFの低下は虚血の重症度の予測が可能である．また得られた結果はperfusion MRIやSPECTと一般的によく相関するといわれている．

3 脳血栓症のMRA・DSA・CTA

脳血栓症とは脳動脈自体が動脈硬化により局所性に血管壁が肥厚し，内腔が狭窄・閉塞する病態であり，NINDS分類の臨床病型ではアテローム血栓性脳梗塞，ラクナ梗塞の一部が相応する（memo参照）[14]．後述する塞栓症とは異なり，血管閉塞が緩徐に進行するため側副路（memo参照）が発達しやすく，梗塞巣は動脈灌流域の一部に限局することが多い．また内頸動脈や中大脳動脈近位部の高度狭窄で側副路がよく発達した場合は，梗塞にならない場合もある．しかし，このような病態下で，全身的な灌流圧低下などが生じれば，閉塞部の末梢領域で側副路による血流維持が灌流圧の低下に代償できず梗塞に陥ることがある．これを血行力学性機序による梗塞（分水嶺梗塞）という（memo参照）．

脳血栓症でみられる主幹動脈の血管狭窄や閉塞の有無，また動脈硬化症の特徴所見である壁不整，狭細化，延長，蛇行，管腔拡張などは3D-TOF MRAとCTAで十分評価可能である（図5）．しかしながら，主幹動脈の高度狭窄や閉塞症でみられる側副路の評価は，DSAに勝る検査は未だない（図6）．

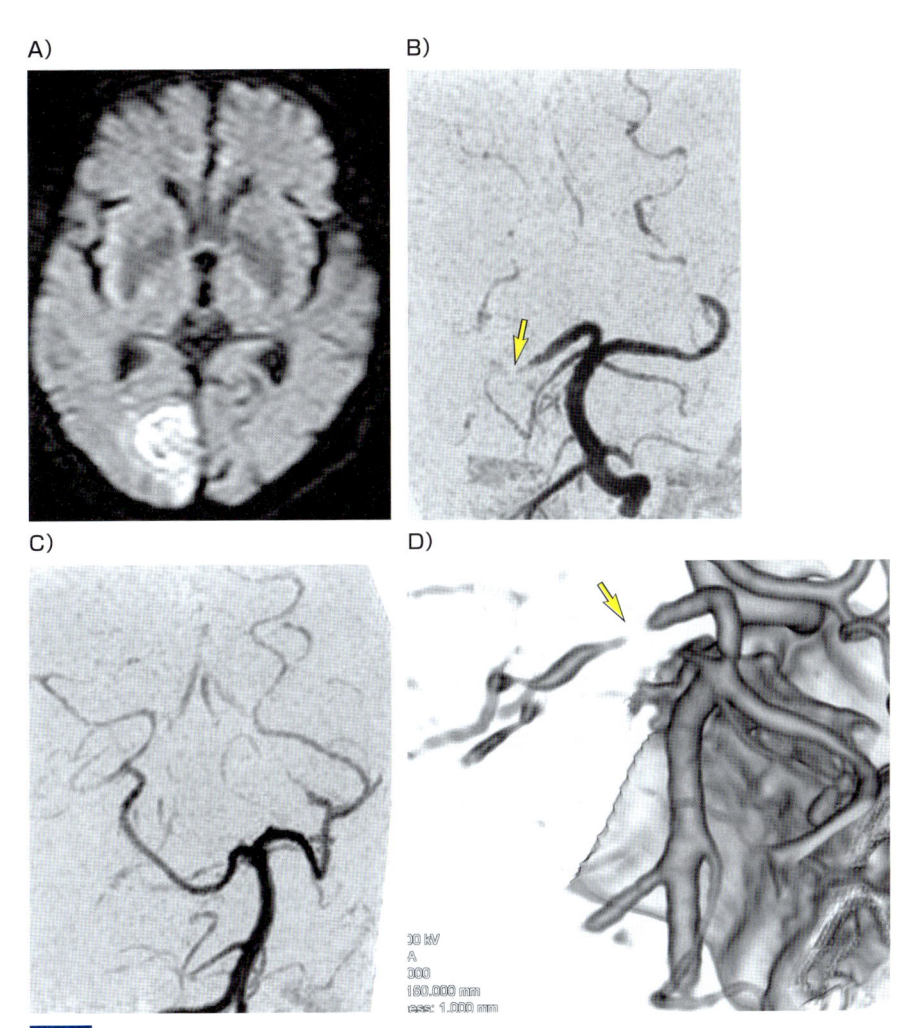

図5 アテローム血栓性脳梗塞
68歳, 男性, (A) 拡散強調画像. 左半盲で発症. 右後頭葉に急性期脳梗塞を示す高信号域がみられる. (B) 3D-TOF MRA, (C) 67歳, 男性, 3D-TOF MRAの正常例. 右PCAはP2(脚部)に狭窄を認め, 以降の描出が極めて不良である(B, 矢印). 左PCAもP3(四丘体部)からの描出が不良である. (D) CTA. 右PCAに高度狭窄が指摘される(矢印). 本例はMRAの追跡で管腔形態の変化なく, 塞栓源も指摘されず, 最終的にアテローム血栓性梗塞(血栓性機序)と診断された

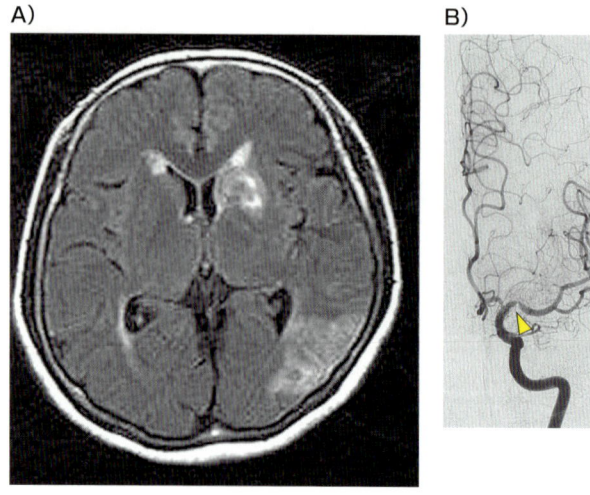

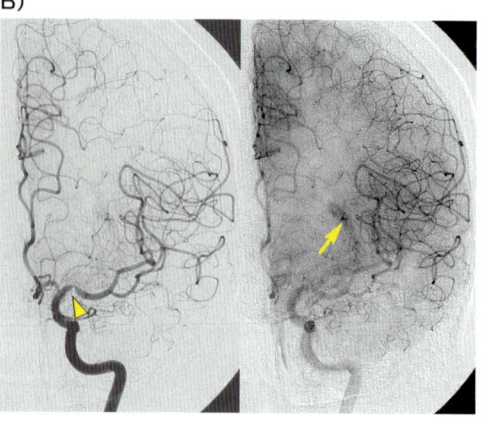

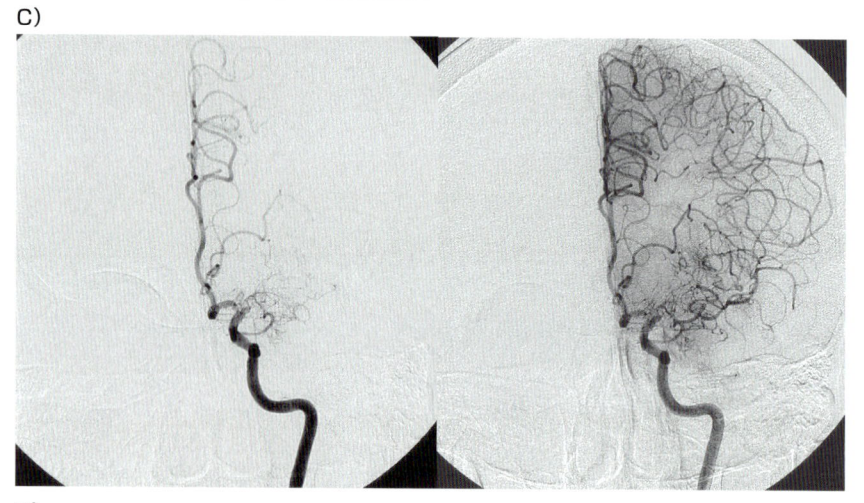

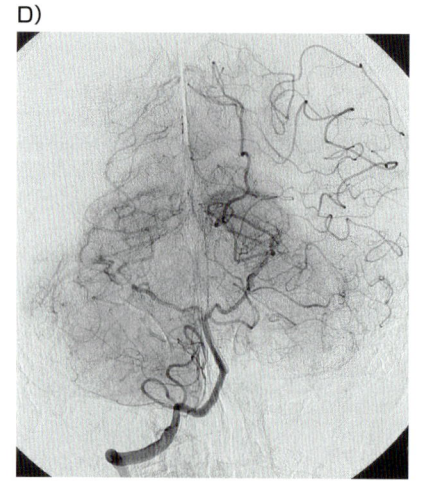

図6 アテローム血栓性梗塞

68歳，女性．（A）FLAIR像：発症10日目．流暢性失語で発症．左基底核，左側頭葉に亜急性期の梗塞巣を認める．（B）DSA（左頸動脈造影・正面像）：発症14日目．動脈相（左図）にて左MCAの起始部に高度狭窄を認める（矢頭）．毛細血管相（右図）では外側線条体動脈領域に血管濃染像（矢印）がみられる．さらにMCAの皮質領域は造影剤の停滞がみられる．以上より左MCAの起始部からの血栓性塞栓症の再開通後と考えられた．（C）DSA：発症9ヵ月後．臨床経過に変化はなかったが，MRAで左MCA閉塞を指摘．バイパス術の適応を検討するため，DSAを施行した．動脈相早期（左図）では左MCAは起始部で血栓性閉塞を来し，穿通枝は，異常血管網（モヤモヤ現象）を形成している．動脈相後期（右図）では，この異常血管網および左ACAからMCA領域への副血行路が発達している．（D）DSA（右椎骨動脈造影）．左PCAの皮質枝がMCA領域へleptomeningeal anastomosisを形成している．なお本例はSPECTにて脳循環予備能が保たれていることが確認され，保存的治療が選択された．その後，TIAを起こすこともなく6年間経過している

memo

■ NINDS分類

現在，脳梗塞はNINDS（national institute of neurological disorder and stroke）による「脳血管障害分類」により発症機序（血栓性，塞栓性，血行力学性），臨床病型（アテローム血栓性脳梗塞，心原性塞栓症，ラクナ梗塞，その他の梗塞）および病巣部位による症候・徴候に分けて取り扱い，病型診断を行う場合が多い．なお，発症機序が同じ塞栓症でも，臨床病型がアテローム血栓性梗塞（A to A embolism）と心原性塞栓症とでは予後，治療方針が異なるので注意が必要である．

■ 分水嶺梗塞

分水嶺梗塞（境界域梗塞）とは主幹動脈，特に内頸動脈や中大脳動脈の高度狭窄・閉塞性変化に基づく脳梗塞の総称である．内頸動脈の分水嶺梗塞は皮質分水嶺（cortical border-zone），内側分水嶺（internal border-zone）に分けられ，両者が併存することもよくある．皮質分水嶺は脳表のACA，MCA，PCA支配領域の間，内側分水嶺はMCAの穿通動脈と髄質動脈の間（放線冠）またACAとMCAの髄質動脈の間（半卵円中心）である．PETやSPECTなどの脳循環検査やDWIを用いた最近の研究では，梗塞の機序として皮質分水嶺はA to A embolismの関与，一方，内側分水嶺は血行力学的関与が大きいとされている．

■ 側副路の種類

脳血管が閉塞した場合，脳血流を保つため，さまざまな側副路（collateral pathway）が機能し，頭蓋内吻合と頭蓋外吻合に分けられる．頭蓋内吻合としてまず，Willis動脈輪が挙げられる．これは内頸動脈と椎骨脳底動脈系の主幹動脈間を直接吻合する最も有効な側副路で，1864年，Sir Thomas Willisにより最初に報告された．次に重要な側副路が髄軟膜吻合（leptomeningeal anastomosis）であり，脳表でのMCA，ACA，PCAの各皮質枝の末梢枝間，同じ皮質枝の末梢枝間の吻合などがある．3つ目はモヤモヤ病などでみられる基底核穿通枝間あるいは穿通枝と髄質動脈の交通である．

一方，頭蓋外吻合として経硬膜吻合（transdural anastomosis）と経頭蓋吻合がある．経硬膜吻合は中硬膜動脈などの外頸動脈と脳皮質動脈の吻合，また眼動脈を介した外頸動脈群と内頸動脈の吻合も含まれる．経頭蓋吻合は上顎動脈などの左右の外頸動脈分枝間の吻合で，総頸動脈結紮時などでみられる．

4 脳塞栓症のMRA・DSA・CTA

脳塞栓症とは心房細動に代表される心内血栓（心原性），大動脈弓部や頸部頸動脈の血栓が剥離し（動脈原性，A to A embolism），栓子（塞栓子）となり流れて，脳動脈を閉塞する病態である．血管閉塞が突発的に起きるため副行路の発達が不良で，動脈灌流域の皮質を含んだ大きな梗塞巣となる．なお，同じ塞栓症でも心原性は動脈原性より塞栓子のサイズが大きく，より副行路の発達が不良で広範な梗塞になる場合が多い．

従来，DSAによる脳塞栓症の特徴な所見として閉塞部の形状と再開通現象が挙げられている．閉塞部の所見としては動脈閉塞部のカップ様あるいは蟹の爪様欠損像であり（図7），その末梢部は造影欠損あるいは造影剤進行の遅延がみられる．これらの所

見をMRAやCTAで正確に評価することは現時点では困難である．**再開通現象とは急性期に閉塞部位の塞栓子が器質化する前に溶解，破砕または末梢へ移動する現象で，脳塞栓症の画像診断，臨床経過を考える上で重要な所見である．**この現象は，MRAやCTAを発症早期と再開通後に行えた場合は容易に証明できる（図8）．しかし，初回検査がすでに再開通した後に行われた場合の診断は困難である．一方，DSAでは再開通現象に伴う二次的所見として局所の充血を示す毛細血管濃染像（capillary blush）（図6B），静脈早期描出（early venous filling）がみられることがあり[15]，診断根拠の1つとなり得る．

　脳塞栓症では発症後しばらくして梗塞（壊死）に陥った領域に，再開通が起きると出血性梗塞を生じ，症状が悪化することがある．一方で，脳梗塞の中には自然再開通が発症の極めて早期に起きた場合には神経症状が劇的に改善することがあり，spectacular shrinking deficit（SSD）とよばれている[16]．今日行われている血栓溶解療法（**memo参照**）は再開通を人為的に早期に起こすことにより，患者をSSDの状態にもっていくことを狙った治療法である（図7）．したがって，その適応を誤れば，出血性梗塞という重篤な合併症を引き起こす．この治療を安全かつ確実に行うためには，閉塞血管の同定とischemic penumbra（**memo参照**）の状態を評価する必要があると考えられるが，現時点では，薬剤投与の迅速性が優先されるため，適応決定の評価対象にはされていない．これらの検査法（MRA, perfusion MRI, CTA, CTP）をより効率的な治療方針決定にどのように活用していくかは，今後の課題である[17〜19]．

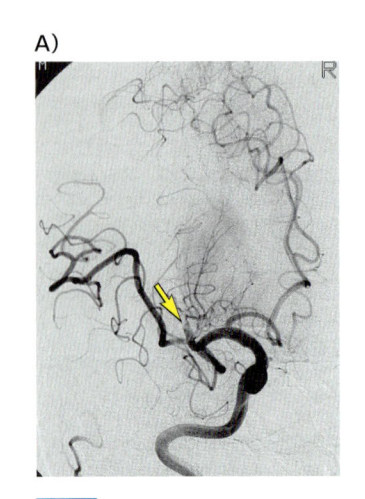

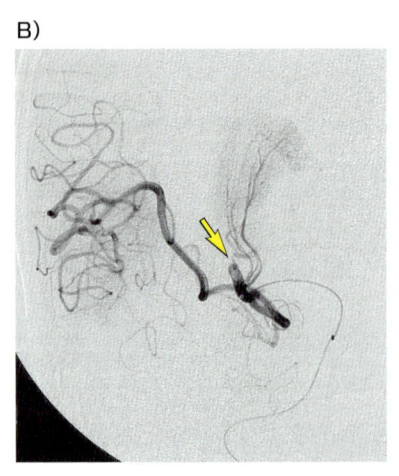

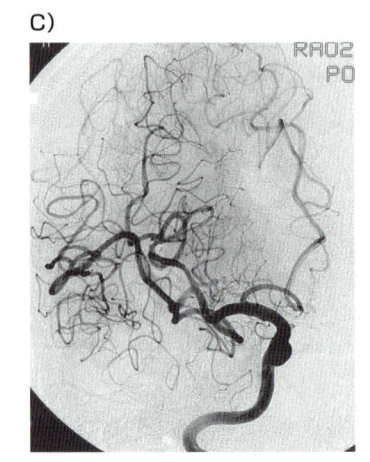

図7　閉塞部の所見

80歳，男性，心房細動あり．意識障害，左完全片麻痺で来院．発症2時間後のDSAにて右MCAのanterior trunkとmiddle trunkの起始部に蟹の爪様の欠損像である塞栓性閉塞（矢印）がみられる（A）．マイクロカテーテルを閉塞部まで挿入し，ウロキナーゼの動注を開始（B，矢印）．血栓溶解療法中に意識回復し，左麻痺も軽減．計48万単位動注し発症から3時間で手技終了した（C）

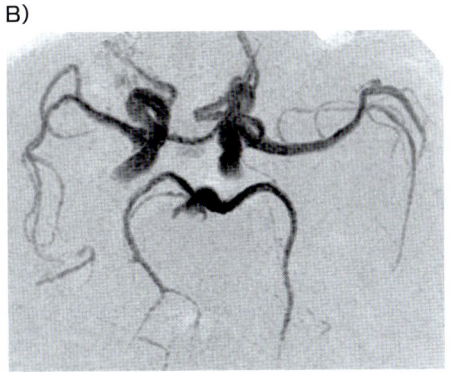

図8 脳塞栓症の再開通
69歳, 男性, 意識障害と左片麻痺で搬送. 発症16時間後の3D-TOF MRA (A) では右MCAはM1で閉塞している (矢印). 発症7日目のfollow upではMCAは再開通し末梢まで良好に描出されている (B)

memo

■ 血栓溶解療法

血栓溶解療法には局所線溶療法 (動注療法) とrt-PA (アルテプラーゼ) 静注療法があり, 以前は局所線溶療法がよく行われていた. 局所線溶療法は, 通常の血管造影に引き続き, マイクロカテーテルを閉塞部位まで誘導し, 溶解剤を直接注入する方法である. この手法は侵襲的, 手技が煩雑, ごく限られた専門医療機関でしか実施できない等の問題があった. そのため現在は, 本邦でも2005年10月に認可されたrt-PA静注療法が主流となっている. rt-PA静注療法の適応は発症3時間以内に治療が開始可能である, 重症な神経症候ではない, CTで異常がないか軽微な早期虚血変化まで, などであり, 現時点では病型診断, 血管閉塞の確認, 脳循環検査の必要性は問われていない.

■ Ischemic penumbra

超急性期の脳虚血領域内には, 中心部に不可逆的な変化に陥った領域 (ischemic core) とその周囲に広がる軽度の虚血領域がある. ischemic penumbraとはcore周囲にある治療により回復可能な可逆性の虚血領域である. 経時的にcoreが拡大しischemic penumbraが縮小することにより最終的な梗塞巣となる.

5 モヤモヤ病のMRA・DSA・CTA

モヤモヤ病 (Willis動脈輪閉塞症) は原因不明の疾患であり, 両側の内頸動脈終末部, 前および中大脳動脈近位部に狭窄または閉塞がみられ, その近傍に異常血管網 (モヤモヤ血管) が出現することを特徴としている[20] (memo参照).

発症の好発年齢は5歳と35～40歳の二峰性であり, 臨床像も異なる. すなわち小児例ではWillis動脈輪閉塞による虚血症状がほとんどであり, 片麻痺など一過性脳虚血発作で発症し, 過呼吸やValsalva負荷時に誘発されることが多い. また病変は成人になるまで進行することが多い. 一方, 成人例では約半数が頭蓋内出血により発症する. 側脳室外側壁や基底核領域の脆弱なモヤモヤ血管からの出血を来す場合が多く,

脳室内出血や原因不明の実質内出血ではモヤモヤ病の鑑別を要する．成人例では血管撮影所見が経時的に進行することはほとんどない．

モヤモヤ病のDSAでは，**頭蓋内動脈の閉塞性変化とそれに伴う側副路の評価が肝要である**（図9A，B）．閉塞性変化は内頸動脈系が中心で[21]，進行すれば後大脳動脈にも及ぶ[22]．しかし椎骨脳底動脈や外頸動脈系に至ることはほとんどない．側副路としては本疾患の特徴的所見であるモヤモヤ血管がまず挙げられる．モヤモヤ血管は脳底部の穿通動脈がその主体であり（basal moyamoya），髄内吻合によりこの異常血管網は交通し，これを介して末梢動脈が造影される．側副路として最も重要であるのが後大脳動脈から主に中大脳動脈領域への leptomeningeal anastomosis を介する血流であり，虚血性病変の発生に深く関わっている．病期が進行すると leptomeningeal anastomosis は減衰し，かわって外頸動脈系からの transdural anastomosis を介する側副路が発達してくる．これには中硬膜動脈や浅側頭動脈などからの供給（vault moyamoya の形成），眼動脈から篩骨動脈群を介した供給（ethmoidal moyamoya の形成）も含まれる．

現在，非侵襲的である MR 検査はモヤモヤ病の診断，追跡検査法として欠かせないものとなっており，厚生労働省班研究基準では DSA を省略した MRI，MRA による診断基準も採用されている．MRI では，T2強調像における鞍上槽内での内頸動脈や中大脳動脈近位部の flow void 消失がみられ，実質内では大脳基底核部にモヤモヤ血管の血流による flow void が見られる．また造影 MRI や FLAIR 法では脳表の leptomenigeal anastomosis を介する側副路が線状の血管影として観察されることがある（ivy sign）[23]．一方，3D-TOF MRA では Willis 動脈輪の閉塞性変化を DSA とほぼ同等に検出可能であり，モヤモヤ血管もある程度描出できる（図9C）．しかし MRA では閉塞範囲を過大評価する傾向があることや，側副路を確認することにおいては限界がある[24]．また MRI では使用機種，磁場強度や撮像条件によって診断能力が異なることに注意が必要である．CTA はモヤモヤ病の必須検査法ではないが，主幹動脈の閉塞性変化は明瞭に描出され，外頸動脈系からの側副路の状態も観察可能である（図9D）．

memo
■ モヤモヤ病の診断基準
厚生労働省班研究基準では両側性に病変（内頸動脈終末近傍の閉塞性変化，その近傍の異常血管網の形成）が認められる症例を「確実例」，一側にのみ病変を有する症例は「疑い例」として定義されている．ただし，小児では一側の病変と他側の内頸動脈終末近傍の閉塞性変化（異常血管網の有無は問わない）があれば「確実例」として取り扱われている．一方，いろいろな基礎疾患に起因して二次的に発症するものは，「類モヤモヤ病」とよび除外されている．その原因疾患としては，動脈硬化，自己免疫疾患，髄膜炎，脳腫瘍，神経線維腫症タイプ1や結節性硬化症などの神経皮膚症候群，ダウン症候群，頭部外傷，頭部放射線照射後などがある．

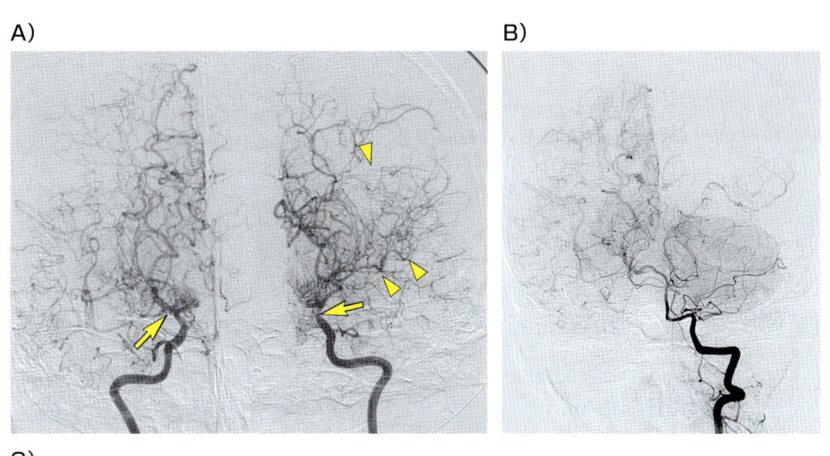

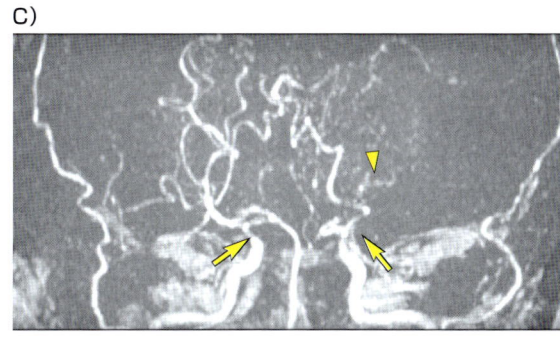

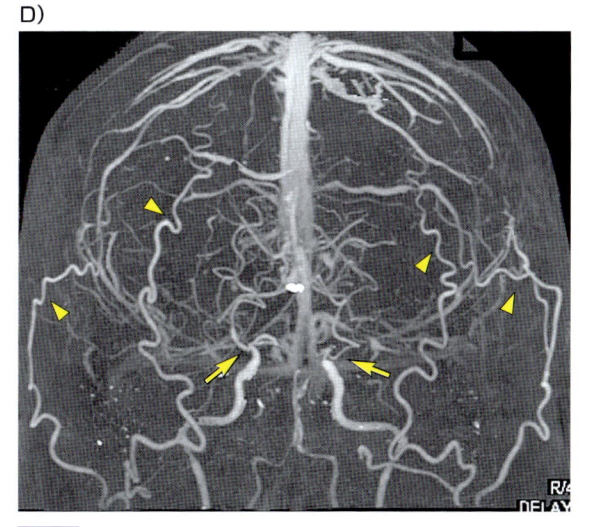

図9 モヤモヤ病の撮像画像

51歳，男性，一過性右麻痺で発症．(A) DSA（頸動脈造影・正面像）．両側の ICA 終末部に閉塞化がみられる（矢印）．モヤモヤ血管を示す穿通枝の異常血管網が増生している．左側ではモヤモヤ血管からの側副血行路もよく観察される（矢頭）．(B) DSA（左椎骨動脈造影・正面像）．右側の MCA，ACA 領域は PCA からの leptomeningeal anastomosis を介した側副路により描出されている．(C) 3D-TOF MRA．両側 ICA 終末部の狭小化が認められる（矢印）．両側で通常より拡張した PCA が見られ，左側ではモヤモヤ血管も描出されている（矢頭）．(D) CTA．DSA 同様に両側 ICA 終末部の閉塞化が明瞭に描出されている（矢印）．モヤモヤ血管の同定はやや困難であるが，通常より拡張した外頸動脈群がみられ，側副路の形成が示唆される（矢頭）．

6 動脈炎のMRA・DSA・CTA

血管炎（vasculitis）とは動脈，毛細血管，静脈の血管壁に炎症あるいは壊死を示す病態の病理学的総称であり，原発性と続発性に大きく分類される．原発性血管炎は侵される血管径の大きさから大血管炎型，中・小血管炎型，細小血管炎型に分けられる[25]．大血管炎型は，病変が動脈に限局した**動脈炎**（arteritis）であるが，多くの中・小血管炎型および細小血管炎型では動脈のみならず，毛細血管や静脈も侵されている場合が多い[26]．

a. 原発性血管炎

原発性の大血管炎型の代表としては巨細胞性動脈炎（側頭動脈炎），高安動脈炎（大動脈炎症候群）が挙げられる．巨細胞性動脈炎は大動脈とその分岐枝の肉芽腫性血管炎で，高齢者に好発し，リウマチ性多発筋痛症を伴うことが多い．最近，高分解能のMR装置を用いた造影MRIで浅側頭動脈の血管壁の増強効果の有無がその診断に有用であると報告されている[27]．高安動脈炎は東洋人の若年女性に多く，中枢神経系では鎖骨下動脈の閉塞性変化による鎖骨下動脈盗血症候群（脈なし病）を呈する場合が多い．病理学的には外膜側から炎症が始まり，外膜線維性肥厚，中膜壊死，内膜肥厚がみられ[28]，**DSAや造影MRAでは大動脈弓部および脳動脈起始部の狭窄，閉塞あるいは拡張所見が指摘されることが多い**（図10）．

中・小血管炎型の代表はprimary angitis of the central nerve system（PACNS）である．PACNSは脳と脊髄に限局する原因不明の血管炎である．PACNSの診断にDSA

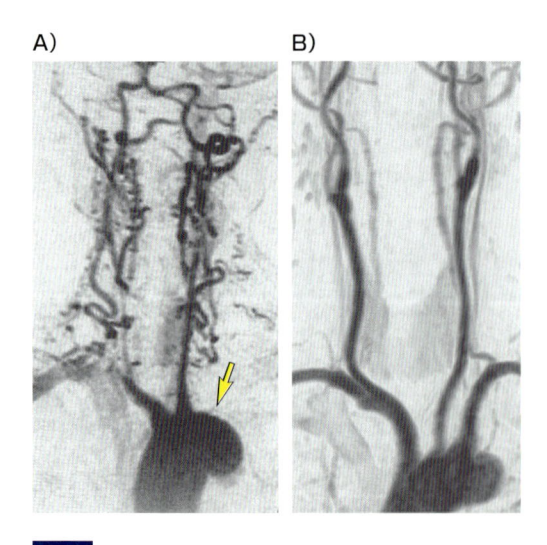

図10 造影3D-MRA
(A) は高安動脈炎の59歳，女性，繰り返す失神発作で入院．左鎖骨下動脈は起始部で閉塞（矢印）．右椎骨動脈，右総頸動脈の描出も不良である．左右共に側副路としての血管網がみられる．(B) は59歳女性の正常例

は重要な役割を果たしており，頭蓋内動脈の主幹部，皮質動脈，穿通動脈などの中・小血管に古典的な血管炎の所見が約60％でみられると言われている[29]．この中・小血管炎の血管炎でよくみられるDSA所見は"**狭細化：narrowing**"であるが，これは動脈硬化症あるいは解離症でもみられる．**血管炎ではこの狭細化が多発性あるいは分節的（segmental）にみられる場合が多く，狭細化と拡張が連続していることが多い（vaso constriction and dilatation）**といわれている[30, 31]．またfibromuscular dysplasiaに代表される数珠玉様変化（string of beads）が血管炎でもみられる場合がある[30]．細小血管炎型では，最近では抗好中球細胞質抗体（ANCA）関連血管炎症候群が注目されている（**memo参照**）[32]．

b. 続発性血管炎

一方，続発性血管炎は膠原病，自己免疫性疾患，放射線療法後，感染症に伴うものなど，その原因は多岐にわたり，原発性血管炎より頻度は高い．膠原病関連では全身性エリテマトーデス，神経Behçet病がその代表である．自己免疫性疾患や放射線療法後の血管炎はモヤモヤ病の項目で記載したように「類モヤモヤ病」と称され，モヤモヤ病と血管異常所見が類似することがある．しかし，血管造影の詳細な所見は異なり，さらに膠原病や自己免疫性疾患に伴う血管炎では原疾患の寛解，治癒に伴い，血管異常所見も改善することがある（**図11**）[33]．また，**放射線療法後の血管炎とモヤモヤ病の鑑別として，造影MRでの血管壁の造影の有無が有用**であるとの報告もある[34]．感染症に伴う血管炎は，真菌や細菌の血管壁への直接浸潤で起きる．真菌では

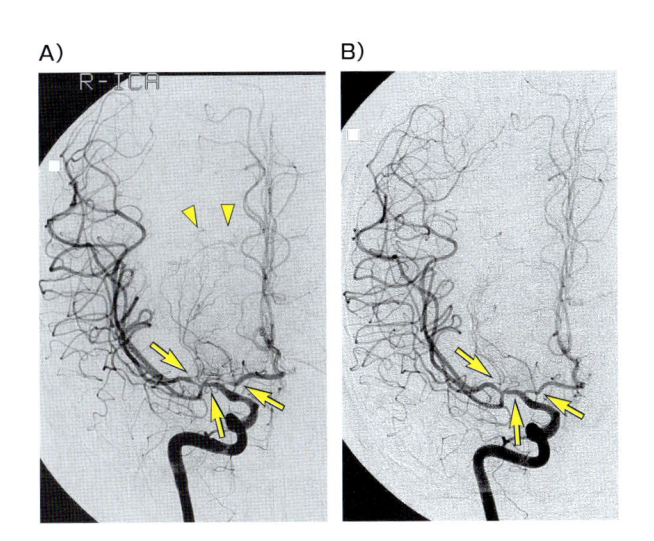

図11　バセドー氏病に伴う血管炎
31歳，男性，未治療のバセドー氏病あり．右被殻出血で入院しMRAで異常を指摘．治療前に行ったDSAでは右ICA終末部，右M1，右A1に狭小化が多発している（矢印）．また穿通枝群は拡張・増生している（A，矢頭）．抗甲状腺薬の内服，甲状腺亜全摘後に行ったDSAでは異常血管所見は大幅に改善している（B，矢印）

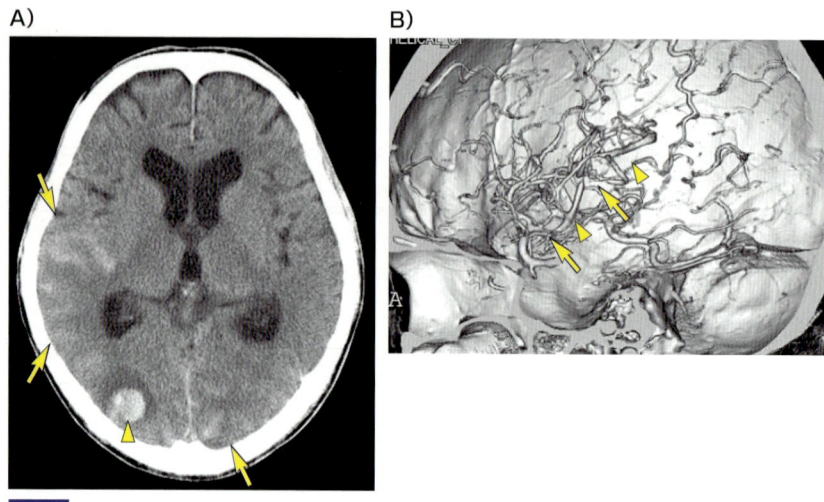

図12 感染性血管炎
71歳，男性．(A) 頭部単純CT. 大動脈弁置換術後に感染性心内膜炎を併発．意識障害にて頭部単純CT施行．右後頭葉の皮質下出血（矢頭）とクモ膜下出血（矢印）を指摘．(B) CTA（矢状断）．右MCAに狭小化（矢印）と拡張像（矢頭）が多発して観察される．いわゆる，vaso constriction and dilatationであり，感染性血管炎と診断

侵襲性の高いアスペルギルス症，細菌では敗血症，感染性心内膜炎に伴う場合にみられることがある（図12）．

> **memo**
>
> ■ ANCA関連血管炎症候群
>
> ACNA (antineutrophil cytoplasmic antibodies) は，ヒト好中球細胞質に対するIgG型の自己抗体で，ACNAのサブセットによりcytoplasmic ACNA関連血管炎（c-ACNA）とperinuclear ACNA（p-ACNA）に大別される．c-ACNA関連血管炎の代表はWegner肉芽腫，p-ACNA関連血管炎には顕微鏡的多発血管炎，アレルギー性肉芽腫性血管炎（Churg-Strauss症候群）などがあり，腎および肺を中心とする全身性血管炎である．

7 血管攣縮のMRA・DSA・CTA

　クモ膜下出血後に局所性あるいはび漫性に脳血管が狭細化する現象がある．狭細化は一時的であり，それ故，"**血管攣縮（vasospasm）**"と名づけられている．一過性といっても脳血管攣縮はクモ膜下出血の発症後4〜15病日の間に持続（7病日がピーク）してみられることが多い．その発生頻度は，報告により異なるがクモ膜下出血の約70％で発生し，そのうち片麻痺などの脳虚血症状を呈するのが50％程度あるといわれている[35]．この血管攣縮はクモ膜下出血の予後を悪化させる最大の要因であり，その早期診断と治療は極めて重要である．

　血管攣縮の診断は経頭蓋ドプラ検査（TCD：transcranial doppler），経頭蓋カラードプラ法（TCCFI：transcranial color flow image）でまず行われることが多く，ベッドサイドで非侵襲的に頻回に施行可能であり，モニタリング法として有用である．し

かしTCDは偽陽性の問題，TCCFIによる血管の形態描出能は限界があると思われる．

その**血管攣縮の形態の視覚的評価はDSA**で行われていたが，現在では**MRA**あるいは**CTA**が先行して行われることがほとんどである（図13）．3D-TOF MRAは血管攣縮を過大評価する恐れはあるが（図14），MRI，特にDWIとの組み合わせにより攣縮による脳梗塞併発の有無などを非侵襲的に観察できる利点がある．一方，CTAによる血管攣縮の評価は高く，CTPを同時に行うことにより，TCDより敏感に攣縮を捉えられるという報告もある[36]．脳血管攣縮に対する治療法としては，保存的治療としていわゆる3H (hypervolemic hypertensive hyperdynamic) therapy，血管内治療としてballoon catheterによる経皮的血管拡張術あるいは塩酸パパベリンの血管拡張薬

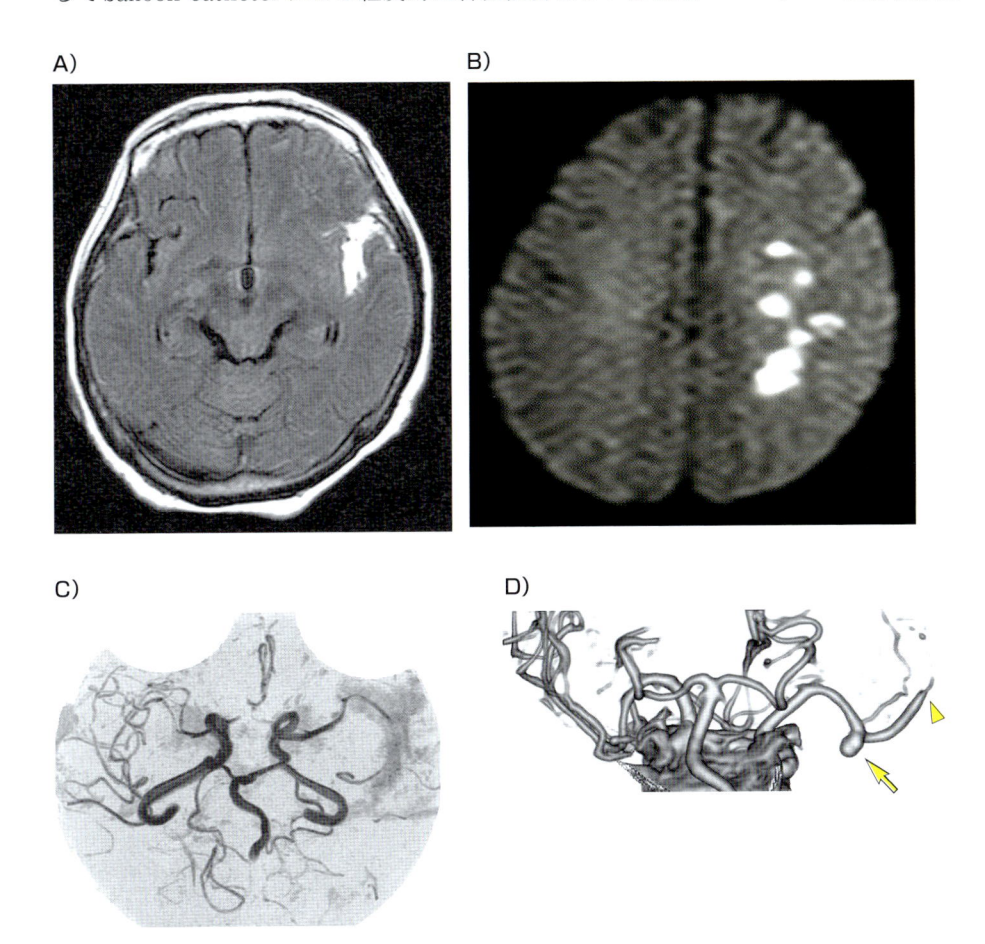

図13 脳血管攣縮

63歳，女性．4日前に頭痛があるも放置．右片麻痺と失語が出現．FLAIR像（A）では左シルビウス裂にくも膜下出血を示す高信号域がみられる．拡散強調画像（B）では半卵円中心に高信号域が散在しており，内側分水嶺梗塞と考えられる．（C）3D-TOF MRA．左MCAはM2以降の描出が対側に比して明らかに不良であり，血管攣縮と考えられる．なお動脈瘤の同定は困難である．（D）CTA．同日に施行したCTAでは左M2からの狭小化（矢頭）が明瞭に描出されている．またMCA分岐部に囊状動脈瘤が明らかに観察されている（矢印）

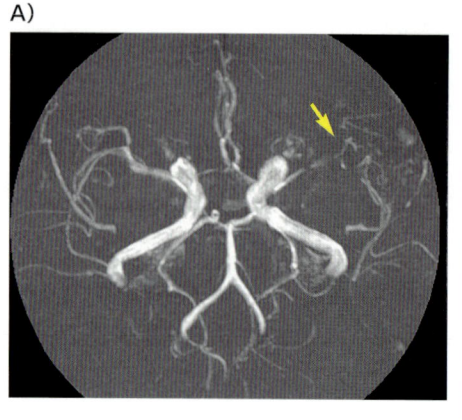

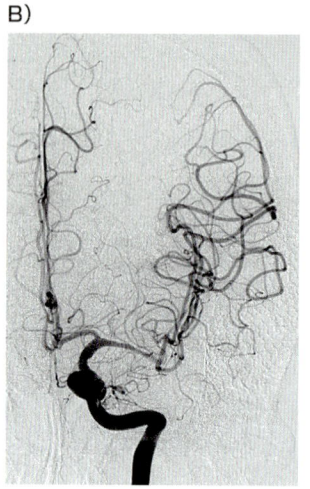

図14 脳血管攣縮
65歳，女性，左IC-PCの破裂動脈瘤へのclipping術後．10病日目に軽度の右不全麻痺出現し，3D-TOF MRAを施行（A）．左M1の遠位部に高度狭窄が疑われた（矢印）．翌11病日目に施行したDSAでは狭窄は軽度であり（B），MRAの所見は体動と血管蛇行部による信号低下による過大評価であると考えられた

の動注療法が行われる場合がある．その適応を考慮するためにも，より非侵襲的に脳血管を評価できるMRAやCTAは重要な検査法といえる．

8 バイパス術後のMRA・DSA・CTA

　EC-ICバイパス術（extracranial intracranial-bypass operation）の代表である**STA-MCA吻合術（superficial temporal-middle cerebral artery anastomosis）**は，内頸動脈や中大脳動脈起始部の閉塞性変化に基づく血行力学的脳虚血の改善あるいは予防を目的として，外頸動脈の分枝である浅側頭動脈と中大脳動脈の末梢枝を吻合する手術である．

　STA-MCA吻合術は，1967年にYaşargilらにより開発され[37]，1970年代に欧米で盛んに行われていたが，その有効性を証明するため1985年にBarnettらにより世界的規模で行われたランダム比較試験の結果は，STA-MCA吻合術より内科的治療の方が勝るという結果であった[38]．一方，本邦において，貧困灌流症候群の概念（**memo参照**）[39]を導入した新たなランダム比較試験（JET study）が1998年11月より施行され[40]，発症3ヵ月以内の中等度以上の血行力学的脳虚血（安静時CBFが80％未満，血管反応性が10％未満）が存在する場合にはバイパス術が有効であることが立証された[41]．

　バイパス術後の血管吻合のpatencyの視覚的評価としては，従来からDSAが行われているが，最近ではCTA[42]やMRAで評価されることも増えてきている（**図15**）．MRAでは3D-TOF MRAに加え，時間分解能と空間分解能にも優れた3D-MR DSAが，バイパス術後の血行動態の評価に有用とされている（**図16**）[43]．

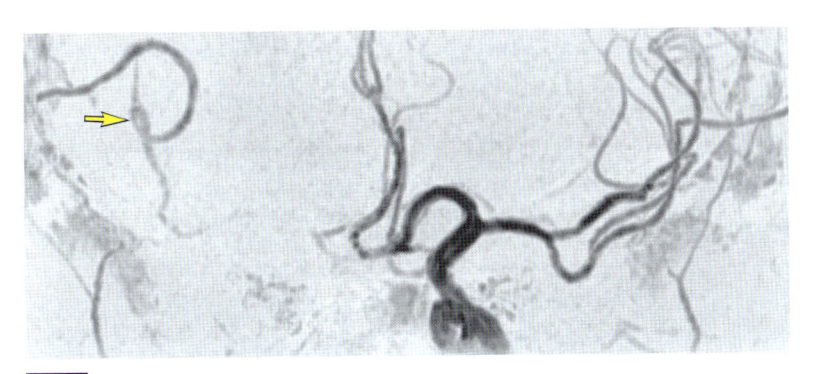

Ⅱ 臨床編　2 ●頭蓋内動脈閉塞性疾患

図15 STA-MCA吻合術後の3D-TOF MRA
55歳，男性，右頸部ICA閉塞に対して1年前にSTA-MCA吻合術後．右MCAのM3とSTAが吻合されているのが描出されている（矢印）

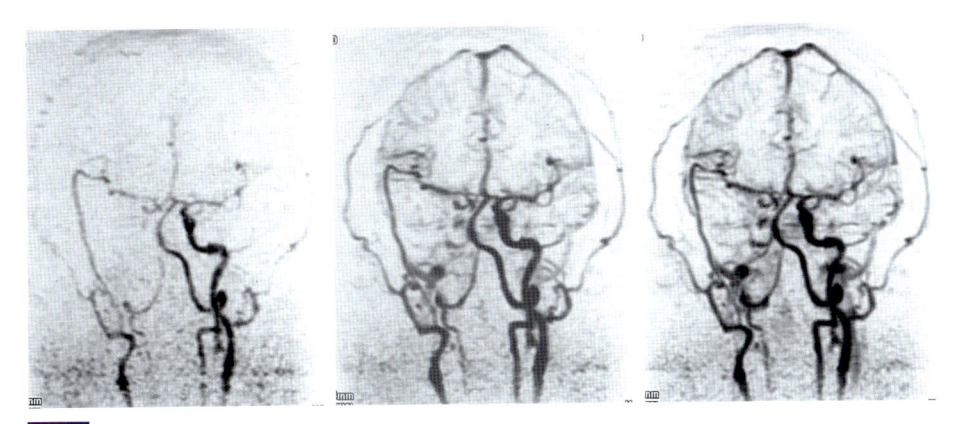

図16 バイパス術後の3D-MR DSA
61歳，女性．右ICAの動脈瘤に対する結紮術（ligation）前にhigh-flow EC-ICバイパス術（介在血管として橈骨動脈を使用）が施行された症例．血行再建術術後の血行動態の評価として施行された3D法によるMR DSAの連続画像のうちの3コマである（杏林大学病院放射線科，土屋一洋先生のご厚意による）

---

memo　■ **貧困灌流（misery perfusion）**

慢性期脳虚血において脳組織が要求する代謝量に対して脳血流量が下回り，その血流量低下を補うため，脳組織の酸素摂取率が上昇し，脳代謝機能が保たれている状態をさす．この貧困灌流はPETを用いたBaronらの報告で提唱された概念であり，臨床的にはバイパス術によって脳血流量を増やせば，救済可能な虚血状態と位置づけられている．

参考文献
1）Furst G, et al. : Intracranial stenoocclusive disease : MR angiography with magnetization transfer and variable flip angle. AJNR 17 : 1749-1757, 1996
2）Melhem ER, et al. : Comparison 2D-and 3DFT multiple overlapping thin-slab acquisition TOF MR angiography in carotid disease. J Neuroimaging 8 : 3-7, 1998
3）Gaa J, et al. : Comparison of intracranial 3D-ToF-MRA with and without parallel acquisition

techniques at 1.5T and 3.0T : preliminary results. Acta Radiol 45 : 327-332, 2004

4) Lavy RA & Maki JH : Three-dimensional contrast-enhanced MR angiography of the Extracranial carotid arteries : two techniques. AJNR 19 : 688-690, 1998

5) Isoda H, et al. : Technique for arterial-phase contrast-enhanced three-dimensional MR angiography of the carotid and vertebral arteries. AJNR 19 : 1241-1244, 1998

6) Borisch I, et al. : Preoperative evaluation of carotid artery stenosis : comparison of contrast-enhanced MR angiography and duplex sonography with digital subtraction angiography. AJNR 24 : 1117-1122, 2003

7) ASCIT-Japan実践ガイドライン策定委員会：急性期脳梗塞画像診断実践ガイドライン 2007，南江堂：pp. 19-27, 2007

8) Hirai T, et al. : Prospective evaluation of suspected stenoocluive disease of intracranial artery : combined MR angiography and CT angiography compared with digital subtraction angiography. AJNR 23 : 93-101, 2002

9) Bash S, et al. : Intracranial vascular stenosis and occlusive disease : evaluation with CT angiography, MR angiography, and digital subtraction angiography. AJNR 26 : 1012-1021, 2005

10) Oliver TB, et al. : Atherosclerotic plaque at the carotid bifurcation : CT angiographic appearance with histopathologic correlation. AJNR 20 : 897-901, 1999

11) Reichenbach JR, et al. : Acute stroke evaluated by time-to-peak mapping during initial and early follow up perfusion CT studies. AJNR 20 : 1842-1850, 1999

12) Lev MH, et al. : Utility of perfusion-weighted CT imaging in acutemiddle cerebral artery stroke treated with intra-arterial thrombolysis : prediction of final volume and clinical outcome. Stroke 32 : 2021-2028, 2001

13) Esteban JM & Cervera V : Perfusion CT and angio CT in the assessment of acute stroke . Neuroradiology 46 : 705-715, 2004

14) National Institute of Neurological Disorders and Strokes. Classification of cerebrovascular disease Ⅲ. Stroke 21 : 637-676, 1990

15) 山口 一 & 上村和夫：脳血管障害 主として閉塞性病変．久留 裕，牧 豊（編），神経放射線学Ⅱ，朝倉書店：pp. 147-194, 1979

16) Minematsu K, et al. : 'Spectacular shrinking deficit' : a rapid recovery from a major hemispheric syndrome by migration of embolus. Neurology 42 : 157-162, 1992

17) Thomalla G, et al. : Outcome and symptomatic bleeding complications of intravenous thrombolysis within 6 hours in M1 selected stroke patients : comparison of a German Multicenter Study with the pooled data of ATLANTIS, ECASS, and NINDS tPA Trials. Stroke 37 : 852-858, 2006

18) Albers GW, et al. : Magnetic resonance imaging profiles predict clinical response to early reperfusion : The Diffusion and Perfusion Imaging Evaluation for Understanding Stroke Evolution (DEFUSE) study. Ann Neurol 60 : 508-517, 2006

19) Furlan A, et al. : Intra-arterial prosrokinase for acute ischemic stroke. The PROACT Ⅱ study : a randomized controlled trial. Prolyse in acute cerebral thromboembolism. JAMA 282 : 2003-2011, 1999

20) 鈴木二郎ら：日本人に多発する脳底部網状異常血管像を示す疾患群の検討．第2報脳血管写における追跡．脳神経 18 : 897-908, 1966

21) Suzuki J & Takaku A : Cerebrovascular "moyamoya" disease. Disease showing abnormal net-like vessels in base of brain. Arch Neurol 20 : 288-299, 1969

22) Mugikura S, et al. : Relationship between cerebral infarction and angiographic characteristics in childhood moyamoya disease. AJNR 20 : 336-343, 1999

23) Maeda M & Tsuchida C : "Ivy sign" on fluid-attenuated inversion recovery images in childhood moyamoya disease. AJNR 20 : 1836-1838, 1999

24) Yamada I, et al. : disease : diagnosis with three-dimensional time-flight MR angiography. Radiology 184 : 773-778, 1992

25) Jennette JC, et al. : Nomenclature of systemic vasculitides. Proposal of an international consensus conference. Arthritis Rheum 37 : 187-192, 1994

26) 澤井高志：血管炎の臨床．血管炎の分類と組織学的特徴：最新医学 12 : 2663-2671, 2000

27) Bley TA, et al. : High-resolution MRI in giant cell arteritis: imaging of the wall of the superficial temporal artery. AJR 184 : 283-287, 2005

28) 小林 靖 & 沼野藤夫：血管炎の臨床．高安動脈炎の診断と治療血管炎：最新医学 12 : 2672-2677, 2000

29) Calabrese LH & Mallek JA : Primary angitis of the central nervous system : report of 8 new Cases, review of the literature, and proposal for diagnostic criteria. Medicine 67 : 20-39, 1987

30) Stephen PL, et al. : Cerebral angiography. In : Henry JMB, Mohr JP, Bennett MS, et al (editors). STROKE, Pathophysiology, Diagnosis, and Management, 2nd edition. Churchill Livingstone : pp. 215-239, 1992
31) Martin GP, et al. : CNS vasculitis in autoimmune disease: MR imaging findings and correlation with angiography. AJNR 20 : 75-85, 1999
32) 吉田雅治:血管炎の臨床.抗好中球細胞質抗体関連血管炎の診断と治療:最新医学 12 : 2686-2694, 2000
33) Nakamura K, et al. : Multiple intracranial arterial stenoses around the circle of Willis in association with Graves' disease : report of two cases. Neurosurgery 53 : 1210-1215, 2003
34) Aoki S, et al. : Radiation induced arteritis : thickened wall with prominent enhancement on cranial MR images-report of five cases and comparison with 18 cases of moyamoya disease. Radiology 223 : 683-688, 2002
35) van Gijin J & Rinkel GJE : Subarachnoid hemorrhage : diagnosis, causes and management. Brain 124 : 249-278, 2001
36) Wintermark M, et al. : Vasospasm after subarachnoid hemorrhage : utility of perfusion CT and CT angiography on diagnosis and management. AJNR 27 : 26-34, 2006
37) Donaghy RMP : Patch and by pass in microangional surgery. In : Donaghy RMP, Yaşargil MG (editors). Microvascular surgery. Stuttgart : Georg Thieme : 75-86, 1967
38) The EC/IC Bypass Study Group. : Failure of extracranial-intracranial arterial bypass to reduce the risk of ischemic stroke. N Engl J Med 313 : 1191-1200, 1985
39) Baron JC, et al. : Reversal of focal "misery-perfusion syndrome" by extra-intracranial artery bypass in hemodynamic cerebral ischemia. A case study with 15O positron emission tomography. Stroke 12 : 454-459, 1981
40) JET Study Group : Japanese EC-IC Bypass Trial (JET study) : study designと中間解析. 脳卒中の外科 30 : 97-100, 2002
41) 井上 敬ら:超急性期局所線溶療法の現状MEIL Japan studyから. 第30回日本脳卒中学会, 合同シンポジウム講演抄録集 : 95-2-AS-5, 2005
42) Tsuchiya K, et al. : Visualization of extracranial-intracranial bypass Using multidetector-row helical computed tomography angiography. J Comput Assist Tomogr 27 : 231-234, 2003
43) Tsuchiya K et al. : Postoperative assessment intracranial bypass by time-resolved 3D contrastenhanced MA angiography using parallel imaging. AJNR 26 : 2243-2247, 2005

II 臨床編

3 脳動静脈奇形・硬膜動静脈瘻・静脈奇形

福岡 博文，平井 俊範

1 脳動静脈奇形

1 脳動静脈奇形の一般的事項

a. 脳動静脈奇形の病態と症候

　　脳動静脈奇形とはナイダス（nidus）とよばれる異形成の血管の集簇があり，毛細血管が介在せず動静脈が直接交通する病態である．これらの血管の間には通常脳実質が存在し，グリオーシス，脱髄，ヘモジデリンの沈着がしばしばみられる．肉眼的には，異常な拡張した血管構造が密に集まり，球形または楔形の腫瘤状を呈する．流入動脈やナイダス内にしばしば動脈瘤が合併する．病変部位は大脳半球に単発性に生じることが多く，後頭蓋窩は少ない．多発する場合はRendu-Osler-Weber病やWyburn-Masson症候群の可能性がある．出血の危険因子としては，深部静脈への流出，脳室近傍におけるナイダスの存在，またナイダス内の動脈瘤が考えられている[1]．

　　脳動静脈奇形は脳血管奇形の中で症状を起こす頻度が最も高い．多くの症例は40歳以下で，出血や痙攣で発症する．脳動静脈奇形の自然史については未だ不明なことも多いが，未破裂の脳動静脈奇形の年間出血率は2〜4％，1回当たりの出血による死亡率が30％，長期にわたる後遺症が20〜30％といわれている[1]．出血した脳動静脈奇形は，再出血率が20％，1年以内の出血率が6％とされる．

b. 脳動脈奇形の治療と診断

　　手術適応の決定にはSpetzler-Martinの分類がよく用いられる[2]．①ナイダスの大きさ（3 cmより小，3〜6 cm，6 cmより大），②局在（noneloquent, eloquent），③静脈還流路（表在，深部）をそれぞれ点数化し，その合計点により5段階のgradeに分類し，gradeが高いほど手術の合併症が増え治療成績が悪くなる．gradeⅠとⅡは一般的に手術の適応であるが，gradeⅣとⅤでは限られた症例に手術を行う．治療には，動脈塞栓術，定位放射線治療，外科的治療がある．根治させるためには，これらの治療法を組み合わせることも多い．定位放射線治療の治療効果はナイダスのサイズにより異なり，小さいものほど効果が高い．ナイダスの体積が10cm^3（直径約2.7cm）以下では89％の完全閉塞が得られ，10cm^{3}以上では69％と報告されている[3]．動脈瘤を合併している場合には，どちらを先に治療するかが問題になるが，出血の原因と考えられる動脈瘤があれば，その動脈瘤を先に治療することが提唱されている[4]．

　　確定診断や治療前の詳細な評価には血管造影が必要であるが，造影CTやMRI，MRAで診断はある程度可能である．血管造影では動静脈奇形の基本要素である流入

動脈，ナイダス，流出静脈の正確な把握を行うが，ナイダス自体の評価に関しては，CT，MRI の方が断層像で観察できるため血管の重なりがなく，血管造影より把握しやすい場合もある．さらに血管造影では流入動脈やナイダス内の動脈瘤の合併，静脈瘤や流出静脈の狭窄も評価する．

　単純 CT では脳実質や脳表に淡い高吸収域や異常な石灰化がみられることが多い．造影 CT で血管の集簇像がみられれば診断は容易である．**MRI において，ナイダスは一般に脳実質内に蜂の巣状の血管無信号域 flow void としてみられ，その近傍に流入動脈や流出動脈が管状や蛇行した血管無信号域として描出されることが多い．**また MRI は病変周囲脳のグリオーシスやヘモジデリンの沈着を鋭敏に検出する．MRI での多方向からの観察によりナイダスの位置や周囲脳との関係が明瞭に把握でき，治療方針の決定に有用である．

2　脳動静脈奇形の MRA

a. 脳動静脈奇形への適応・診断能・撮像法

　MRA は脳動静脈奇形のスクリーニングや経過観察に有用な非侵襲的検査であるが，病変の flow の程度や出血の存在などで診断能が左右される[5]．造影剤投与後に MRA を撮像すると，flow の遅いナイダスや流出静脈が描出されやすくなる．また，造影後に T1 強調像や三次元 MR 画像を撮像することで，病変と周囲脳との関係が容易に把握でき有用である．**経時的に血行動態を観察するには造影 MRA や MR DSA が利用される．造影 MRA は空間分解能を優先させた撮像法で，一方 MR DSA は時間分解能を優先させた撮像法である．**

　外科的手術，血管内治療，定位放射線治療などで治療を行ったあと，血管造影で可視的な動静脈シャントが消失する場合には数年かかる[6]．その経過観察に血管造影が用いられることもあるが，合併症のリスクが 0.5〜2％，拡散強調像で確認できる無症候性の脳塞栓症が約 23％に発生するという報告もあり，より侵襲の少ない検査を用いた経過観察が望まれる[7]．MRA は血管造影と比較して非侵襲的であることに加えて，コスト，時間がかからないという利点がある．

b. 脳動静脈奇形の評価

　脳動静脈奇形の評価の gold standard は血管造影であるが，MRA は脳動静脈奇形のスクリーニング，治療前評価，治療後の経過観察に有用な非侵襲的検査である（図 1）．MRA には TOF 法，phase contrast（PC）法（基礎編 1「検査技術と適応」参照）があるが，一般に TOF 法が用いられる．TOF-MRA は通常造影剤は用いないが，ナイダス，流出静脈などの描出を向上させるために造影剤を投与後に MRA を撮像することもある．TOF-MRA は，出血がある場合には血腫が高信号に描出される，ナイダスの flow が遅い場合や乱流がある場合には病変が描出されにくい，などの不利な点がある（図 2，3）．ナイダス自体の評価は MRA より MRI の方が解剖学的情報も得られ有用性が高いことも多い[8]．MRA を評価する際には元画像を併用することが望ましい[5]．MRA

図1 脳動静脈奇形の治療前後における評価例
32歳,女性,突然の頭痛と嘔気で発症.MRA前後像（A），軸位像（B）で右中大脳動脈領域にナイダス（矢印）がみられる.開頭摘出術後の経過観察のMRA前後像（C），軸位像（D）ではナイダスは消失している

図2 MRAと血管造影の対比：血流の遅い脳動静脈奇形症例
11歳,女児,てんかん発作で発症.MRA前後像（A），軸位像（B）ではナイダスは不明瞭である.MRA元画像（C）では左側頭葉にやや高信号のナイダス（矢印）がみられる.血管造影（D）では右中大脳動脈領域にナイダス（矢印）がみられる.この症例では動静脈奇形の血流が遅いためにMIP像では不明瞭である

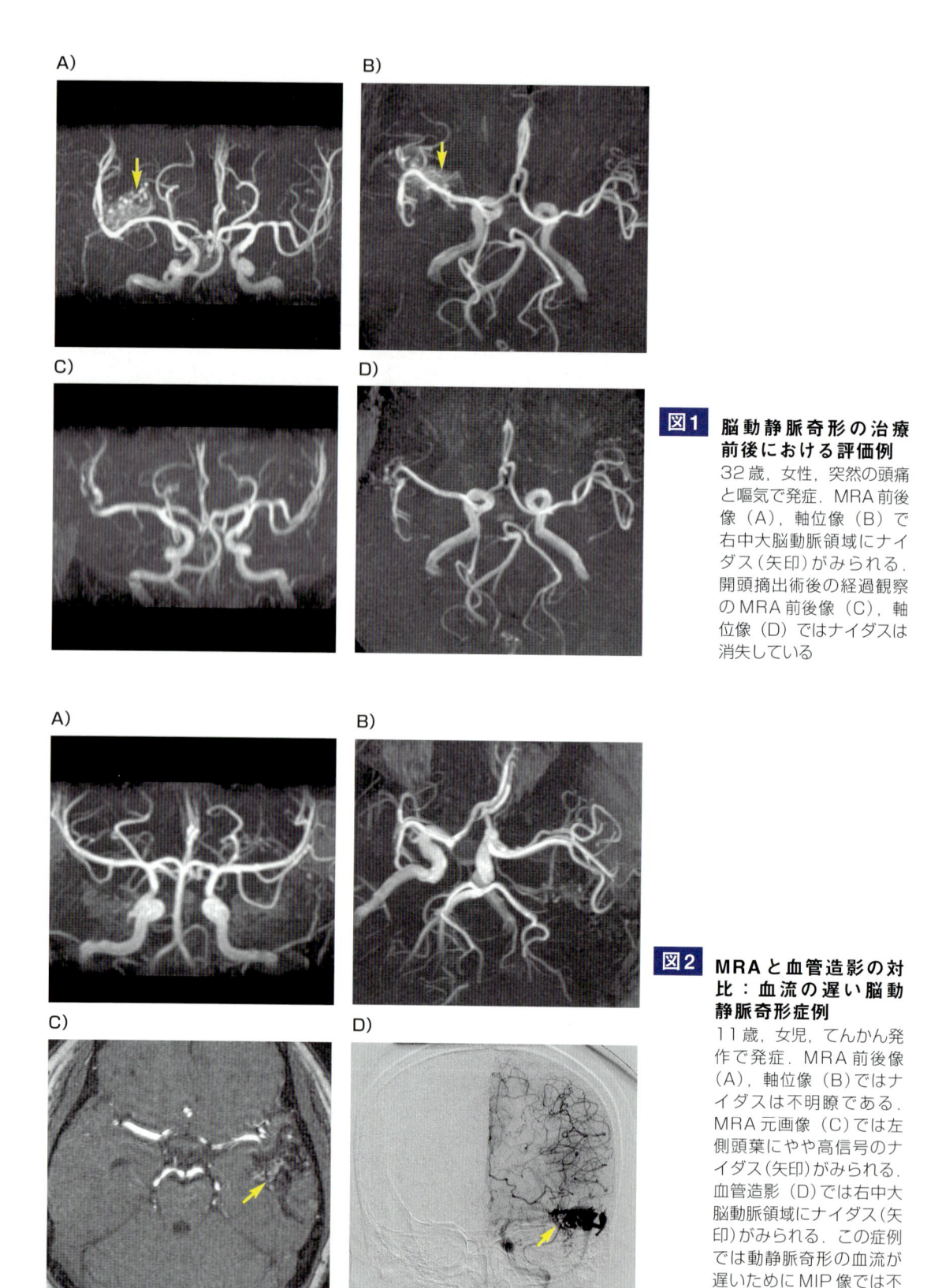

Ⅱ 臨床編 3 ●脳動静脈奇形・硬膜動静脈瘻・静脈奇形

A)

B)

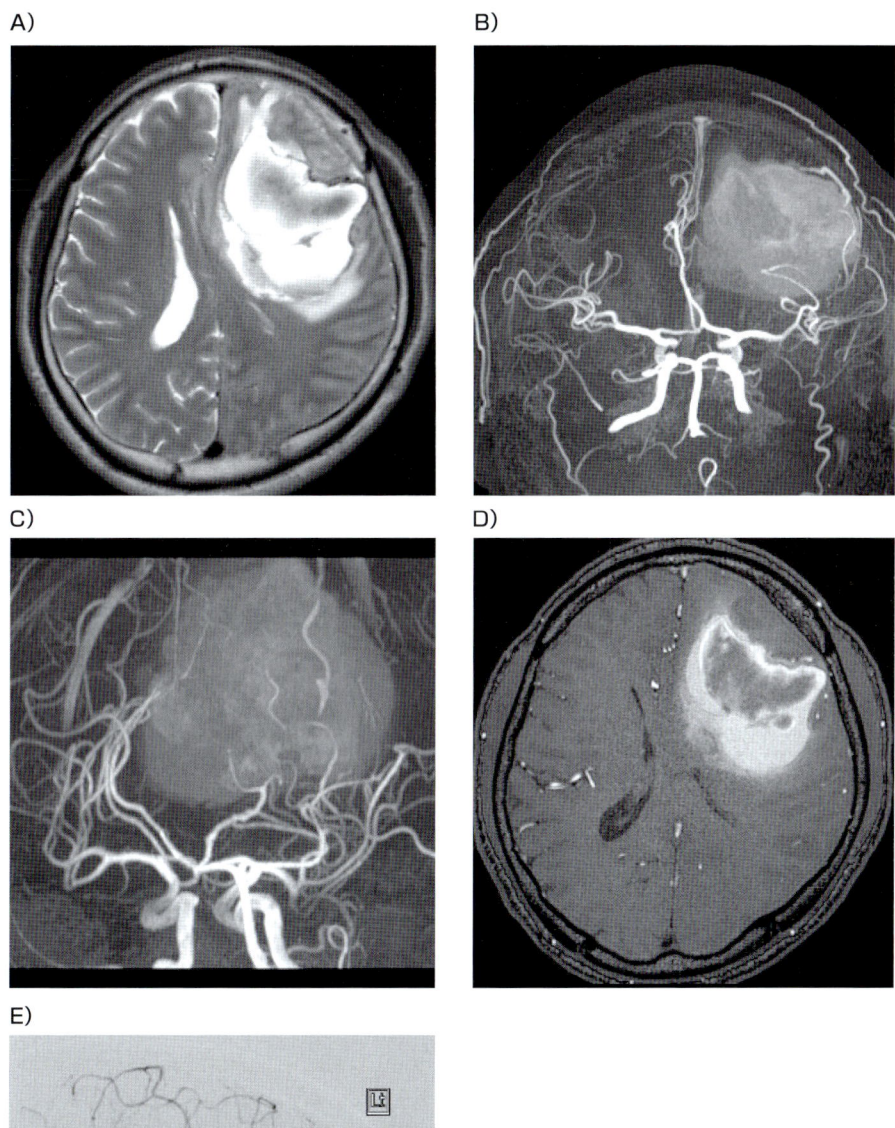

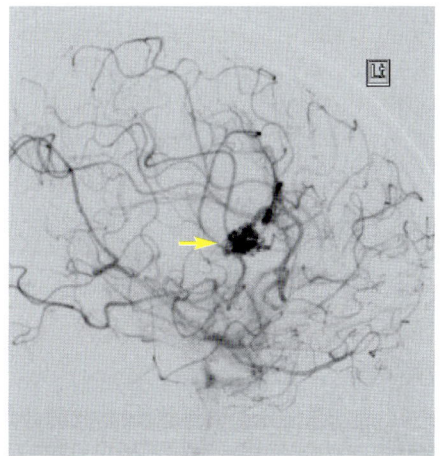

C)

D)

E)

図3 **MRAと血管造影の対比：小さなナイダスを有する脳動静脈奇形症例**
39歳，男性，痙攣で発症．T2強調像（A）では左前頭葉に大きな血腫がみられる．MRA前後像（B），斜位像（C）および元画像（D）では血腫のT1短縮効果やmass effectによりナイダスが描出されない．血管造影（E）では左中大脳動脈にナイダス（矢印）がみられる

は動静脈奇形のある程度の形態的評価を行なうことができるが，血流動態は評価することができない．血流動態の評価には造影MRAや後述するMR DSAが適している．

c. 脳動静脈奇形のMR DSA

時間分解能を最優先させた造影MRAをMR DSAとよび，血管造影のような血流動態情報が得られる．造影剤を急速静注後に二次元もしくは三次元で高速グラディエントエコー法を用い撮像し，time-resolved contrast-enhanced MRAともいわれる．**MR DSAは脳動静脈奇形の存在診断や血流動態の評価に適している**（図4，5）[7,9〜13]．造影MRAやMR DSAはサブトラクションを用いることにより血腫の信号を除去でき，flowの速さに影響されない点で動静脈奇形の描出に優れている[9]．ただし，MRAと比べて空間分解能が劣り，十分なFOVを確保できない場合があることや造影剤が必要，などの不利な点がある．上述のようにMR DSAには2D法と3D法があり，2D法は3D法よりスライス厚が大きく，三次元情報が犠牲にされるが，撮像間隔を短くでき時間分解能において3D法より優れている．この撮像間隔では動静脈奇形の動脈相と静脈相を十分に分離でき，流入動脈，ナイダス，流出静脈を明瞭に描出可能である[7]．3D法によるMR DSAは3D-MR DSAとよばれる．TRICKS（time resolved imaging of contrast kinetics），4D-TRAK（4D time resolved angiography using keyhole）などの撮像法があるが，それでも撮像間隔は2〜6秒であり流入動脈，ナイダス，流出静脈を分離して描出できないこともある[7]．

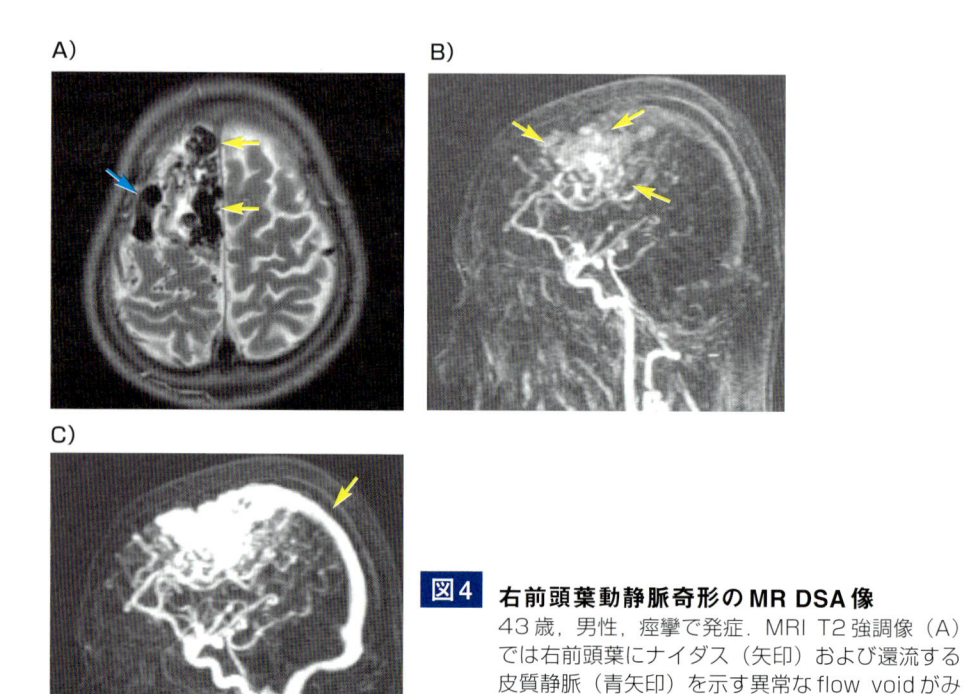

| 図4 | **右前頭葉動静脈奇形のMR DSA像** |

43歳，男性，痙攣で発症．MRI T2強調像（A）では右前頭葉にナイダス（矢印）および還流する皮質静脈（青矢印）を示す異常なflow voidがみられる．2D-MR DSAの早期相（B）ではナイダス（矢印）がみられ，それより少し遅い相（C）では上矢状洞（矢印）が早期に描出されている

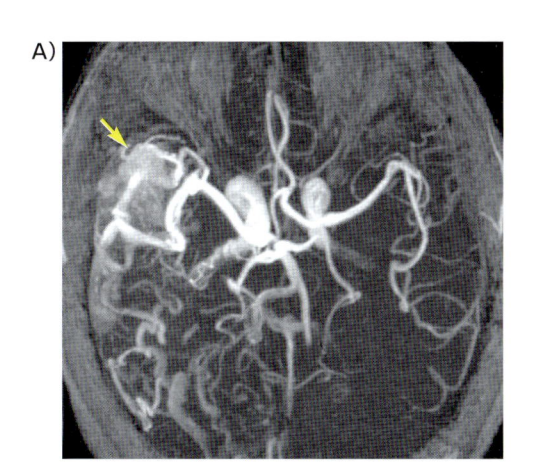

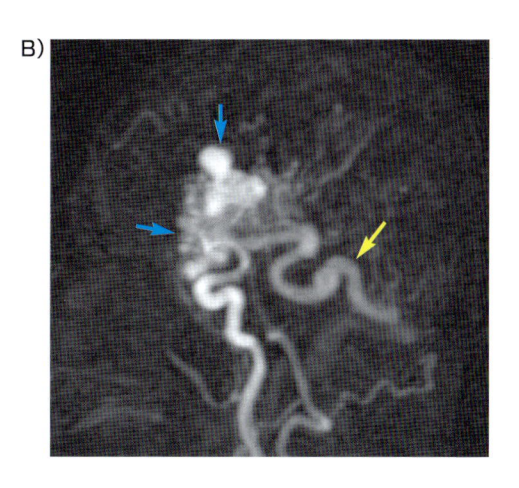

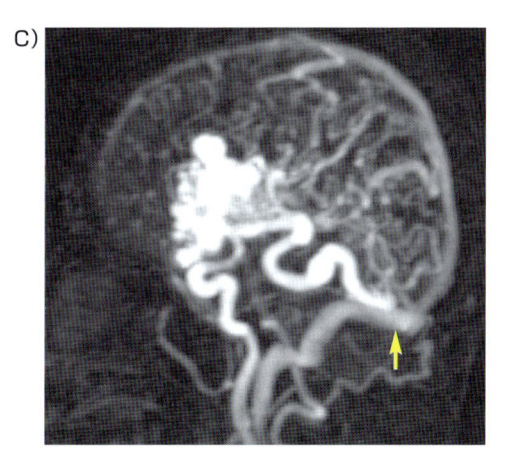

図5 **MRAとMR DSAの対比：右側頭葉動静脈奇形症例**

59歳，男性，突然の頭痛で発症し，CTで脳出血を診断された．MRA（A）ではヘモダイナミックな情報は得られないが，右側頭葉にナイダス（矢印）が疑われる．2D-MR DSA早期相（B）では右側頭葉にナイダスと静脈瘤（矢印）がみられ，拡張した皮質静脈（青矢印）が早期に描出されている．（B）より少し遅い相（C）では拡張した皮質静脈は横静脈洞に還流している（矢印）．

3 CTAの適応・診断能

血管造影は動静脈奇形の検査のgold standardであるが，前述のように侵襲的，コスト，時間など制約的な一面をもつ．

CT angiography（CTA）は血管造影と比べて非侵襲的であるという利点をもつが，空間分解能，時間分解能とも血管造影の方が高く，現時点では脳動静脈奇形のgold standardに代わるまでには至っていない．しかし，**CTAでは病変の局在，流入血管，ナイダス，流出血管を明瞭に描出可能であり，動静脈奇形の複雑な血管構造を把握するのに有用である**（図6，7）．CTAは動静脈奇形の診断，治療前評価に際して付加情報をもたらすことができ，治療後の経過観察においても有用である[14]．ナイダスと周囲脳実質の関係，脳表に存在する場合は頭蓋骨との関係を容易に把握できる．前述（p. 94）のように，Spetzler-Martinによる脳動静脈奇形の重症度分類には，①ナイダスの大きさ，②周囲脳の機能的重要性（局在），③流出静脈が表在性または深在性であるか，の項目があるが，CTAはこれら全ての項目の評価に有用である．CTAの三次元情報により手術前評価，定位放射線治療の照射野設計に際して必要な情報を得ることができる．CTAは血管造影とは異なり血行動態的な情報は得られないことは欠点であるが，3D CTAを経時的に撮像するダイナミック3D CTAを脳血管病変に応

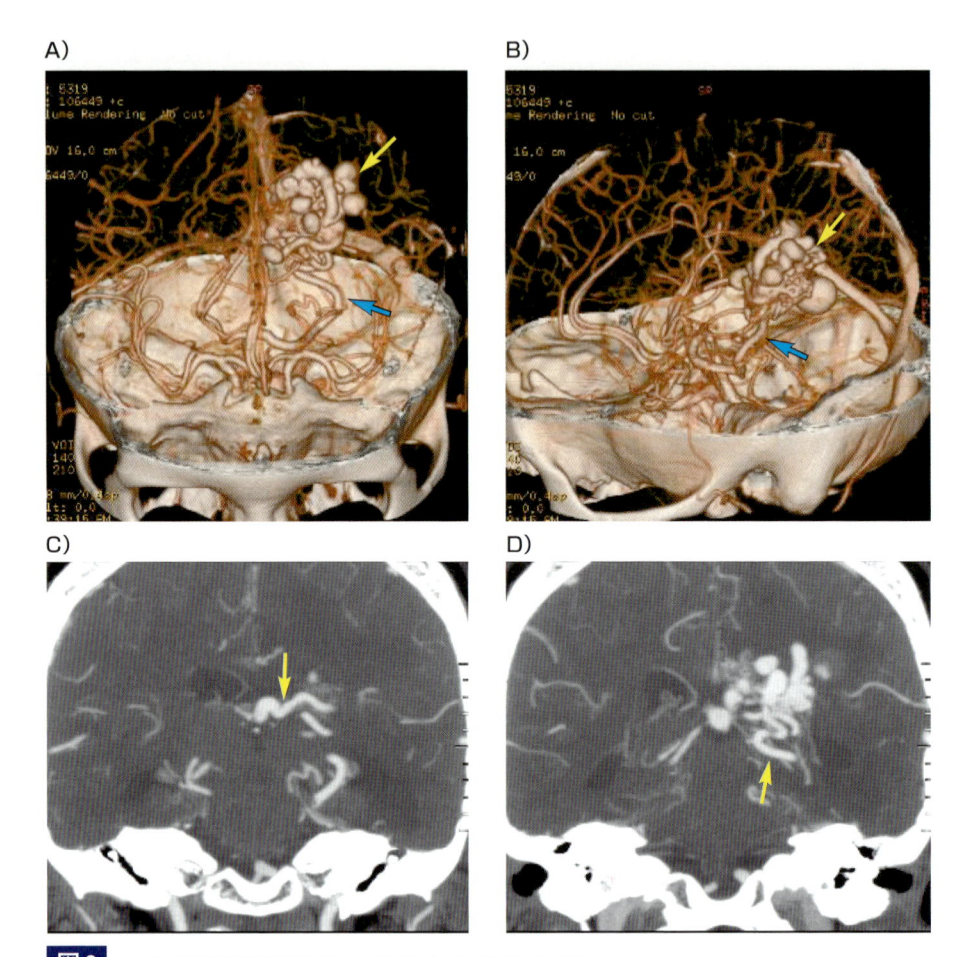

図6　左後頭葉動静脈奇形のCTAおよびMPR像

48歳，女性，脳室内出血で発症．CTAボリュームレンダーリング（VR）画像の正面からみた像（A），左側面からみた像（B）では拡張した左後大脳動脈（青矢印）がナイダス（矢印）に流入しているのがわかる．MPR冠状断像（C）では深部静脈（矢印）が流出静脈となっている．その背側のスライス（D）では拡張した左後大脳動脈（矢印）がナイダスに流入している

用した報告もある[15]．また，3D CTAを動脈相と静脈相に分けて脳動静脈奇形の血流動態を評価する撮像法もみられる[16]．

4　脳動静脈奇形におけるMRA・DSA・CTAの使い分け

　MRA，CTA，DSAは空間分解能，時間分解能，侵襲性において一長一短があり，脳動静脈奇形においては状況別に使いわけるべきである．

　症状，理学所見から脳動静脈奇形が疑われた場合，まずスクリーニングとしてMRIを行うのが適当である．MRIルーチン撮像であるT2強調像，T1強調像で流入動脈，ナイダス，流出静脈のflow voidを同定できたら，MRA，MR DSAでflowの程度や動静脈シャントの有無を評価し脳動静脈奇形の診断を行なう．MRIで脳動静脈奇形に合

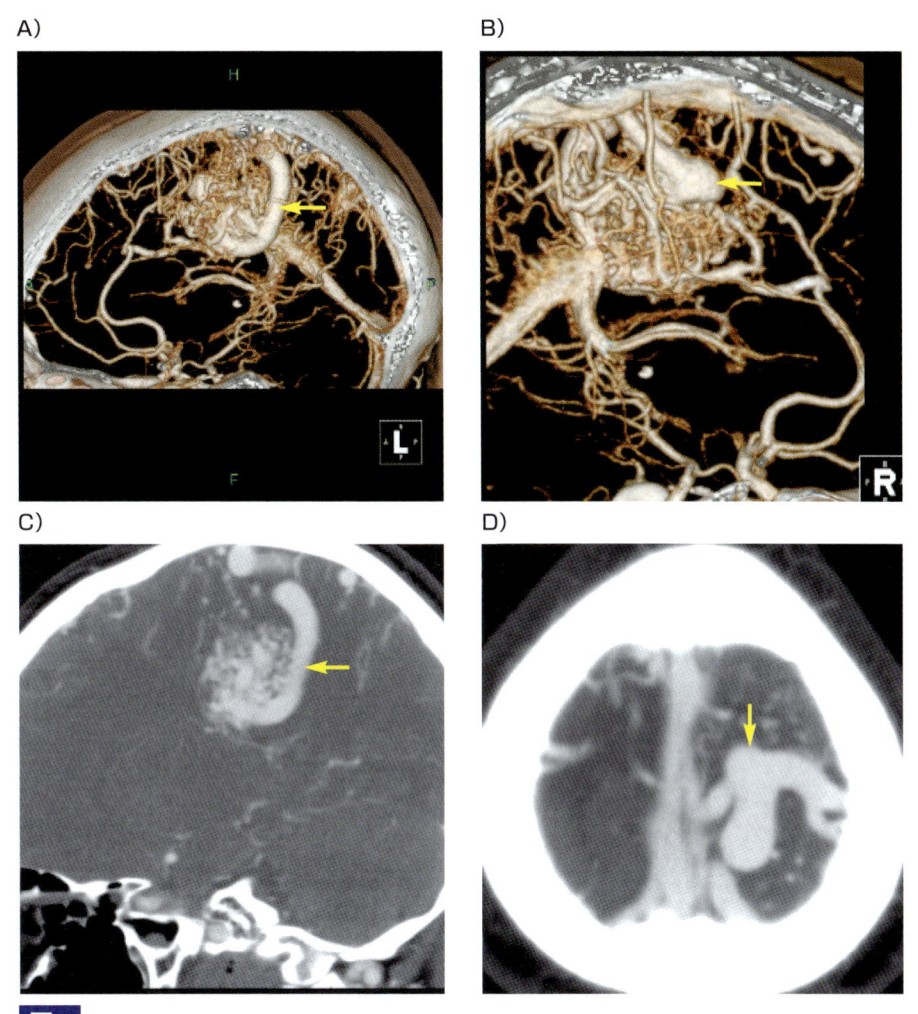

図7 **左前頭頭頂葉動静脈奇形のCTAとMPR像**
39歳，男性，右半身のしびれで発症．CTAボリュームレンダーリング（VR）画像の左側面からみた像（A），右側面からみた像（B）ではナイダスの左右に一本ずつ流出静脈（A，Bの各矢印）が存在するのが確認できる．CTAのMPR矢状断像（C）ではナイダス，その後方を走行する流出静脈（矢印），脳実質の位置関係がわかる．頭頂部のCTA元画像（D）では左側の流出静脈（矢印）が直接上矢状洞に流入しているのがわかる

　併しうる出血を確認することも重要である．また，造影3D T1強調像は空間分解能が高く，動静脈奇形の局在，周囲脳実質との関係を把握するのに有用である．前述のようにMRA，MR DSAは治療後の経過観察にも有用である．
　脳動静脈奇形がMRIで診断され，治療を行う場合は，CTAやDSAによる治療前精査が必要となる．CTAでは通常血流動態は評価できないが，元画像やMPR画像を併せて評価することにより，ナイダスの位置，病変と周囲脳実質や頭蓋骨との位置関係が把握できる．ナイダス自体の評価に関しては，CTA，MRAは断層像で観察できるために血管の重なりがなく，DSAより把握しやすい場合もある[17]．CTA，造影3D T1強調像は空間分解能が高いことから，放射線治療前の照射野設計にも応用される[14]．

DSAは流入動脈，流出静脈，ナイダスの経時的な把握，ナイダス内の動脈瘤の合併，静脈瘤や流出静脈の狭窄などの情報を最も正確に把握できる検査であるので，治療前には必須である．流入血管が複数存在することがしばしばあるので，両側の頸動脈や椎骨動脈を造影する必要がある．出血を伴う脳動静脈奇形はしばしばMRI，MRA，CTAではナイダスを描出できないこともありDSAが不可欠である（図3）．手術中の出血を減らす目的で，塞栓術を兼ねる場合もある．また，小さな病変の場合には塞栓術のみで治療可能なこともある[18]．

放射線治療後，動静脈シャントが完全に消失するのに数年かかるとされる．その期間において非侵襲的なMRAやCTAで経過観察するのが適当と思われるが[19]，必要があれば適宜DSAを行なう．

2 硬膜動静脈瘻（dAVF）

1 硬膜動静脈瘻の一般的事項

a. 硬膜動静脈瘻の病態と症候

硬膜動静脈瘻dural arteriovenous fistula（dAVF）は頭蓋内の全血管奇形の10〜15％にみられる．**dAVFは後天性の疾患と考えられ，静脈洞の壁内に異常な多数の動静脈瘻がみられ，脳動静脈奇形にみられるナイダスの構造とは異なる**．大部分は血栓化した静脈洞の再開通過程に生じると推測されている．dAVFは静脈洞の閉塞性変化により静脈還流障害をきたしやすいのに対し，脳動静脈奇形では通常みられない．

中高年の女性に好発し，とくに海綿静脈洞部では約80％が女性である．頭蓋底に多くみられ，S状・横静脈洞が最も頻度が高く，次に海綿静脈洞が多い．その他，下錐体静脈洞，上矢状洞，テント，前頭蓋底，辺縁静脈洞などにみられる．海綿静脈洞部の病変は，他の部位の病変と比べ特異な臨床症状がみられ，また画像診断や治療方法もやや異なる．

臨床症状は動静脈瘻の部位，またどの静脈や静脈洞に還流するかによって異なる．海綿静脈洞部では，眼球充血，複視，耳鳴で発症することが多い．一方，その他の部位の病変では，頭痛，痴呆，痙攣，神経脱落症状が生じやすい．Borden[20]，Cognard[21]らは，硬膜動静脈瘻を流出静脈の型により分類している（表1）．

基本的には硬膜を有する静脈洞のみに流出する場合は軽症群，硬膜をもたないクモ膜下腔を走行する静脈に流出する場合を重症群とし，重症群ほど脳出血，静脈性梗塞などの重篤な障害を認める．

S状・横静脈洞や海綿静脈洞は軽症群が多いのに対し，前頭蓋底，テント，上矢状洞は重症群が多く，脳出血をきたすことが多い．硬膜動静脈瘻の流入動脈には，内・外頸動脈，椎骨動脈の硬膜枝が全て関わる可能性がある．海綿静脈洞部の流入動脈に関しては，Barrowの分類[22]がよく使われ，最も頻度が高いのは内・外頸動脈両方が関

表1　Bordenの分類とCognardの分類

Bordenの分類	
Type 1	静脈洞への導出のみ
Type 2	皮質静脈への逆流（＋）
Type 3	皮質静脈への逆行性導出のみ

Cognardの分類	
Type 1	順行性の血流のみ
Type 2 A	静脈洞内への逆流（＋）
Type 2 B	皮質静脈への逆流（＋）
Type 2 a＋b	両方（＋）
Type 3	皮質静脈への逆行性導出のみ，静脈拡張（−）
Type 4	皮質静脈への逆行性導出のみ，静脈拡張（＋）
Type 5	脊髄静脈への導出

与する型である．

b. dAVFの治療と診断

治療には，頸動脈の用手的圧迫，経動脈的および経静脈的塞栓術，放射線治療，外科的治療がある[23, 24]．1つの治療では根治せず，いくつかの治療法を組み合わせる場合もある．

単純CTは出血や静脈性梗塞，脳浮腫などを起こさない限り所見はみられない．海綿静脈洞病変では造影CTで海綿静脈洞や上眼静脈の拡張，ときに拡張した皮質静脈が描出される．上眼静脈の拡張は健常者や腹圧上昇時でもみられる場合があり非特異的所見である．通常のMRIでは単純CT同様に所見がないことが多いが，海綿静脈洞内に動静脈瘻によるflow voidが無信号域として観察されることがある．この無信号域は内頸動脈の内腔と区別できないときもあり，診断には注意が必要である．海綿静脈洞部以外の病変において，皮質静脈還流（cortical venous drainage）がみられる場合には造影CTで拡張した皮質静脈が描出される．通常のMRIでは，一般に拡張した皮質静脈がflow voidにより無信号の管腔構造として描出される．T2強調画像にて大脳白質や小脳半球に高信号域が出現することがあるが，静脈うっ血による脳浮腫や静脈性梗塞を反映している[25]．皮質静脈への還流は造影剤投与にて明瞭化することが多い（memo参照）．

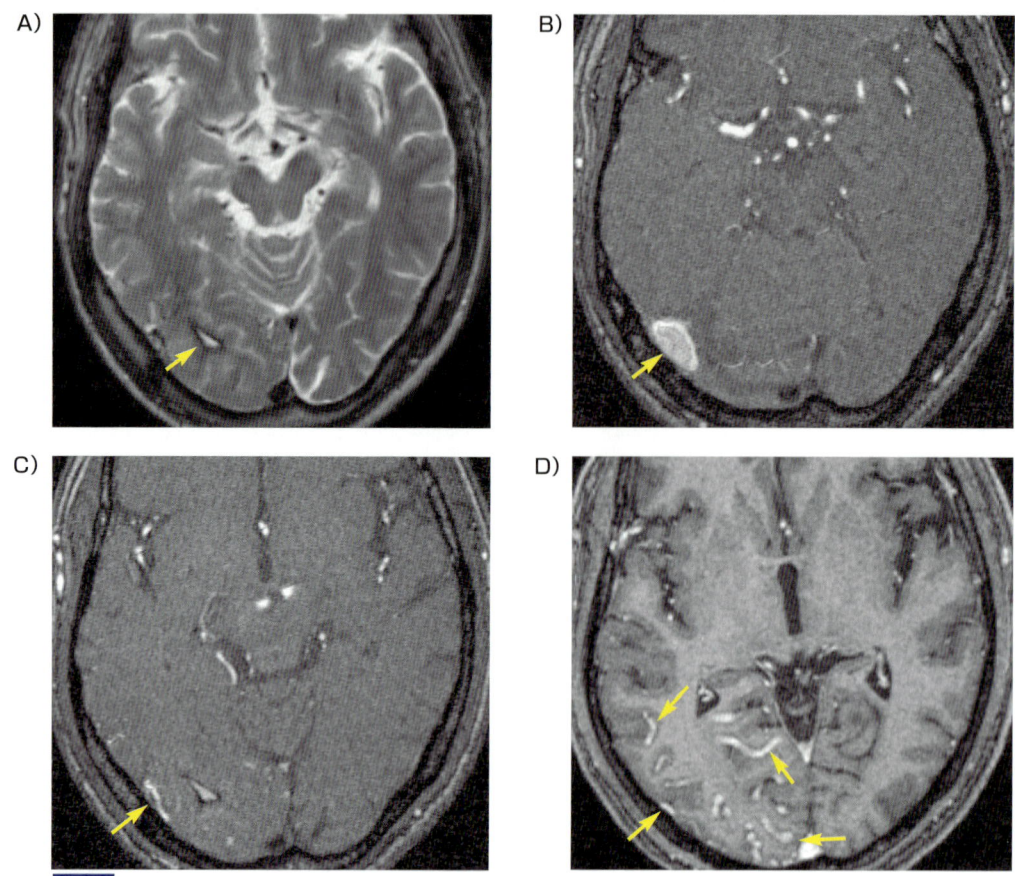

図8 出血を伴った横静脈洞dAVFのMRA元画像と造影MPRAGE像

55歳，男性，頭痛で発症．T2強調像（A）では右後頭葉に亜急性期から慢性期相当の血腫（矢印）がみられる．MRA元画像（B）では右横静脈洞内の血流が高信号を示している（矢印）．また，そのやや頭頂側の断面（C）では右後頭葉の皮質静脈に速い血流を示す高信号（矢印）がみられる．造影MPRAGE（D）では右後頭葉の皮質静脈と髄質静脈に逆行性還流を示す拡張（矢印）がみられる

> **memo** ■ 皮質静脈，髄質静脈の拡張の評価
>
> dAVFの逆行性皮質静脈還流（retrograde cortical venous drainage）に伴う皮質静脈・髄質静脈の拡張の評価には造影3D T1強調画像（MPRAGEなど）が有用である[26]．これは高い空間分解能と強いコントラストを有する撮像法で，皮質静脈，髄質静脈の拡張の程度を詳細に評価できる（図8）．

2 dAVFのMRA・DSA・CTA

a. dAVFのMRA

dAVFの診断にはTOF-MRAの元画像が有用である（図9）[27]．MIP像ではdAVFの血流が遅い場合や乱流の影響により異常所見が描出されない場合がしばしばある．MRA元画像では静脈洞近傍にdAVFの速いflowが高信号に描出される．MRA元画像はdAVFのスクリーニングや経過観察に有用であり，その診断能は造影CTや通常のMRIより優れている[27, 28]．詳細に元画像を読影することで，存在診断に加えてdAVF

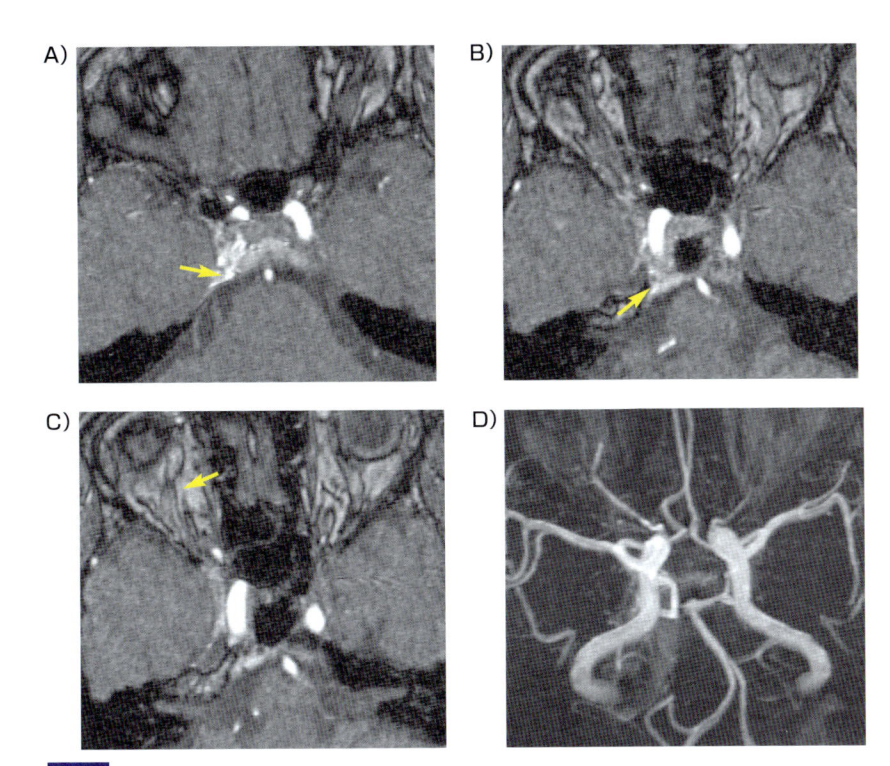

図9　右海綿静脈洞部 dAVF の MRA と元画像

63歳，女性，動眼神経麻痺と眼球結膜充血で発症．MRA元画像（A）～（C）では海綿静脈洞右側を中心に高信号域（矢印）がみられる．これは流入血管や動静脈瘻からのshunt flowを示している．（C）では右上眼静脈の拡張（色矢印）がみられる．MIP像（D）のみでは周囲構造物との位置関係把握が難しく，元画像の有用性が高いことがわかる

の位置，shunt flowの速さ，還流静脈の同定など，治療方針を決定する上での重要な情報を知ることができる．海綿静脈洞部のdAVFにおいて上眼静脈に還流しない場合には造影CTや通常のMRAのみで本疾患を診断することは難しく，MRA元画像の有用性が高いが，健常者でも海綿静脈洞に高信号域がみられることがあり[29]，複視や耳鳴りなどの臨床症候の有無を把握したうえで診断する必要がある．MRA元画像で海綿静脈洞内部や外部に線状，点状の高信号域がみられる場合，この所見は健常者では通常みられないためdAVFに対する診断的価値が高いものと思われる．造影後にMRAを撮像すると静脈が高信号を呈することでshunt flowの高信号が同定できなくなり，dAVFの診断が難しくなる．

b. dAVF の MR DSA

通常はMRAとその元画像でdAVFを診断できるが，本疾患かどうかわからない場合にはMR DSAが有用である（図10）．脳動静脈奇形の項目で前述（p. 98）のようにMR DSAはMRAと比べて空間分解能が劣るが，血流動態がある程度評価できる．MR DSAには2D法と3D法があり，2D法は3D法より空間分解能は劣るが，時間分解能において3D法より優れている．この撮像間隔では動脈相と静脈相を十分に分離で

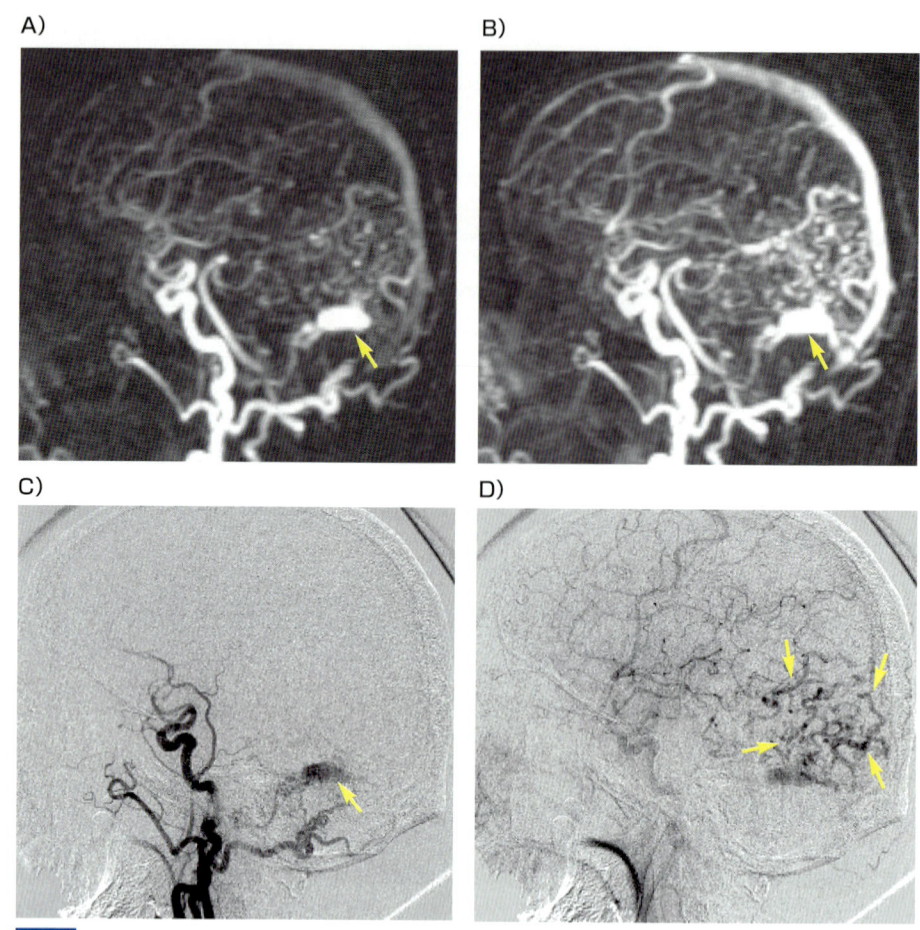

図10 **右横静脈洞dAVFのMR DSAとDSA像**
55歳，男性，頭痛で発症．MR DSAの動脈相（A）で右横静脈洞（矢印）が描出されており同部に硬膜動静脈瘻が存在することが示唆される．（A）よりやや遅い相（B）で右横静脈洞（矢印）のほかに後頭葉に多数の拡張した皮質静脈がみられる．右総頸動脈からのDSA早期相（C）ではMR DSAと同様に横静脈洞の早期描出（矢印）がみられ，後期相（D）で後頭葉部に皮質静脈の拡張，うっ滞がみられる（矢印）

きる[7]．また，3D-MR DSAは硬膜動静脈瘻の診断，経過観察において有用である[30]．

c. 硬膜動静脈瘻のCTA

　脊柱管のdAVFにおいてはMRAよりCTAが有利であり，CTAの方が感度が高いという報告がある[31, 32]．脊柱管は長い構造であり，MRAでは1回の撮像で全範囲を撮像できない場合があるうえ，1回あたりの撮像時間も長い．multidetector CTによるCTAでは短時間で脊柱管の全範囲を撮像できる，空間分解能がMRAより高い，矢状断像，冠状断像を作成できるという利点がある．また，頭蓋内と比較して脊髄は構造周囲の骨，脳脊髄液の占める割合が多い．MRAで異常血管を同定できても，脳脊髄液によるアーチファクトにより，fistulaの同定が難しい場合がある．確定診断は血管造影で行うが，血管造影前の情報がない場合には肋間動脈，腰動脈の多くの選択的造影が必要となる．血管造影前にCTAを行いdAVFの位置を把握しておけば血管造影

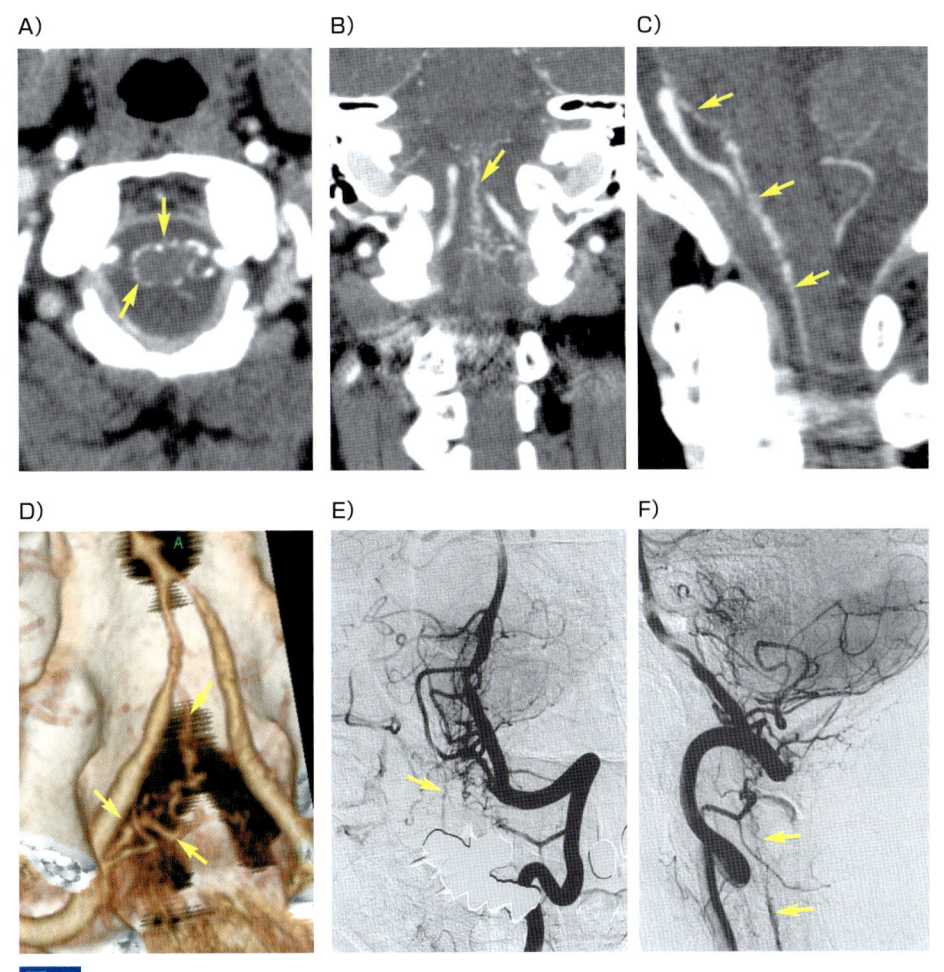

Ⅱ 臨床編　3 ●脳動静脈奇形・硬膜動静脈瘻・静脈奇形

図11 クモ膜下出血を伴ったdAVFのCTAとDSA像
52歳，男性．急激に強い頭痛があり，CTでクモ膜下出血と診断された．CTA元画像（A）ではC1レベルの頸髄周囲に拡張した静脈がみられる（矢印）．再構成した冠状断像（B），矢状断像（C）では前脊髄静脈に拡張がみられる（矢印）．（D）VR像では左椎骨動脈から前脊髄静脈に流出する血管がみられ（矢印），同部位に硬膜動静脈瘻が示唆される．左椎骨動脈DSA正面像（E）および側面像（F）では早期から前脊髄静脈が描出されている（矢印）

で選択的造影を絞ることができ，検査時間や患者への被曝も少なくできる．また，手術が前提の場合，CTAでは骨も明瞭に描出できる利点がある（図11）．

d. dAVFのDSA

血管造影はdAVFの正確な部位診断，流入動脈や流出静脈の同定，血行動態的な情報が得られ，治療方針の決定や動脈・静脈塞栓術の際に必要である．両側の外・内頸動脈および椎骨動脈の造影は必須である．また，他の頸部動脈の関与を知るために鎖骨下動脈造影を追加施行することもある．さらに選択的造影によって流入動脈や正確な動静脈瘻の部位を把握することが本症の治療方針を決定する上で重要である．

3 静脈奇形

1 静脈奇形の一般的事項

a. 静脈奇形の病態と症候

静脈奇形（venous malformation）は頻度が高く，剖検例の約2％，脳の血管奇形の約60％（**memo参照**），造影MRI施行例の2.5〜9％にみられる．性差はみられない．静脈奇形は，以前は静脈性血管腫（venous angioma）ともよばれていたが，最近はdevelopmental venous anomaly [33]，medullary venous malformation [34] とも称され胎生期の脳静脈系の発達異常と考えられている．

静脈奇形は放射状に配列し拡張した髄質静脈（medullary vein）が1つの大きな静脈幹に集合し，脳表の静脈や深部静脈に還流する．血管造影上，動脈相や毛細管相ではとくに異常はなく，静脈相においていわゆる"umbrella"や"Caput Medusa"と称される特徴的な所見がみられる（**図12**）．胎生期における脳表静脈系の閉塞や発達不良により代償性にこの血管系が形成されると推測されている[33,34]．その血管構造の間には正常脳組織が介在し，組織学的にヘモジデリンやグリオーシスは通常みられない．大きさはだいたい2〜3 cmである．静脈奇形は大脳，小脳のほかにまれに脊髄にもみられる．大脳では側脳室近傍に発生することが多い．これらは通常無症候性で問題になることは少ない．出血した場合に頭痛，痙攣，神経巣症状などの症状がでるが，出血は1病変につき0.15％／1年と稀である．流出静脈に狭窄や血栓がある場合，海

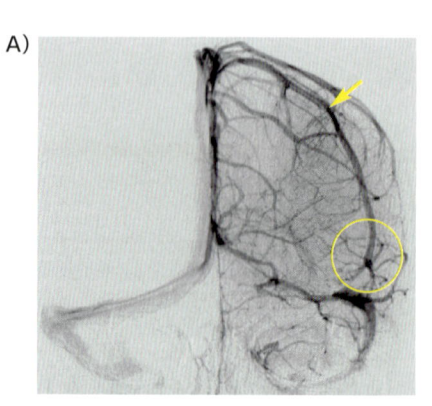

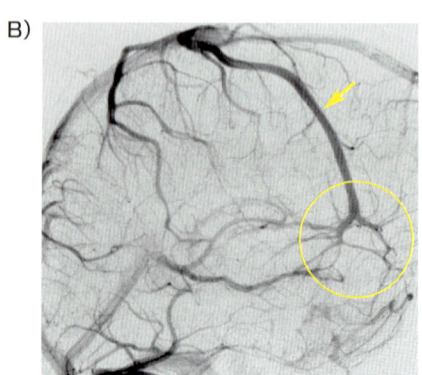

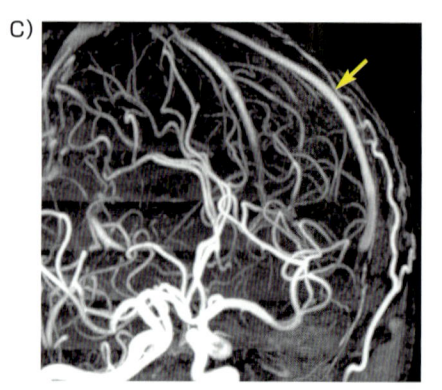

図12 右前頭葉静脈奇形のDSAとMRA像
36歳，男性．右前頭葉に皮質下出血を発症し，その精査目的で血管造影を施行された．右内頸動脈のDSA静脈相の正面像（A）と側面像（B）にて左前頭葉弁蓋部付近に放射状に配列した"umbrella sign"を示す髄質静脈がみられ（○印），1本の太い静脈幹（矢印）を経由して上矢状洞に流入している．MRA（C）ではflowが遅いために髄質静脈は描出されておらず，静脈幹（矢印）のみが描出されている

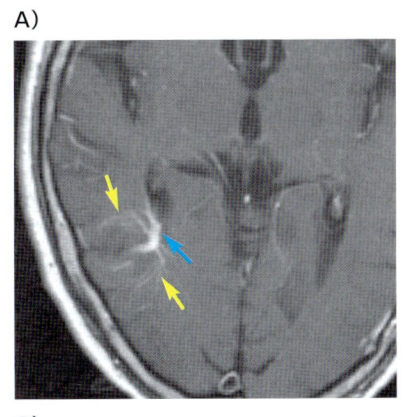

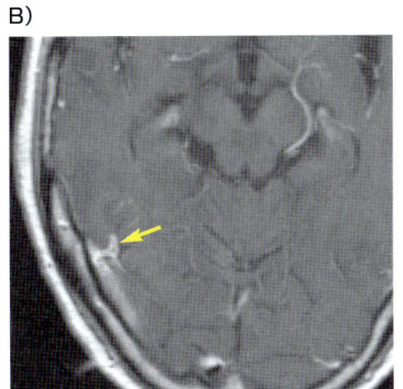

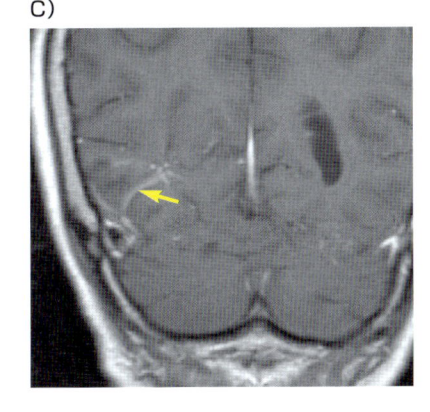

図13 肺癌の脳転移のMRI画像

56歳，男性，肺癌の脳転移のスクリーニング目的でMRIを施行された．造影T1強調像（A）では右側脳室三角部近傍に放射状に分布する髄質静脈（矢印）がみられ，1本の静脈幹（青矢印）に連続している．その尾側のスライス（B），冠状断像（C）では静脈幹（矢印）が右S状静脈洞に灌流している

綿状血管腫などの他の血管奇形を合併している場合に出血の危険性が上がる[35,36]．

b. 静脈奇形の診断

　静脈奇形は単純CTでは同定できないか，境界不明瞭な淡い高吸収域がみられる．一般に浮腫やmass effectはみられない．造影CTにて脳実質内に拡張した静脈が描出される．MRIではT2強調画像で拡張した大きな静脈がflow voidにより無信号域の構造を示す場合や位相のずれによる層状の信号を示す場合がある[37]．位相のずれによる層状の信号があれば，通常造影せずに診断可能である．T1強調画像では同定が困難なことも多い．造影MRIは診断に有用で，拡張した髄質静脈とその還流静脈が通常よく描出される[37]（図13，14）．このMRI所見は血管造影と同様に特徴的であり一般に診断のための血管造影は不要である．静脈血管腫に出血を合併している非典型例においては，他の血管奇形（memo参照）を合併していることがあり，血管造影にて詳しく評価すべきである（図15）．

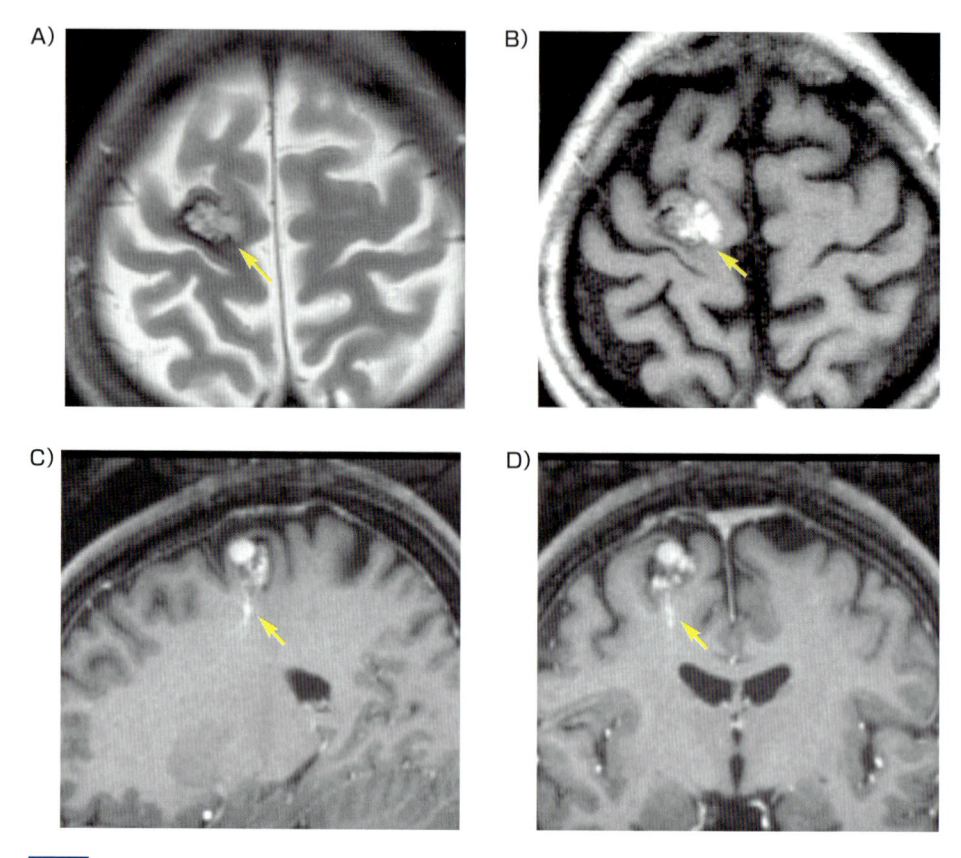

図14 中心前回を含む海綿状血管腫と静脈奇形の合併例
27歳，女性，てんかんの精査目的でMRIを施行された．T2強調像（A）とT1強調像（B）では右中心前回の皮質から皮質下白質に海綿状血管腫がみられる．造影MPRAGE矢状断像（C），冠状断像（D）では海綿状血管腫の尾側に連続する拡張した血管（矢印）がみられる．海綿状血管腫と静脈奇形の合併例であり，症状の原因と考えられる

memo

■ 脳の血管奇形

脳の血管奇形には動静脈奇形，海綿状血管腫，静脈奇形，毛細血管拡張症の4つが含まれる．硬膜動静脈瘻は後天性という説が強く，血管奇形の概念には通常含まれない．

2 静脈奇形におけるMRA・DSA・CTAの使い分け

静脈奇形のflowは遅く，TOF-MRAおよびその元画像で描出されることは少ない．MRIでは造影MRA，造影剤投与後のT1強調像で描出され，前述のように発見される頻度も高い．

CTAは脳動脈の狭窄や動脈瘤など動脈の病変を診断する目的で撮像するため，静脈奇形が存在しても見逃すことが多いのではないかと思われる．元画像では造影T1強調像や造影MPRAGEと同様に放射状に配列する髄質静脈と1本の静脈幹がみられる（図16）．

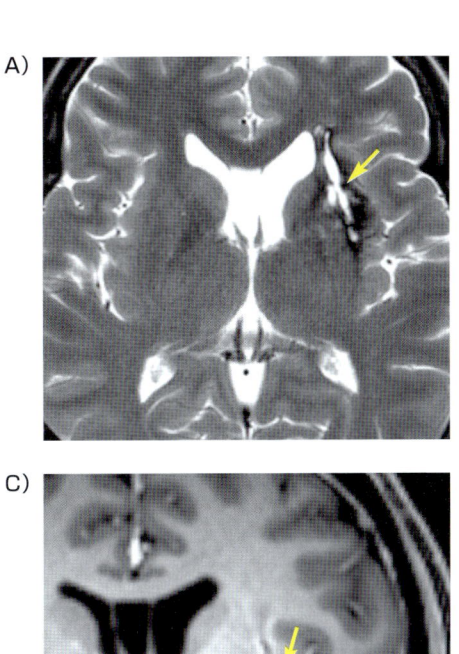

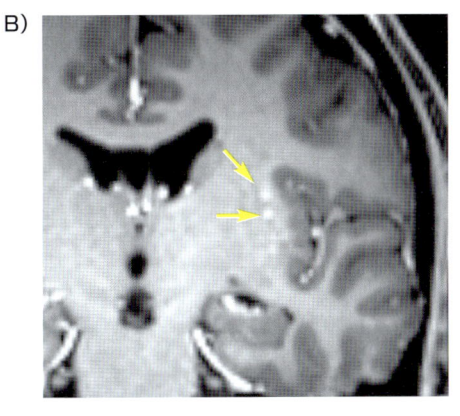

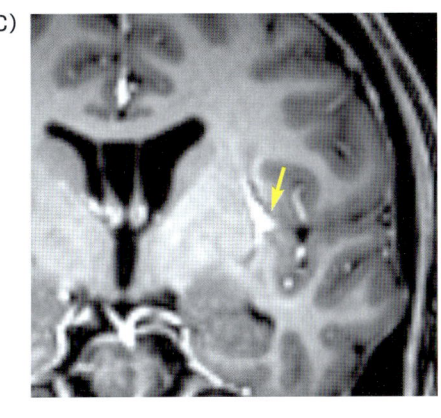

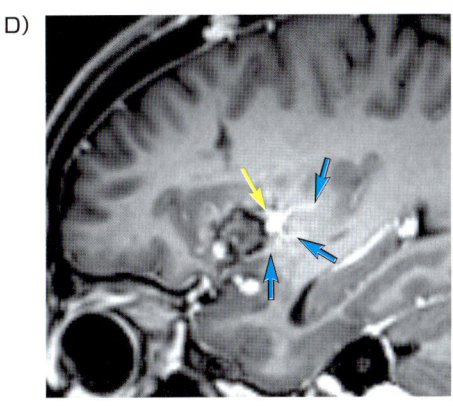

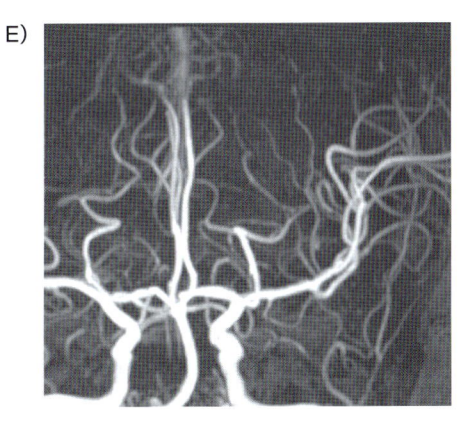

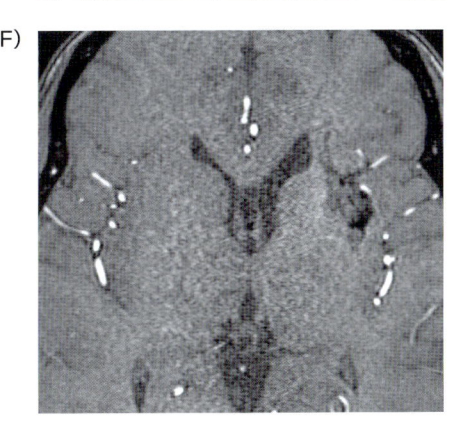

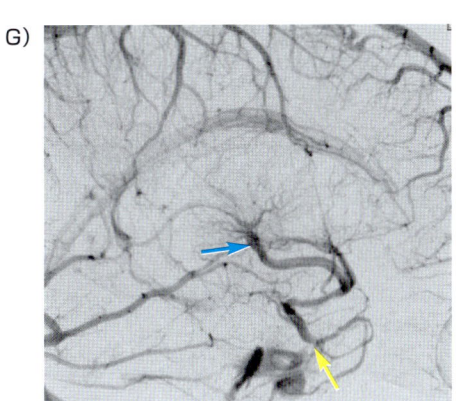

II 臨床編 3 ● 脳動静脈奇形・硬膜動静脈瘻・静脈奇形

図15 慢性期血腫を伴う静脈奇形造影
MRI，MRA，DSA像

31歳，女性．頭痛と嘔気が持続し，精査目的でMRIと血管造影が施行された．T2強調像（A）では左被殻に慢性期血腫（矢印）がみられる．造影MPRAGE冠状断（B）では配列した髄質静脈がみられ（矢印），その前方のスライス（C）では静脈幹に流入している（矢印）．矢状断像では髄質静脈（青矢印）が静脈幹（矢印）に流入するumbrella signが明瞭に描出されている（D）．MRA MIP像（E）および元画像（F）ではflowが遅いために描出されていない．左内頸動脈からのDSA（G）では静脈幹（青矢印）が海綿静脈洞に還流する付近に狭窄（矢印）がみられる．その狭窄により静脈奇形の内圧が上昇し被殻出血をきたした可能性が考えられる

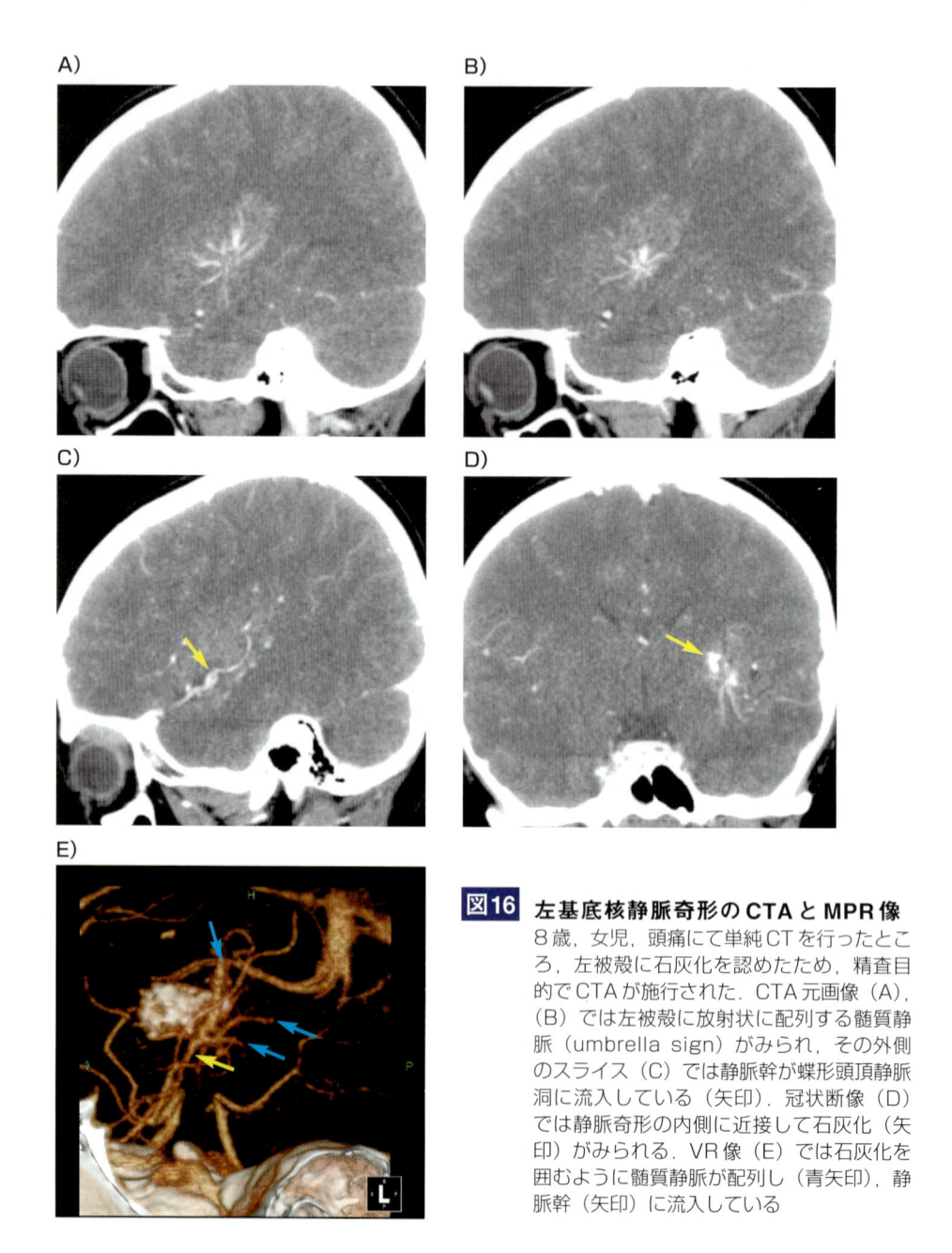

図16 左基底核静脈奇形のCTAとMPR像
8歳，女児，頭痛にて単純CTを行ったところ，左被殻に石灰化を認めたため，精査目的でCTAが施行された．CTA元画像（A），（B）では左被殻に放射状に配列する髄質静脈（umbrella sign）がみられ，その外側のスライス（C）では静脈幹が蝶形頭頂静脈洞に流入している（矢印）．冠状断像（D）では静脈奇形の内側に近接して石灰化（矢印）がみられる．VR像（E）では石灰化を囲むように髄質静脈が配列し（青矢印），静脈幹（矢印）に流入している

静脈奇形の診断目的でDSAを行うことは少ないが，DSAで偶発に発見されることはしばしばある．DSAでは動脈相や毛細管相ではとくに異常はなく，静脈相においてumbrella signが観察される（図12）．

Susceptibility-weighted imaging（SWI）

最近，MRIにおいてsusceptibility-weighted imaging（SWI）という撮像法が開発された[38]．SWIは単に磁化率効果による信号減衰を画像化したものではなく，**位相情報を用いて磁化率の異なる組織のコントラストを強調する三次元高分解能画像**で

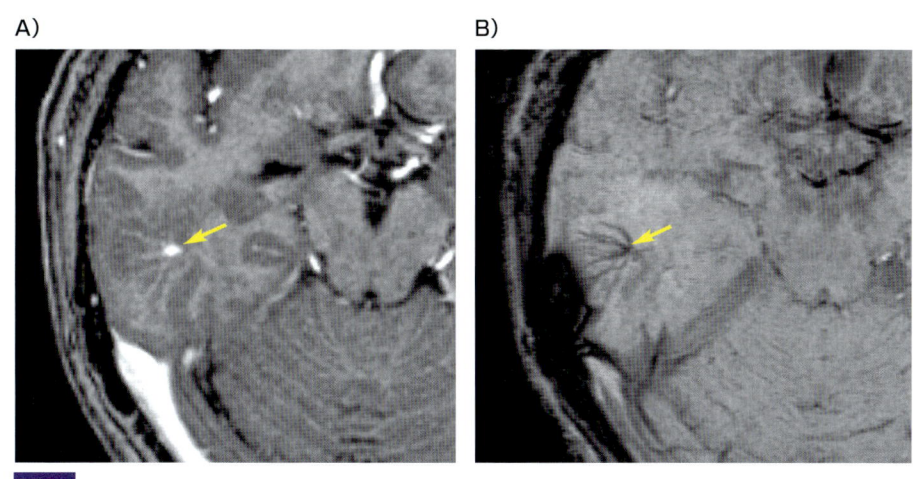

図17 左側頭葉静脈奇形の造影MPRAGEとSWI像
62歳，女性，子宮体癌の脳転移のスクリーニング目的でMRIを施行された．造影MPRAGE（A）では淡い髄質静脈と一本の静脈幹（矢印）が描出されている．SWI（B）では静脈奇形が明瞭に描出されている（矢印）

ある．BOLD（blood oxygen level-dependent）効果を利用した画像ともいえ，デオキシヘモグロビンを多く含む静脈がよく描出され，minimum intensity projectionされた画像をBOLD venographyともよぶ[37]．静脈の描出に優れ静脈奇形の診断（図17）のほか，脳内鉄の分布，微小出血性病変の評価に有用である[39]．

参考文献

1) Osborn AG : Intracranial vascular malformations. Diagnostic Neuroradiology, Mosby (St. Louis) 1994, pp. 284-329
2) Spetzler RF, et al. : A proposed grading system for arteriovenous malformations. J Neurosurg 65 : 476-483, 1986
3) Freidman WA, et al. : Linear accelerator radiosurgery for arteriovenous malformations : the relationship of size to outcome. J Neurosurg 82 : 180-189, 1995
4) Piotin M, et al. : Intracranial arterial aneurysms associated with arteriovenous malformations : endovascular treatment. Radiology 220 : 506-513, 2001
5) Mukherji SK, et al. : Intracranial arteriovenous malformations : quantitative analysis of magnitude contrast MR angiography versus gradient-echo MR imaging versus conventional angiography. Radiology 196 : 187-193, 1995
6) Ozsarlak O, et al. : MR angiography of the intracranial vessels:technical aspects and clinical applications. Neuroradiology 46 : 955-972, 2004
7) Mori H, et al. : Two-dimensional thick-slice MR digital subtraction angiography in the assessment of small to medium-size intracranial arteriovenous malformations. Neuroradiology 45 : 27-33, 2003
8) Nussel F, et al. : Comparison of magnetic resonance angiography, magnetic resonance imaging and conventional angiography in cerebral arteriovenous malformations. Neuroradiology 33 : 56-61, 1991
9) Unlu E, et al. : Contrast-enhanced MR 3D angiography in the assessment of brain AVMs. Eur J Radiol 60 : 367-378, 2006
10) Tsuchiya K, et al. : MR digital subtraction angiography of cerebral arteriovenous malformations. AJNR 21 : 707-711, 2000
11) Duran M, et al. : Cerebral arteriovenous malformations: morphologic evaluation by ultrashort 3D gadolinium-enhanced MR angiography. Eur Radiol 12 : 2957-2964, 2002
12) Gauvrit JY, et al. : Three-dimensional dynamic MR digital subtraction angiography using sensitivity encoding for the evaluation of intracranial arteriovenous malformations : a preliminary study. AJNR 26 : 1525-1531, 2005

13) Krings T & Hans F : New developments in MRA : time-resolved MRA. Neuroradiology 46 : 214-222, 2004
14) Pina C. Sanelli et al. : Role of CT angiography in guiding management decisions of newly diagnosed and residual arteriovenous malformations. AJR 183 : 1123-1126, 2004
15) Matsumoto M, et al. : Dynamic 3D-CT angiography. AJNR 28 : 299-304, 2007
16) Matsumoto M, et al. : 3D-CT arteriography and 3D-CT venography : The separate demonstration of arterial-phase and venous-phase on 3D-CT angiography in a single procedure. AJNR 26 : 635-641, 2005
17) 興梠征典 : 動静脈奇形, 動静脈瘻. 脳脊髄MRAの読み方, 興梠征典／編著, 中外医学社, pp. 108-125, 2000
18) Rooij WJ, et al. : Brain AVM embolization with Onyx. AJNR 28 : 172-177, 2007
19) Pollock BE, et al. : Magnetic resonance imaging: an accurate method to evaluate arteriovenous malformations after stereotactic radiosurgery. J Neurosurg 85 : 1044-1049, 1996
20) Borden JA, et al. : A proposed classification for spinal and cranial dural arteriovenous fistulous malformations and implications for treatment. J Neurosurg 82 : 166-179, 1995
21) Cognard C, et al. : Cerebral dural arteriovenous fistulas : clinical and angiographic correlation with a revised classification of venous drainage. Radiology 194 : 671-680, 1995
22) Barrow DL, et al. : Classification and treatment of spontaneous carotid-cavernous sinus fistulas. J Neurosurg 62 : 248-256, 1985
23) Halbach VV, et al. : Dural fistulas involving the cavernous sinus: results of treatment in 30 patients. Radiology 163 : 437-442, 1987
24) Hirai T, et al. : Dural carotid cavernous fistulas : role of conventional radiation therapy-long-term results with irradiation, embolization, or both. Radiology 207 : 423-430, 1998
25) Willinsky R, et al. : Venous congestion : an MR finding in dural arteriovenous malformations with cortical venous drainage. AJNR 15 : 1501-1507, 1994
26) Kitajima M, et al. : Retrograde cortical and deep venous drainage in patients with intracranial dural arteriovenous fistulas : comparison of MR imaging and angiographic findings. AJNR 26 : 1532-1538, 2005
27) Hirai T, et al. : Three-dimensional FISP imaging in the evaluation of carotid cavernous fistula: comparison with contrast-enhanced CT and spin-echo MR. AJNR 19 : 253-259, 1998
28) Hirai T, et al. : Usefulness of source images from three-dimensional time-of-flight MR angiography after treatment of cavernous dural arteriovenous fistulas. Radiat Med 21 : 205-209, 2003
29) Ouanounou S, et al. : Cavernous sinus and inferior petrosal sinus flow signal on three-dimensional time-of-flight MR angiography. AJNR 20 : 1476-1481, 1999
30) Meckel S, et al. : MR angiography of dural arteriovenous fistulas : diagnosis and follow-up after treatment using a time-resolved 3D contrast-enhanced technique. AJNR 28 : 877-884, 2007
31) Lai PH, et al. : Multidetector CT angiography in diagnosing type I and type IVA spinal vascular malformations. AJNR 27 : 813-817, 2006
32) Zampakis P, et al. : The role of non-invasive computed tomography in patients with suspected dural fistulas with spinal drainage. Neurosurgery 58 : 686-694, 2006
33) Lasjaunias P, et al. : Developmental venous anomalies (DVA) ; the so-called venous angioma. Neurosurg Rev 9 : 233-244, 1986
34) Goulao A, et al. : Venous anomalies and abnormalities of the posterior fossa. Neuroradiology 31 : 476-482, 1990
35) Malik GM, et al. : Venous angiomas: an underestimated cause of intracranial hemorrhage. Surg Neurol 30 : 350-358, 1988
36) Latchaw RE, et al. : Venous angioma, cavernous angioma, and hemorrhage. AJNR 15 : 1255-1257, 1994
37) Lee C, et al : MR evaluation of developmental venous anomalies : medullary venous anatomy of venous angiomas. AJNR 17 : 61-70, 1996
38) Rauscher A, et al. : Magnetic Susceptibility-Weighted MR Phase Imaging of the Human Brain. AJNR 26 : 736-742, 2005
39) Akter M, et al. : Detection of hemorrhagic hypointense foci in the brain on susceptibility-weighted imaging : clinical and phantom studies. Acad Radiol 14 : 1011-1019, 2007

II 臨床編

4 静脈洞血栓症

吉田 大介

1 静脈洞血栓症の一般的事項

1 概説

　静脈洞血栓症とは硬膜静脈洞，あるいは静脈洞と脳表の静脈が閉塞する病態である．静脈洞に対する炎症の波及や物理的圧迫などの外的要因，あるいは凝固能異常などの液性因子を背景にして洞内の血栓化，閉塞が起こり，やがて静脈洞へと流入する皮質静脈の血栓化へと進行して静脈圧亢進に起因する還流障害，脳浮腫，出血を伴った静脈性梗塞などをひき起こす．これにより頭蓋内圧亢進や局所の脳機能障害からくる多彩な臨床症状を呈する[1~3]．

　静脈性梗塞は特定の動脈支配域と一致しない分布を示すが，静脈洞の閉塞部位と必ずしも近接して出現するわけではない．脳の静脈系は吻合が発達しており，還流が障害された場合に側副血行として機能する．しかしこれら吻合静脈の走行や発達の程度には個体差が多く，加えて正常の静脈洞すらも部分低形成や先天性の欠損など多様な解剖学的変異を有している．そのためたとえ同じ静脈洞の同じ部位が閉塞したとしても，それによってどの場所の静脈還流に最大の負荷がかかるかは，症例によって異なってくる可能性がある[1~3]．

　吻合に富んだ脳の静脈系は側副血行として有効に機能する反面，感染や血栓の拡大を容易ならしめている側面もある．**静脈洞血栓症は臨床症状が非特異的で発生素因が多岐にわたるため見逃されやすく，確定診断が遅れ重症化すると死に至る，あるいは深刻な神経症状を後遺することがある疾患であり，画像診断に際しては常に念頭におくことが望まれる．**また診断確定後は積極的な治療と平行して，原因疾患の特定のためにさらなる画像検査が必要になることもある[1, 2]．

2 原因

　脳の静脈や硬膜静脈洞の壁は粥状硬化に乏しく，壁性状の変化による血栓形成は起こりにくいとされている．静脈洞血栓症の原因は大きく炎症の波及（中耳炎，副鼻腔炎，面疔，髄膜炎，敗血症など），外因性の圧迫（腫瘍浸潤），そして凝固亢進状態（脱水，妊娠・産褥など）に分けられる．しかしこれ以外にも発生要因は数多く存在し（表1），また全患者の25％は原因の特定ができないとされている．これらの事実が後述する多彩な臨床症状とも相まって診断を困難にしている[1~3]．

表1　硬膜静脈洞血栓症の原因

1．感染性疾患

1）局所性
　①頭蓋内感染症：脳膿瘍，髄膜炎，硬膜下膿瘍，梅毒性骨炎
　②局所性感染：中耳炎，乳様突起炎，副鼻腔炎，面疔，齲歯，扁桃炎，口内炎，皮膚感染症
2）全身性
　①細菌性：敗血症，心内膜炎，チフス
　②ウイルス性：麻疹，肝炎，サイトメガロウイルス，脳炎（ヘルペス，AIDS）
　③寄生虫感染症：マラリア，施毛虫症
　④真菌感染症，⑤結核性，⑥マイコプラズマ感染症

2．非感染性局所性疾患

1）頭部外傷
2）脳神経外科的手術
3）硬膜穿刺，ミエログラフィー，硬膜内ステロイド投与
4）脳梗塞，脳出血
5）脳腫瘍・頸部腫瘍
6）孔脳症，くも膜嚢胞
7）硬膜動静脈瘻
8）頸静脈カテーテル操作，注入
9）頸部の動脈解離，放射線療法

3．非感染性全身性疾患

1）手術
2）ホルモン異常
　①妊娠（主に後期），産褥期，②経口避妊薬，③アンドロゲン製剤
3）心臓病
　①先天性心疾患，②心不全（特に右心不全），③心臓ペースメーカー
4）悪性腫瘍
　①内臓癌（前立腺癌，乳癌など），②白血病やリンパ腫，③カルチノイド，④癌性髄膜炎
5）赤血球疾患
　①真性多血症，高所赤血球増多症
　②重症貧血：大量出血後の貧血，再生不良性貧血，溶血性貧血，鉄欠乏性貧血
　③発作性夜間血色素尿症
6）血小板疾患
　①血小板増多症（本態性血小板増多症），②血小板低下症（特発性血小板減少症）
7）凝固異常症
　①AT-Ⅲ欠損症：遺伝性，後天性（L-asparaginase，ネフローゼ症候群）
　②プロテインC欠損症，③プロテインS欠損症，④活性化プロテインCに対する抵抗性増大
　⑤第5因子Leiden変異，プロトロンビン遺伝子変異（本邦報告無し），⑥DIC
8）著明な脱水
　①栄養不良，②発熱
9）消化器疾患
　①肝硬変，②潰瘍性大腸炎，③クローン病
10）炎症性疾患/血管炎
　①Behçet病，②SLE，③Sjögren症候群，④Wegener肉芽腫症，⑤Cogan症候群
　⑥Kohlmeier-Degos症候群，⑦多発性動脈周囲炎，⑧サルコイドーシス，⑨側頭動脈炎
11）静脈性疾患
　①静脈血栓症，②Hughes-Stovin症候群
12）代謝異常
　①糖尿病，②ホモシスチン尿症
13）Sturge-Weber症候群
14）その他
　①ネフローゼ症候群，②新生児仮死，③静脈注射，④MDMA（Ecstasy），⑤甲状腺機能亢進症

（文献2より引用）

3 症状

　静脈洞血栓症の臨床症状は多彩であり，とくに初期症状や軽症例での症状は非特異的かつ不定なものが多い．頭蓋内圧亢進にともなう症状としては，**頭痛や眩暈，悪心，嘔吐，うっ血乳頭**があげられる．静脈還流障害を受ける部位によっては巣症状を示すこともあり，具体的には**麻痺（venous hemiplegia：近位筋に強い麻痺）や感覚障害，皮質症候**などがある．また種々の精神症候を呈し，神経症，ヒステリー，抑うつなどの精神疾患と誤認されることもある．また痙攣発作や意識障害も認められる．

　これらの症状は静脈の閉塞部位によっても左右される．たとえば静脈洞閉塞症のなかでも頻度の高い上矢状洞閉塞症では頭蓋内圧亢進症状とともに片麻痺，上行性麻痺といった巣症状が多くみられるが，同様に頻度の高い横静脈洞閉塞症では頭痛が主体で巣症状はまれとされる．

　発症原因や臨床症状の違いからやや異なった位置づけにおかれる海綿静脈洞閉塞症では，眼球突出や眼瞼浮腫，動眼・滑車・三叉・外転神経麻痺などといった海綿静脈洞を通過する神経の症状や，近傍の静脈還流障害の症状が主体となる．

　発症頻度の少ないGalen大静脈や直静脈洞の閉塞症はしばしば内大脳静脈の血栓閉塞を合併し，両側性に大脳基底核や視床の出血性梗塞を起こす．この場合，発熱や不規則呼吸，興奮状態が急速に進行し昏睡状態に陥って不良な予後をたどる症例が少なくない[1〜3]．

4 診断のポイント

　静脈洞血栓症は臨床症状が非特異的であり**画像なくして確定診断に辿り着くことは難しい．しかし発生素因が多岐にわたっているため本疾患が念頭におかれず，そもそも画像検査へと診療のステップが進んでいかないことも少なくない**．MRIの登場により静脈洞血栓症の画像診断そのものは容易になっているにもかかわらず，未だに見逃されている症例が多いのはそのためであり，本疾患の有病率は以前考えられていたよりもずっと高いことがわかっている．また着眼点が適切であれば画像診断は容易であるが，その一方で本疾患が念頭に無ければ静脈洞の異常所見は往々にして見逃されやすいものであり，これも注意が必要である．

　静脈洞血栓症，とりわけ深部静脈系の血栓症は初期治療の遅れが致命的な結果を招くことも少なくなく，臨床家は常に本疾患を念頭に置いた診療が，また画像診断医には静脈洞への注目を怠らない姿勢が，すみやかな確定診断へと繋がるものと思われる[1, 3]．

5 治療

　静脈洞血栓症の治療方針は**抗凝固療法，頭蓋内圧亢進症や痙攣の管理，原因疾患の治療に大きく分けられる**．

　抗凝固療法は，静脈性出血の有無にかかわらず慎重に行うことで予後を改善させる

と考えられている．静脈血栓症では可逆的な虚血におちいっている領域（ischemic penumbra）が動脈性の病変に比べ広く，**ヘパリンによる脳の保護がより有効**に働くとされている．

「脳卒中治療ガイドライン2004」では，脳静脈血栓症の予後良好因子のひとつとして多発巣症状・痙攣・意識障害が無いこと，45歳未満であることと並び，抗凝固療法を行うことが挙げられている．また同ガイドラインでは，出血性梗塞の無い症例に対し積極的な抗凝固療法が推奨されており，具体的にはヘパリンの持続静注による活性化部分トロンボプラスチン時間（APTT）値の約2倍程度の維持と，それに引き続く経口での抗凝固療法の継続があげられている．さらに出血性梗塞をともなった症例であっても，発症後数日以内であること，側頭葉出血が無いこと，急性期に出血の拡大がないこととの条件下ではあるが，慎重な抗凝固療法の施行を考慮してもよいとされている〔いずれもエビデンス・レベルⅢ（良くデザインされた非実験的記述研究，比較・相関・症例研究）〕[4～7]．

Interventional radiology（IVR）の有用性についてはコンセンサスが得られていない．症例報告レベルでは，**カテーテルからのウロキナーゼ投与による血栓溶解療法**や，**横静脈洞閉塞症に対するステント留置**などが報告されている[8, 9]．

頭蓋内圧亢進に対しては**濃グリセリン・果糖製剤（グリセオール®注）やD-マンニトールの投与**による管理を行う．急速に進行する脳浮腫や脳ヘルニアに対しては緊急外減圧が行われることもある．持続的な脳圧管理が必要な場合は**脳室シャント術**が考慮される．なおステロイド投与は血栓形成性の観点から推奨されていない．

痙攣については**静注ベンゾジアゼピン製剤やフェニトイン**による管理が，慢性期においても経口抗痙攣薬による観察が行われている[2, 7]．

これら血栓に対する治療や全身状態の管理と並行して原因疾患の検索と治療を行う必要がある．静脈洞血栓症の画像診断に際し，局所を侵す占拠性病変の有無はもちろん近傍組織の感染症の有無も忘れずに確認する．後者に関しては抗生物質の投与だけでなく，場合によっては感染巣の掻爬やドレナージが必要になる場合がある．同時に血液データから各種凝固因子や自己抗体の検索を行い，異常があれば基礎疾患の特定を行う．その他，服薬歴のなかで留意すべきものとして血栓誘発性のある第三世代経口避妊薬がよく知られているほか，海外ではMDMA（合成麻薬3, 4-methyl-enedioxymethamphetamine，通称Ecstasy）の服用で静脈洞血栓症を発症した報告がある[2, 7]．

6　画像検査

静脈洞血栓症は臨床症状が非特異的で**発生素因が多岐にわたっているため見逃しやすい疾患であり，画像が診断の鍵**である．

迅速で確実な診断のためには**MRIとMR venography（MRV）の組み合わせが有用**とされる．CTで診断可能な症例も存在するがMRIに比べ所見を見落としやすいため，

本疾患を念頭においた注意深い読影が要求される．血管撮影は従来は確定診断のため必須とされたが，現在はMRIが施行できない症例，あるいはMRIで診断確定が難しい一部の症例に対しのみ考慮される．

2 静脈洞血栓症のためのMRAの撮像法

静脈系のイメージングにおいては，**動脈系のそれとは異なった描出能力が要求され，それに応じた撮像法が必要**となる．

ひとつには，より低速域の血流の描出能が重要とされる．人体の血管系における血流速度は解剖学的位置によって大きく変化し，前・中大脳動脈では40〜70cm/sec，椎骨脳底動脈系だと30〜50cm/secであるが，脳の静脈系の流速はおおむね20cm/sec以下であり，硬膜静脈洞の流速はさらに遅く6cm/sec程度との報告もある．動脈系のイメージングで用いられている撮像法ではこのような低速域の描出能が不足している．

また部分血栓化の確認のため内腔を評価する必要があったり，側副静脈路や多様な解剖学的変異を把握するためにより広い範囲の撮像が要求されたりもする．

脳動脈の評価にもっぱら利用されているTOF法のうち，非造影の3D-TOF法では静脈系の遅い血流を捉えることが困難であるため，原則として静脈洞閉塞症の診断に用いられることはない．

本稿では静脈系のイメージングに広く用いられている2D-TOF法，2D/3D位相コントラスト（phase contrast, PC）法，そして造影（CE）MRVについて述べる．

1 2D-TOF法

a. 2D-TOF法の長所

2D-TOF法では1回に1.5〜3mm程度の厚さのスライスデータを取得し，これを撮像方向に必要分積み重ねて撮像することで画像を作成する．元画像を直接読影することもできるし，MIP（maximum intensity projection）法による任意の方向からの投影像を随時作成して読影に供することも可能である．

前飽和帯（presaturation band）を，動脈流入側に付加することで動脈血流の描出を抑制することが多い．

TOF法の原理であるいわゆるflow-related enhancementを最大にするためには，流入する血液がTR時間までにスライス内の血管内腔を完全に置換する必要がある．いい換えれば血流のうちスライス面に垂直な速度成分とTRとの積がスライス厚よりも大きくなければならない．2D-TOF法ではスライス厚を十分薄くとることにより，（血流がスライス面に対して垂直であれば）流速がかなり遅くとも，またTRを比較的短く設定しても，血流の信号を描出することができる．すなわち**2D-TOF法は静脈の遅い血流を捉えることに秀で，かつ撮像時間の点でも優れている**といえる[10, 11]．

撮像にかかる時間はスライスの枚数に依存する．たとえば概略の評価で十分な静脈洞ならば，マトリックスは256×256，加算回数（NEX）も1回で十分でありスライスごとの取得時間は短い．しかし撮像範囲が広がれば全体ではそれなりの時間が必要となる．1.5T装置で先の条件のもとTRが26msec，3mmスライス×45枚の矢状断撮像を行ったとすると設備にもよるがおおよそ250秒の撮像時間になり，これは同一マトリックスでNEX8の2D-PC法を撮像したときよりも若干遅い程度である．

細い血管構造の描出能については，投影像では2D-TOF法は2D-PC法にやや劣るとされている．これはバックグラウンドの抑制が不十分なため，つまり血管周囲の組織のうちT1値の短いものが十分に飽和されず信号を出してしまうためである．元画像の評価であればこれら周囲組織の映り込みをそれほど気にせずに読影できるので，2D-TOF法でもかなり細い静脈の追求が可能である．なお2D-TOF法はフリップ角を60°程度と比較的深く取れるので，3D-TOF法に比べるならばバックグラウンドの抑制は良好ともいえる．

また2D-TOF法の元画像からは任意の方向の投影像を作成することができる．2Dゆえ撮像軸方向の空間解像度は十分とは言い難いが，1回の撮像でただひとつの投影像しか作成できない2D-PC法に比べれば大きな利点といえる．

b. 2D-TOF法の欠点

このように2D-TOF法は静脈の描出に適しているが，いくつかの欠点も有している．

前述のようにスライス面に垂直に流入する血液は最大のflow-related enhancementを受けて高い信号を発する．しかしスライス面と平行に流れる血液は複数回のRFパルスを浴び続け，遂にはスピンが飽和してしまう（in-plane saturation）．つまり2D-TOF法ではスライス面に垂直に流入する血流の信号は最も強く検出するが，平行に流れる血流は信号が低下ないし消失する．そのため上矢状洞の評価には冠状断像，横静脈洞の評価には矢状断像というように，**精査したい静脈洞の主たる走行方向を考慮して撮像断面を決定しなければならない．**むろん適切な撮像面を選択したとしても静脈洞に流入する皮質静脈は多様な走行をとっているため，関心領域のすべての静脈を信号低下ないし消失なく描出するのは困難である．

なお上矢状洞から横静脈洞への移行部のように血流方向が変化する部分ではin-plane saturationのため，血流の信号が低下・消失していくようにみえることがある．2D-TOFは（PC法と異なり）流速が信号強度へと直線的に反映される撮像法ではないので，この所見を流速低下や閉塞と誤解してはならない．2D-TOF法においては，撮像断面と血流方向の関係を考慮しながら読影しなければならない（**図1**）[10]．

また，2D-TOFではTEを十分に短くすることができず，複雑な血流を有する部分で信号低下をきたすことがある．S状静脈洞近傍でこの問題が顕在化しやすい．

さらに，2D-TOF法には血栓の信号を反映するという特性がある．2D-TOF法では血栓の時相によってメトヘモグロビンのT1値に応じた様々な信号をとりうる．これが血流信号と類似することがあり，投影像（MIP）のみの評価では静脈洞の部分血栓

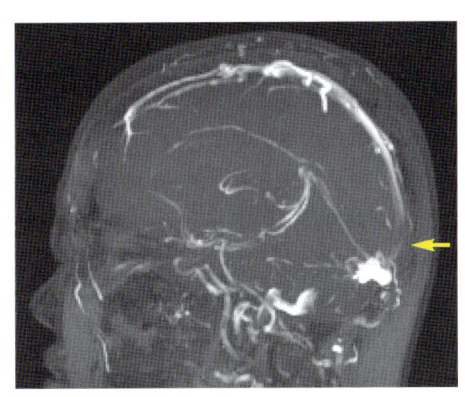

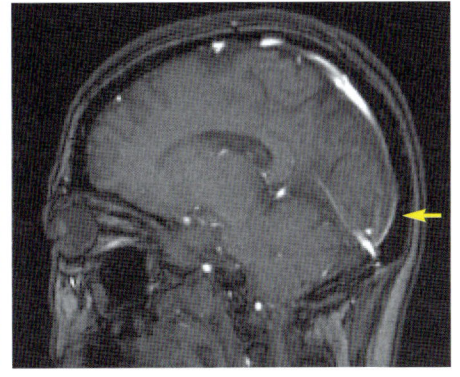

図1 **2D-TOF法で撮像した正常例の矢状断投影像(左)と元画像(右)**
TR26/TE7. 2/FA60/256×256/3mm×45slices/NEX1. 上矢状洞のin-plane saturationを避けるためやや斜位に振って撮像しているが,上矢状洞後部から右横静脈洞への移行部(矢印)は撮像面に平行になり信号消失していることに注目されたい

化を見逃す可能性がある.これはT1強調像やT2強調像,FLAIR像などを併せて撮像することで除外が可能である[10].

2 2D-PC法

a. 2D-PC法と2D-TOF法

PC法は,双極傾斜磁場の中を移動するスピンが磁場の大きさ・時間・スピンの移動速度に比例して位相を変位させることを利用している.頭蓋内の血流イメージングにおいてTOF法ほど利用されていないが,特定の目的においてはTOF法よりも優れている.静脈系の評価もそのひとつである[10].

2D-PC法では2D-TOF法と異なり,20〜60mm程の厚さをもったひとつのシングルスラブとして領域を一度に撮像し,それを平面に投影して画像を作成する.1回の撮影で一方向の投影像しか作成されず,撮像面以外の任意の方向からの観察はできない.

b. 速度エンコーディング(VENC)の設定のポイント

撮像にあたっては速度エンコーディング(VENC)についてよく理解しておく必要がある.VENCはcm/secの単位をもつパラメータで,PC法で正確に表現できる最大の流速を意味している.実際はVENCに合わせて双極傾斜磁場の強度が決定され,速い血流には小さな磁場が,遅い血流には大きな磁場が用いられる.PC法では流速が位相の変位として表現され,移動していないスピンが0°,VENCの半分の速度が(流れの方向に応じて)プラス90°あるいはマイナス90°,そしてVENCと同じ速度がちょうど180°の変位に相当する.

PC法の撮像を行うときは,目的とする血管の最大流速よりもやや大きい(25%程度)VENCを明示的に与えなければならない.**もしVENCが必要以上に大きいと,血流はほんの少しの位相変位しか生まない.PC法では位相の変位量が信号強度に**

反映されるため，これでは血流の信号が十分に出ないことになる．また逆にVENCを実際の血流よりも小さく設定してしまった場合は，VENCを越える速度を持った血流が180°を越える位相の変位を示し，本来よりも低速でしかも逆方向の血流として解釈されてしまう（velocity aliasing）[11]．

　一般的な静脈洞の評価ではVENCを30cm/sec程度に設定しておけば問題ないと考えられる．ただし，皮質静脈の評価や，血栓症によって流速が低下していると考えられる部位ではVENCを10cm/sec程度に落とすのが適当である．

　VENCの最適値を決定するのは難しい作業に思えるかもしれないが，2D-PC法は1回の撮像にかかる時間がとても短いのが長所であり，VENCを変えて何度もやり直すことが可能である（図2）．

　適切なVENCを与えられた2D-PC法では**非常に遅い血流からかなり速い血流まで任意の流速を描出することが可能**であり，また流速が信号強度に反映されることから，**撮像範囲内で流れが遅くなっている部分を容易に判断**することができる．撮像法の性質上バックグラウンドの抑制は2D-TOF法にはるかに優っており，血管のコントラストは良好である．同様に**血栓が信号を出さないこと**も長所としてあげられる．

c. 2D-PC法の撮像時間

　2D-PC法の撮像にかかる時間は空間解像度やコントラスト解像度の要求によって大きく変化する．PC法はTOF法と異なり双極傾斜磁場の正負方向について常に2セットのデータ取得が必要で，さらにそれを軸ごとに行っている．ただ撮像範囲を厚いシングルスラブとして撮っているため，結果としては短い撮像時間で済んでいる．また単回ではS/N比が不十分なため，ある程度の加算回数が必要であり，これに位相エンコード方向のマトリックスサイズを加味することで最終的な撮像時間が決定される．

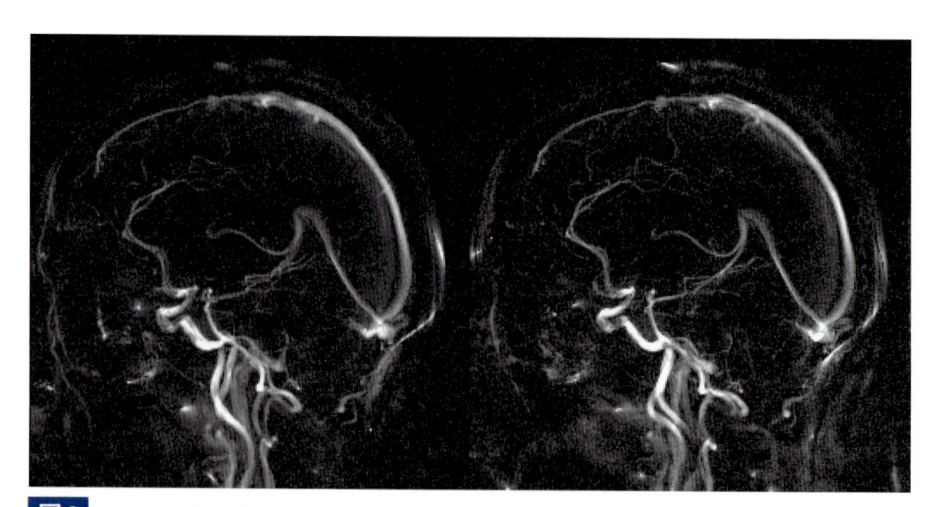

図2　2D-PC法で撮像した正常例のステレオ画像
TR86/TE12/FA12/256×256/45mm×1slice/NEX8/VENC30．流速に応じて信号強度が変化している

たとえば1.5T装置でTRを86msecとして256×128/NEX3で撮像すると40秒程度しかかからない．しかしこれではS/Nが不十分であり，静脈洞の粗大な狭窄・閉塞の評価は可能であろうが皮質静脈の読影は難しいと思われる．これが256×256/NEX8であれば200秒ほどの時間がかかり，ほぼ満足のいく画像が得られる．これでも2D-TOF法より短く感じられるが，実際には複数のVENCを撮ったり（後で多方向の投影像を作れないことから），あらかじめ少し角度をずらした投影像を2枚1組で撮像してステレオ読影したりするため，全体では2D-TOF法よりも時間がかかる[10]．

2D-PC法の欠点は上に掲げたこと，すなわち適切なVENCを設定しなければならないことと，後から多方向の投影像を作成できないことである．前者については複数のVENCを試すことで対応可能である．後者については，静脈系には解剖学的変異が多いこともあって，初回検査において狭窄や部分閉塞と正常所見との鑑別に難渋することがある．2D-TOF法や3D撮像法と併せた評価が有用である．

その他，2D-PC法はボクセルサイズが大きいことから位相分散が起きやすい．2D-TOF法の項で述べたように複雑な血流で信号消失することがあり，これについては2D-TOF法のそれよりも程度が大きい．

2D-PC法は解剖学的な微細構造の評価や病変の同定はあまり得意でないが，特定された病変の経時変化や遅い血流の観察には向いており，フォローアップに適した検査と考えられる．

3　3D-PC法

3D-PC法では双極傾斜磁場が三軸全ての方向に印加され，ボリュームテクニックで撮像された1.0mm程度の薄い軸位断スライスを積み重ねる形で得られたデータから，任意の方向の投影像が作成される．2D-PC法と同様にVENCを指定することで**さまざまな流速の血流を描出可能**であり，バックグラウンドの抑制も良好で，スライス厚をより薄くできることから細部の画質はさらに向上している．またボクセルサイズが小さくなったことで**位相分散の問題が改善**している．さらに，2D-PC法とは異なり**データから任意の投影像を作成できるため，読影に際して解剖学的構造の把握が容易**である[2, 11, 12]．

一方で**3D-PC法は撮像時間が長いという大きな欠点**がある．撮像範囲を関心領域に絞り込み，位相エンコード方向の分解能を犠牲にしたとしても撮像に10分弱かかることも珍しくない．このため2D-PC法のように最適なVENCを決定するために何回も撮影を試行することができず，**3D-PC法に先だって2D-PC法でVENCを確かめておく必要がある**．VENCを30cm/sec程度に決め打ちしている施設も見受けられるが，時間的ロスを考えるとリスクが大きい．なお3D-PC法の長い撮像時間は装置によってはparallel imaging導入でかなりの短縮が実現している．

その他，3D-PC法はボクセルサイズの縮小によって2D-PC法に比べれば位相分散の問題が改善してはいるものの，フローエンコーディング傾斜磁場の印加が増えたこと

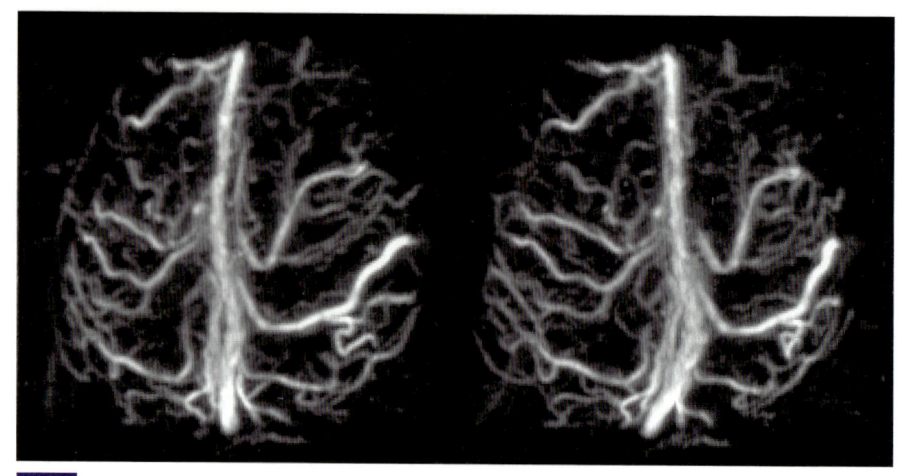

図3 3D-PC法で撮像した正常例のステレオ画像
TR104/TE14/FA12/512×144/NEX1/VENC30．皮質静脈の描出が末梢まで良好である．時間を短縮するため尾側を省きマトリックスサイズも削ったが，撮影に9分強かかっている

でTEが延長しており，3D-TOF法に比べれば乱流に弱い．

3D-PC法は低速域の感度に優れ同時に微細構造の描出にも秀でており，静脈洞の閉塞のみならず側副静脈路の評価なども総合的に行える有用な撮像法であるが，検査にかかる時間は無視できるものではなく，適応症例をよく吟味して施行する必要がある（図3）．

4　CE MRV

CE MRVはガドリニウム造影剤のボーラス投与によって血液のT1値を短縮させ血管のコントラストを強調している．flow-related enhancementに頼っていないため飽和効果の問題がほとんど無く，短いTRで広範囲の撮像を高速に行うことができる．**3D-PC法と同様に任意の方向からの投影像を作成可能である．細部の描出能は3D-PC法を上回り，撮像時間も非常に短い．**具体的には3D-TOF FSPGR (fast spoiled gradient-echo)，TR/TE/FA=7.8/1.7/20，320×256 (phase FOV = 0.8)，locations per slab = 128，ASSET（＋），NEX = 1で1分弱である．

注意すべきはCE MRVはあくまで単純な血管内腔の造影像であり，基本的に流速を反映しないということである．高度な狭窄により流速が低下した部分であっても高信号として描出されうるし，側副路からわずかに血液が届くだけの半ば閉鎖腔化した部分であってもタイミングによっては明瞭に造影される可能性がある．

CE MRVでは撮像のタイミングが何より重要である．CE MRAでは動脈中の造影剤の濃度のピークと撮像タイミングを合わせることで血管のコントラストを最大にしつつ無用な静脈の描出を避けるが，CE MRVでは造影剤が動脈を通過し静脈に到達するのを待ってから撮像を開始する．静脈系における造影剤の時間-濃度曲線は動脈のそ

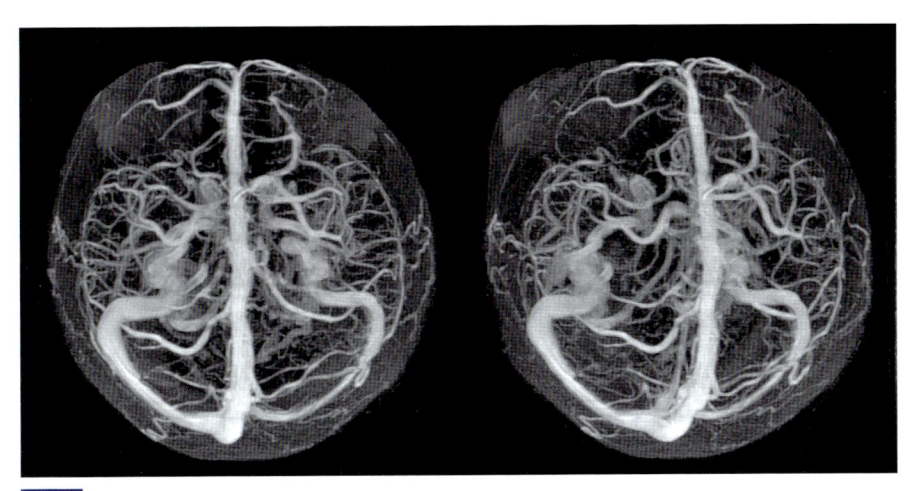

図4 CE MRV 正常例のステレオ画像
TR6.1/TE1.5/FA43/288×256/NEX1/Gd-DTPA 0.2mmol/kg BW. 全脳スキャンで1分弱である．静脈がより明瞭に描出される撮像タイミングをとっているが，動脈を完全には除去できていない．流速に関わらずほぼ全ての静脈が一様な信号強度を示していることに注意

れに比べて緩やかであるから，ピークにタイミングを合わせるよりは，静脈系の中でもとりわけ流れの遅い部分に十分に造影剤がいき渡るのを見極めてから撮像することが適当と考えられる．**動脈の描出を最小限にし，かつ静脈系が広く描出されるタイミングを得るためには，関心領域で高速のfluoroscopic imagingを行い，操作者が目視で造影剤の到達を確認してからシーケンスを走らせるのが望ましい．**それでもある程度は動脈系が描出されてしまうことは避けられず，CE MRVの欠点となっている[11]．

CE MRVは空間解像度に優れ，撮像範囲や撮像速度についても群を抜いている．短所としては，動脈系の重なりや撮像タイミングの難しさ，造影剤コストなどが考えられる．3D-PC法同様に適応症例をよく検討する必要がある．なお頭蓋内腫瘍の症例で静脈洞浸潤が疑われる場合に，腫瘍の造影MRIに先行させる形でCE MRVを行うようにすれば無駄がない（**図4**）．

5　まとめ

2D-TOF法は撮像が比較的速く，元画像を併用した内腔の評価が可能で，投影像の作成も容易であり，初回検査のルーチンに組み込みうる．2D-PC法も撮像が速く低速域の描出に優れ細部の評価も一定までは可能であり，初回検査・フォローアップ双方で有用である．3D-PC法はほとんどの点で優れた画像を得られるが撮像時間が長く，スクリーニングとしては適当でない．同様にCE MRVも高品質な画像を提供しかつ高速な撮像が可能であるが，操作者の熟練と造影剤の投与が必要であり，条件の整った施設で他の造影検査と組み合わせられる場合に行うのが望ましい（**表2**）．

表2 各撮像法の特徴と静脈洞血栓症への適応

撮像法	長所	短所	適応
2D-TOF法	・撮像速度が速い ・多方面からの投影像を作成可能 ・元画像の読影可能	・in-plane saturation ・細部の描出はやや不良 ・時期により，血栓も高信号となることがある	・本症を疑った場合の初回ルーチン
2D-PC法	・撮像速度が速い ・流速を信号に反映する ・VENCで各流速に対応	・撮像範囲がやや狭い ・撮像後には投影像を作成できない	・本症を疑った場合の初回ルーチン，およびフォローアップ
3D-PC法	・細部の描出が良好 ・流速を信号に反映する	・撮像時間がとても長い ・事前のVENC決定が必要	・皮質静脈など細部の評価が必要なとき
CE MRV	・撮像速度がとても速い ・大きなFOVをとれる ・細部の描出は最も優秀	・造影剤の投与が必要 ・撮像タイミングが難しく，動脈の分離は困難 ・流速を全く反映しない	・dAVFの合併などより細かな血管構造の評価が必要なとき ・腫瘍症例などの造影検査との同時撮像

3 静脈洞血栓症のMRI，CT，DSA

1 上矢状洞〜S状静脈洞

上矢状洞血栓症は硬膜静脈洞の血栓症の中でも最も高い発症頻度を有している．しばしば近接する皮質静脈へと血栓化が進行し，その部位に応じた巣症状を起こす．代表的な臨床症状としては部分痙攣発作のほか，上吻合静脈（superior anastomotic vein, anastomotic vein of Trolard）やその前後の皮質静脈が侵された場合は運動麻痺，皮質性感覚障害なども起こしうる．

原因は一般的に凝固能亢進状態や外部からの圧排，動静脈短絡などによる狭窄が多く，後述する横静脈洞-S状静脈洞に比し感染症の割合は低いとされる．ただし上矢状洞の本来の起始である前頭骨盲孔（foramen cecum）は小児のうちは鼻腔静脈（nasal vein）との連絡があり，鼻腔の炎症がこの盲孔を介して上矢状洞に波及しうることも知っておく必要がある[13]．

また，上矢状洞の前部が低形成あるいは欠損を示し，かわりに傍矢状部を後方へ走行して冠状縫合部かその後部で上矢状洞に流入する傍矢状前頭皮質静脈がみられることがある．この変異はかなり頻度が高く，MRV/CTVで上矢状洞の前半部が描出されないときは血栓症との鑑別が要求される．代替として機能している皮質静脈の発達の程度や分布，走行形態を観察することで判断可能な場合もある．血管撮影の場合はこれに加えて循環遅延の評価ができることから鑑別は比較的容易である[13]（図5）．

S状静脈洞-横静脈洞血栓症は，上矢状洞血栓症についで頻度が高い．巣症状を起こ

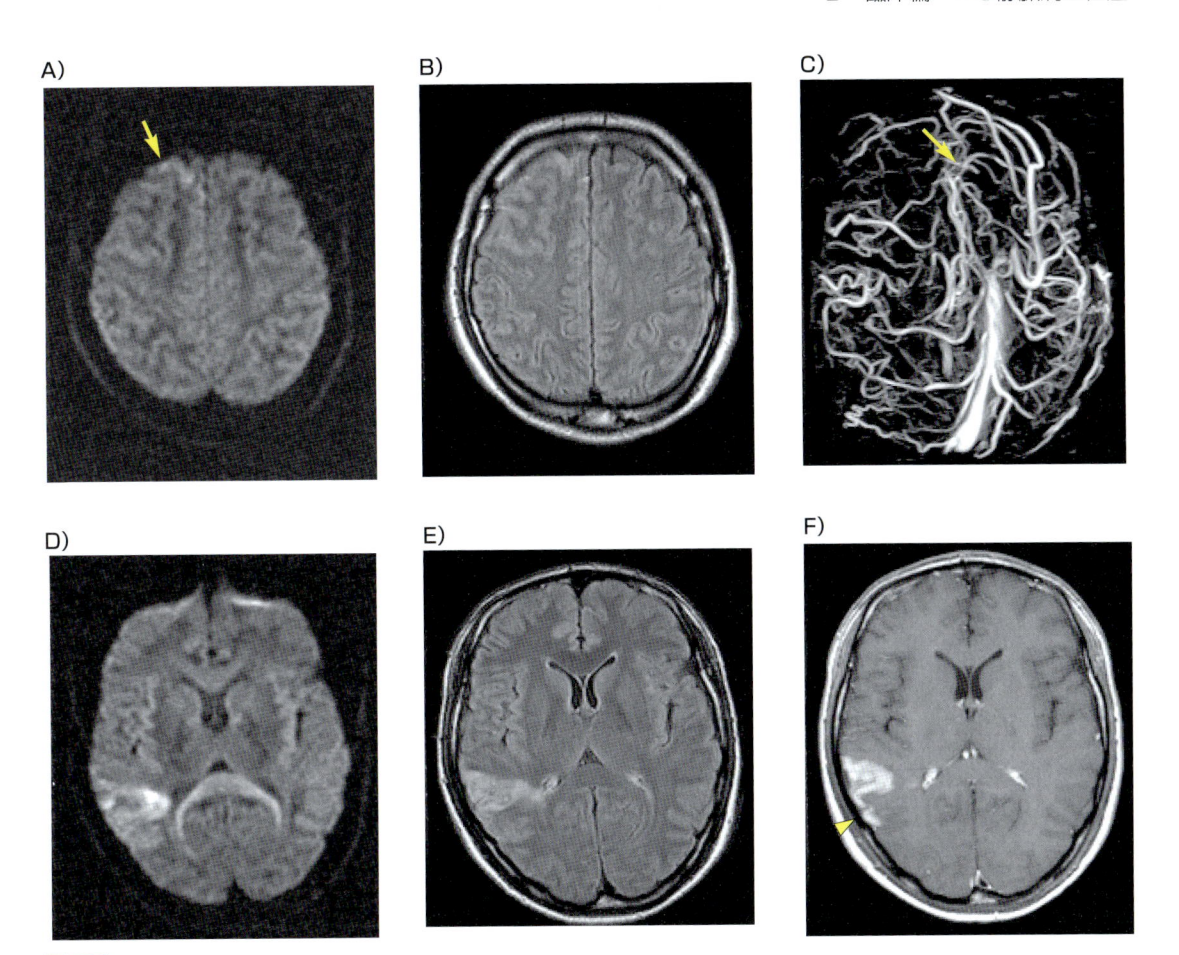

図5 上矢状洞閉塞症

31歳，男性．(A) 初診時拡散強調像，(B) 初診時FLAIR像，(C) 初診時3D-PC MRV．頭痛と痙攣で発症．初診時には拡散強調像とFLAIR像で右高位前頭葉内側の皮質に淡い異常高信号域が認められた（矢印）．(D) 1週間後の拡散強調像，(E) 1週間後のFLAIR像，(F) 1週間後の造影T1強調像．1週間後の画像（D〜F）では右側頭葉にも同様の病変が出現し，増強効果も認められた（F，矢頭）．MRVでは上矢状洞前半部の閉塞が確認された（C，矢印）．なお同部の閉塞症は低形成や無形成との鑑別が要求されるが，左側を走行する傍矢状前頭皮質静脈の合流部が不明瞭であること，右前頭葉の皮質静脈の描出が対側に比し悪いことから血栓症がより疑われた．実際，血管撮影では右側のLabbé静脈を欠いており，また上吻合静脈の合流部も血栓化していたことから，右前頭頭頂葉の静脈還流にうっ滞が認められた．このように静脈梗塞の出現部位は必ずしも静脈洞閉塞部の近傍とは限らない

すことは比較的まれで，片側性の耳痛を伴う頭痛が多い．しかし流入する皮質静脈たとえば下吻合静脈（inferior anastomotic vein, anastomotic vein of Labbé）へ血栓化が進展した場合は，上肢や顔面中心の片麻痺，感覚障害，同名半盲，失語（主に感覚性＞運動性），失認などの多彩な症状を示しうる．

原因としては中耳炎や乳突洞炎などの耳鼻科領域感染症が多く，CTやMRIで局所の炎症が認められた場合は同側の血栓症との関連を念頭におく必要がある（図6）．

なお一般に上矢状洞は右側の横静脈洞に連続することが多く，直静脈洞は左側の横静脈洞に注ぐことが（右側の約3倍）多い．したがって静脈血の還流量の差から横静

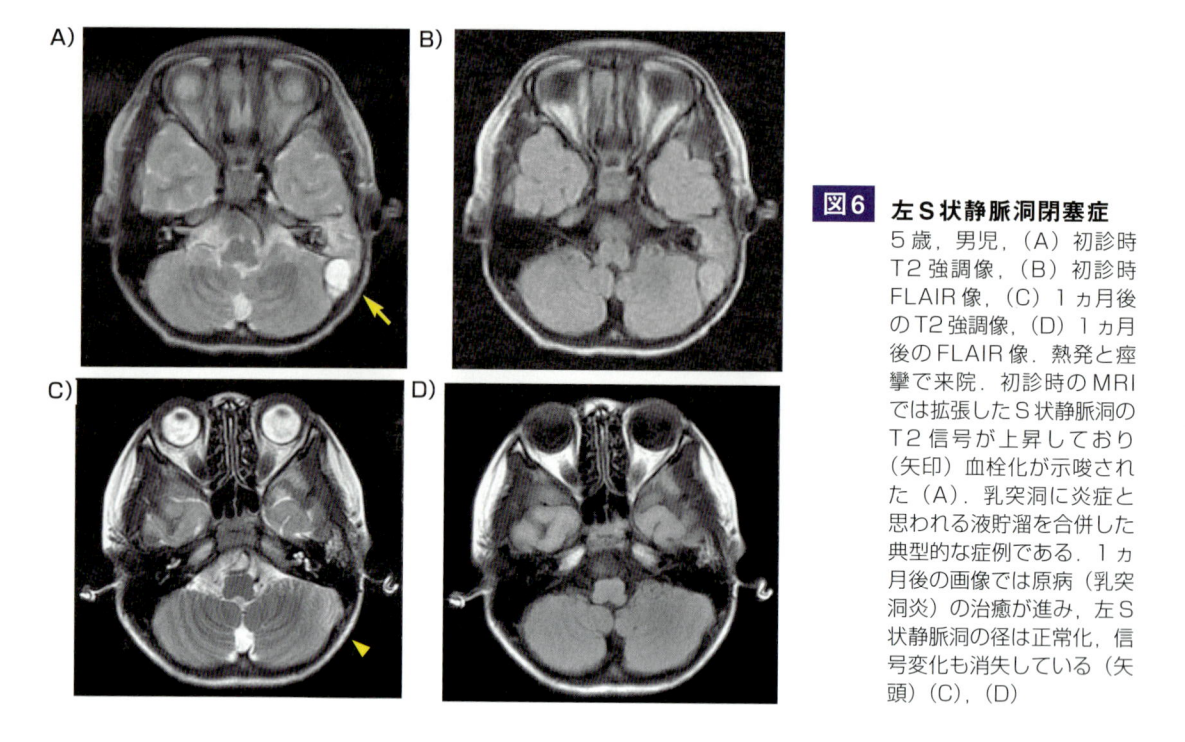

図6 左S状静脈洞閉塞症
5歳，男児．（A）初診時T2強調像，（B）初診時FLAIR像，（C）1ヵ月後のT2強調像，（D）1ヵ月後のFLAIR像．熱発と痙攣で来院．初診時のMRIでは拡張したS状静脈洞のT2信号が上昇しており（矢印）血栓化が示唆された（A）．乳突洞に炎症と思われる液貯留を合併した典型的な症例である．1ヵ月後の画像では原病（乳突洞炎）の治癒が進み，左S状静脈洞の径は正常化，信号変化も消失している（矢頭）（C），（D）

脈洞の太さには左右差があり，DSAでは左側がほとんど描出されないこともある．これに加えて，左内頚静脈近位部および左腕頭静脈には生理的狭窄があるため，仰臥位では呼気時に左横静脈洞以下の流出が遅くなりうることが知られている．MRIで同部の流速低下を示す信号異常を認めたとき，それが血栓症によるものか生理的な流速低下によるものかの判断は難しいことが多い（ただし，vein of Labbéが発達している場合には，血栓症を疑う材料となりうる）．

また，静脈洞交会が完全な形を保っている例も必ずしも多くない．上矢状洞と一側の横静脈洞への連続，そして直静脈洞と対側の横静脈洞への連続，この二者のあいだに明瞭な交通が無く離開しているパターン（いわゆるnon-communicating type）や，交通がわずかしかないタイプ（partially communicating type）が少なからず存在する．この解剖学的変異の把握は静脈洞血栓症の予後予測に重要である．すなわちこれらの症例では一側の横静脈洞-S状静脈洞が閉塞したとき対側の横静脈洞という側副流出路を確保できないため，容易に静脈うっ滞を惹き起こし致命的な脳浮腫に至る可能性があるからである[13]．

a. MRI

MRIでは脳実質の病変と，静脈洞の病変の双方を捉えることができる．

正常の硬膜静脈洞はT1強調像・T2強調像・FLAIR像でflow voidを呈し，gradient-echo法では高信号を示す．一方，血栓化した静脈洞は時相によって多様な信号変化を示す．急性期の血栓はT1強調像で皮質と等信号だが，その後3日から1週間程度でメトヘモグロビンによるT1短縮が生じ高信号となる．T2強調像では24時

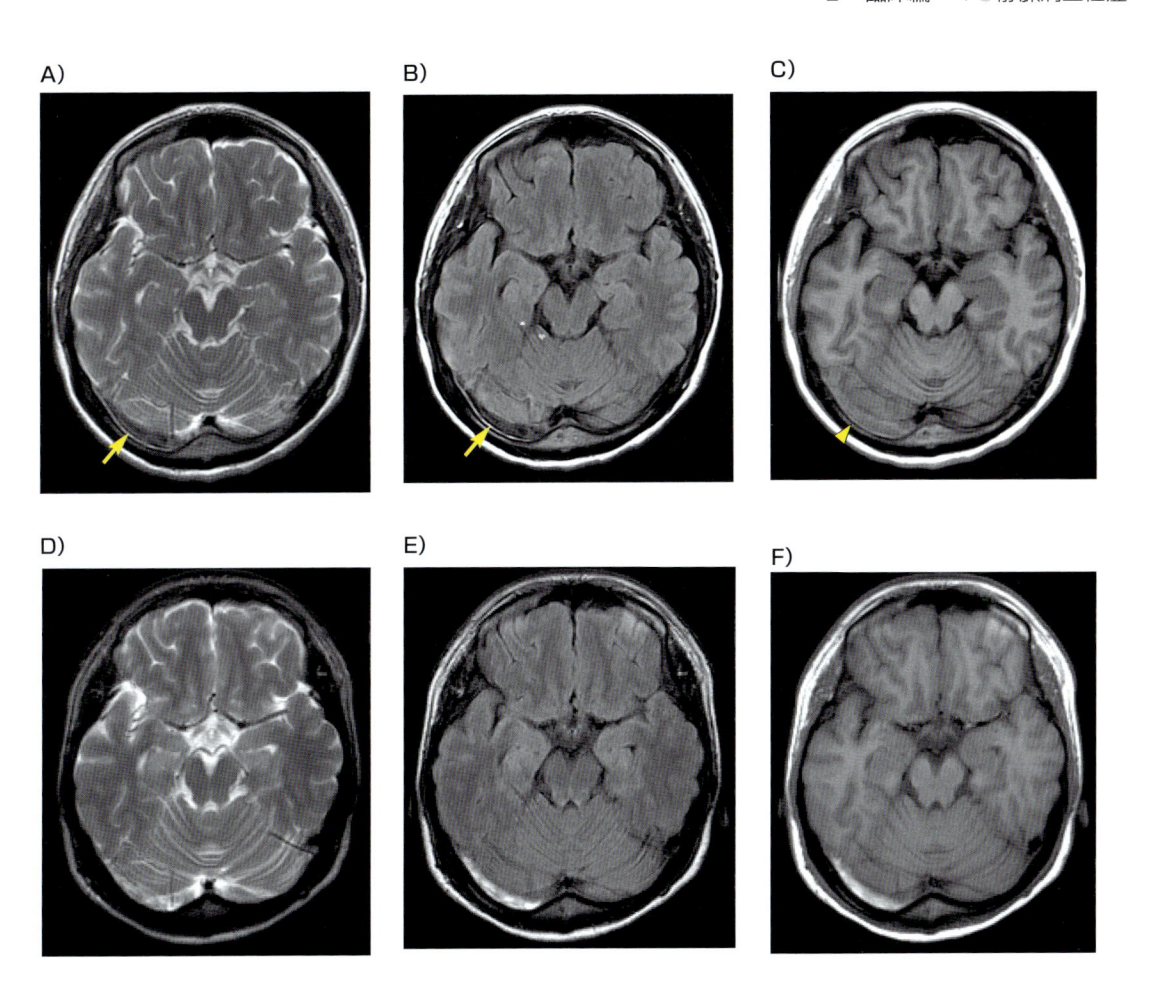

図7 右横静脈洞血栓症

27歳，女性．(A) 初診時T2強調像，(B) 初診時FLAIR像，(C) 初診時T1強調像，(D) 1週間後のT2強調像，(E) 1週間後のFLAIR像，(F) 1週間後のT1強調像．頭痛で発症．1週間後のMRIでは右横静脈洞が，不均一な高信号であり，典型的な血栓化を呈していた．しかし初診時にはデオキシヘモグロビンを示す信号パターンであり，T2強調像やFLAIR像では低信号で，血流による低信号（flow void）と誤認するかもしれない（A，B，矢印）．T1強調画像で横静脈洞の内部が等信号，辺縁がわずかに高信号化しており（F），注意深く読影すれば血栓症と判断できる（矢頭）

間以内は等信号あるいは高信号であるが，翌日から1週間程度までデオキシヘモグロビンによるT2短縮のため低信号となり，そののち再び高信号に変化する．FLAIR像では，血栓の信号はT2短縮による信号低下とT1短縮による信号上昇の両方の影響を受け，かつ，静脈洞の血流低下部分は信号が上昇する．そのため，T2強調像よりも血流低下や血栓化をとらえやすい時期もあると思われる．Gradient-echo法では，急性期には静脈洞の血栓化部分が無信号を示す．亜急性期には血栓が高信号として描出される．造影T1強調像では，血栓の内部は増強されない[1, 3, 14]．

血栓がT2強調像で低信号の時期（急性期）には，T2強調像では血栓と血流によるflow voidと区別できない（図7）．T1強調像やFLAIR像，gradient-echo法，MRVな

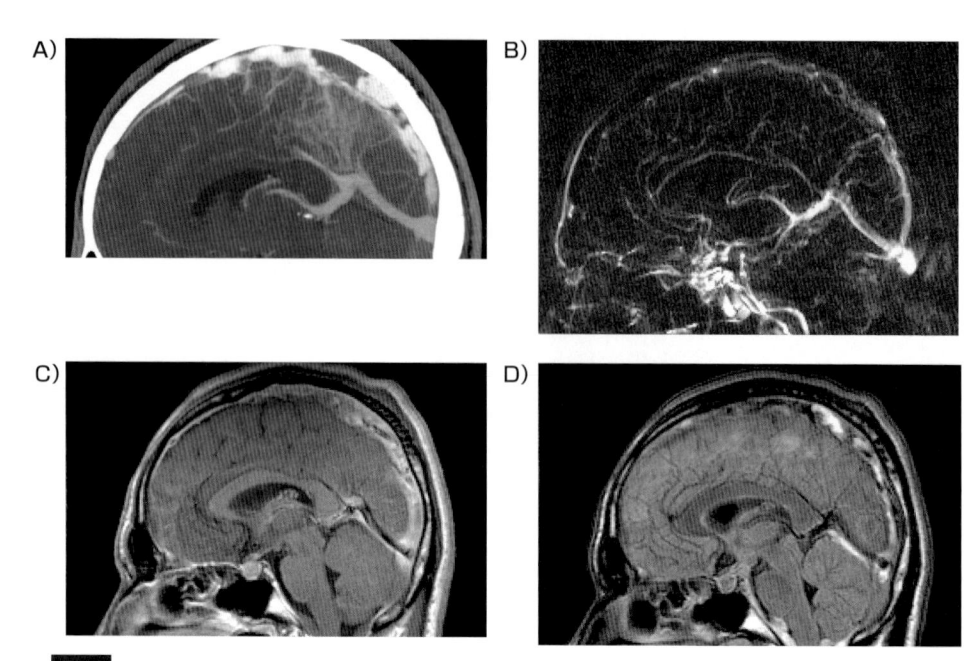

図8 上矢状洞血栓症（図5と同一症例）
31歳，男性．(A) CTV，(B) 2D-PC MRV（VENC 10cm/sec），(C) 造影T1強調像，(D) FLAIR像．図5と同一症例の1ヵ月後．上矢状洞前半部のみであった血栓化が後部まで進行し，そののち再開通が始まりつつある頃の画像である．CTVでは上矢状洞に不整な造影欠損がみられ，内腔の部分血栓化が示唆された．Galen大静脈や直静脈洞がスムーズに描出されているのとは対照的である．また矢状断面をずらすことで髄質静脈の評価も可能であり，本画像を撮像した時点では頭頂葉の髄質静脈に限局した拡張がみられた．MRVやCE T1強調像，FLAIR像でも上矢状洞が不整形で内部の信号が不均一である．部分血栓化の詳細な評価や髄質静脈の読影は難しいが，フォローアップ目的としては必要かつ十分な情報が得られている

どと併せた読影が必要である．Gradient-echo法では，この時期の血栓は無信号であり，静脈血流部分は何らかの信号を示す．静脈洞内の異常信号域を認めた場合，血栓とアーチファクトとの鑑別が必要である．たとえばT1強調像では，流入効果（いわゆるflow-related enhancement）や，撮像面内を流れる遅い流れなどが静脈洞内の信号を上昇させうる．またT2強調像でも，撮像面内の非常に遅い血流は高信号になりうる．Rephasing gradientを用いているかどうかも，血流の信号に影響する．Rephasing gradientを用いると，血流の信号が上昇するので，高信号の時期の血栓の検出は難しくなると思われる[3, 14]．

アーチファクトの可能性が除外され静脈洞血栓症が疑われた場合は，MRVによる確認が次の検査と考えられる．遅い血流に感度の高い2D-TOF法や（VENCを低くとった）2D-PC法で静脈洞の途絶や側副静脈路の発達を評価することができる．2D-TOF法では元画像により静脈洞内の血栓の観察が可能である．その際は上述した血栓の信号の経時変化をよく理解し，とくに亜急性期から慢性期の血栓を見落とさないようにする必要がある．いっぽう2D-PC法はひとたび最適なVENCを決めてしまうと以後の撮影が非常に速いため，閉塞部や側副血行路などの経過観察に適している．

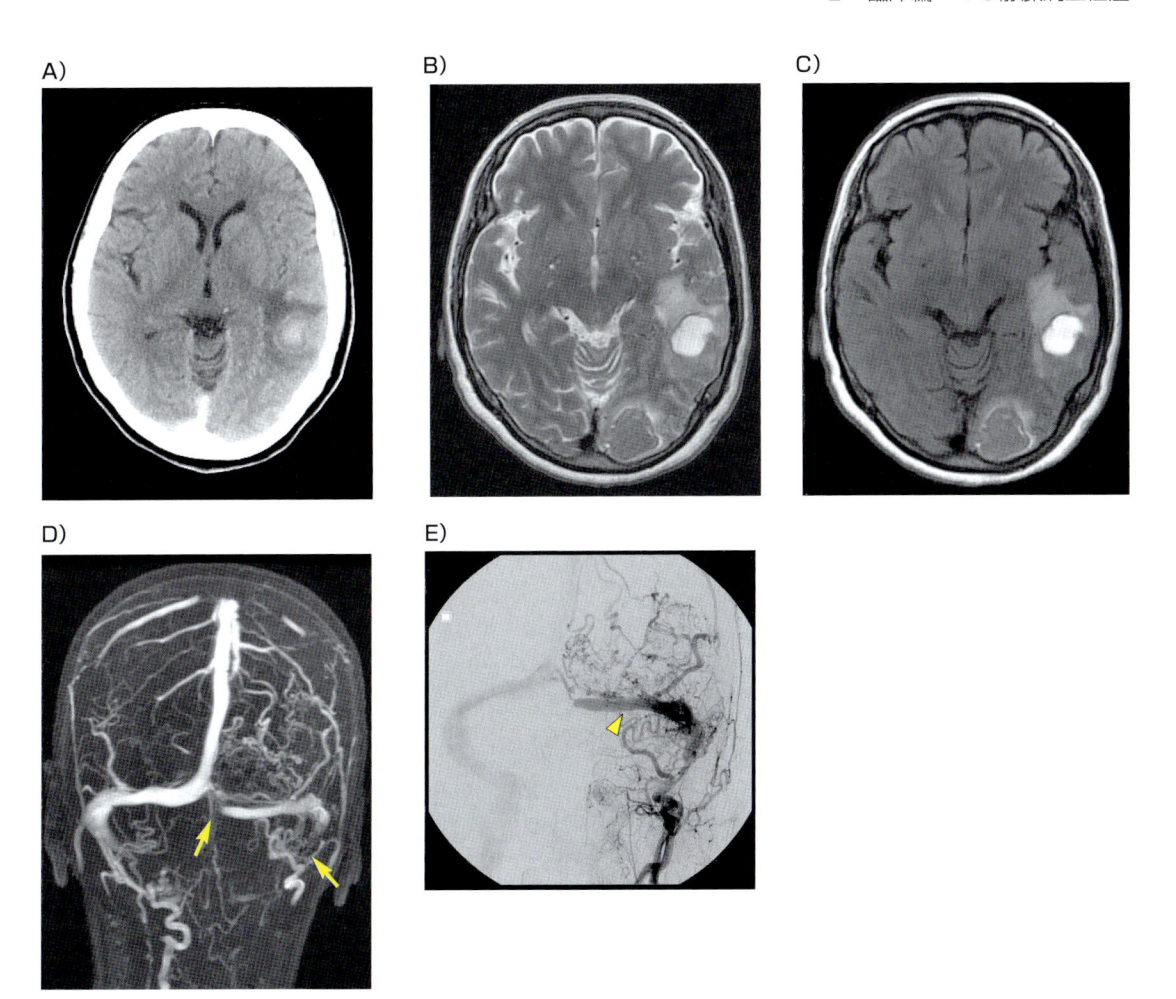

図9 左横静脈洞・内頸静脈血栓症

65歳，女性．（A）単純CT，（B）T2強調像，（C）FLAIR像，（D）CE MRV，（E）左外頸動脈撮影．頭痛，視野障害，失語様症状で受診．CT・T2強調像・FLAIR像では左側頭葉と後頭葉に時相の異なる複数の出血と思われる病変が認められた．T2強調像で左頭頂後頭葉の脳表上に拡張したflow voidが散見されたこと，FLAIR像で左横静脈洞の信号が上昇していたことから静脈洞血栓症が疑われた．MRVでは左横静脈洞は近位側・遠位側ともに途絶が疑われた（矢印）ほか，近傍には拡張蛇行した異常血管が多数認められ，動静脈短絡の合併が強く示唆された．血管撮影では中硬膜動脈や後頭動脈から左横静脈洞へと流入する無数の動静脈瘻が認められた（矢頭）．左内頸静脈は閉塞しており，左横静脈洞内の造影剤はわずかに開存した遠位端から静脈洞交会を介して対側の横静脈洞へと流出していた．本症例では洞交会と左横静脈洞との連続が低形成なタイプ（partially communicating type）が鑑別になるが，直静脈洞と両側横静脈洞との連続も悪かったことから血栓症の可能性がより高いと考えられた．左内頸静脈側も断端閉塞様であり，低形成よりは dural AVF による流出路閉塞が疑われる

MRVでは静脈洞の閉塞・途絶を直接確認することができる．また皮質静脈の分布から閉塞病変と静脈梗塞との関連性を推定することができるし，同時に解剖学的変異や残存流出路を把握することで静脈うっ滞の重症度も評価が可能になってくる（図8，図9）．

b. CT

静脈洞以外の所見としては**頭蓋内圧の亢進にともなう脳室・脳溝の狭小化**や，静

脈性梗塞による白質あるいは皮質・白質双方の低吸収値域，それに混在する出血の高吸収値域などがあげられる．とくに動脈の支配領域に一致しない非典型的な分布や，出血性梗塞の場合は，本疾患の可能性を疑うべきである．

造影CTでは，亜急性期以降の硬膜の増強，大脳皮質の局所的な虚血による脳回の増強，まれではあるが髄質静脈の描出などがみられる．単純CTで血栓化した皮質静脈を示す線状の高吸収値域（cord sign）がみられることもある[1, 3]．

静脈洞の所見としては，**単純CTで血栓化した静脈洞内が高吸収に描出される**というものがある．**とくに上矢状洞後部など静脈洞の走行と撮像断面が直交している場合は，古典的なdelta signとなる**．この所見は有名だが感度・特異度ともにあまり高くはない．また新生児では髄鞘化されていない（低吸収な）脳実質と生理的な多血状態との組み合わせにより，相対的に静脈洞の吸収値が高く見え，delta signと類似するので注意が必要である[1, 3]．

造影CTでは亜急性期以降で小脳天幕や大脳鎌が強い増強効果を示す一方，血栓化した静脈洞内腔の増強が弱いことから，そのコントラストがいわゆるempty delta sign（またはreverse delta sign）を呈する（図10）．この所見も確実なものではなく，たとえば静脈洞の血栓は急性期には高吸収を示し，慢性期には周囲の静脈叢が側副路として発達するため，ともに所見が不明瞭化する．逆に，**クモ膜下出血や慢性硬膜下血腫の症例では大脳鎌や小脳天幕に沿った血腫によって，静脈洞内が相対的に低吸収にみえることがある（pseudo-delta sign）**．さらに静脈洞交会が高位であるような正常変異例では早期に左右横静脈洞へと分かれる上矢状洞最後部がempty delta signと誤認されることがある．

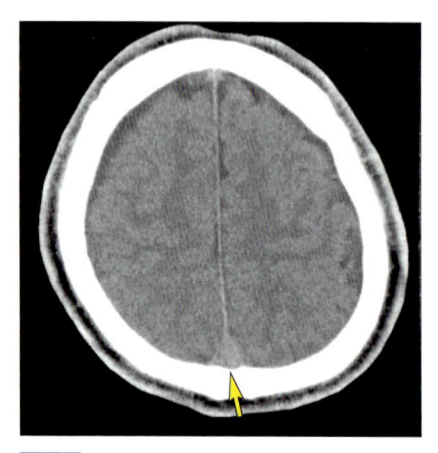

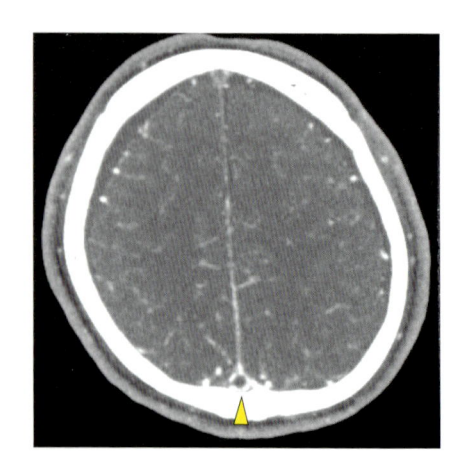

図10　上矢状洞血栓症
45歳，女性．左：単純CT，右：造影CT．単純CTでは上矢状洞内が高吸収値域を示している（delta sign）が，やや不確実な所見である（矢印）．一方，造影CTでは上矢状洞内に明らかな造影欠損がみられている（empty delta sign）（矢頭）．所見を明瞭化させるため，ウィンドウ幅を広げて表示・読影していることに注意

なおこれらCTによる静脈洞内の吸収値異常はウィンドウ幅を適切に広げなければ観察できないことが多いので，注意が必要である[1,3]．

c. CTV

CTVは，いかなる種類の非造影MRVよりも頭蓋内静脈系の解剖学的構造の描出に優れ，また静脈洞血栓症の検出力においても秀でている．撮像条件は一般的に行われている3D CT angiographyのそれと大差ない．ただしスキャンタイミングはprepを主たる観察目標の静脈洞，多くは上矢状洞などに合わせて決定する．

CTVのMPR像は静脈洞内の部分血栓化の症例で有用である．静脈洞内の血栓を正確に評価できる一方で，2D-TOF法にみられるin-plane saturationのような描出ムラがない．ただしボリュームデータを取得のうえ静脈洞の走行をよく見てそれに平行な断層画像を作成する必要がある．

CTVはどの非造影MRVと比較してもより良質な画像を提供するし，造影MRVと比べても，同等の範囲をより短い時間で撮像することができる．ただし細部の描出能については現段階では造影MRVとの優劣が明確には示されていない．CTVの注意点としてはエックス線被曝とヨード造影剤の投与がある．静脈洞血栓症の背景因子のひとつに妊娠が挙げられていることから，MRVとの使い分けにあたっては留意する必要がある[15]．

d. DSA

脳血管撮影（DSA）はかつて静脈洞血栓症の確定診断に不可欠であったが，現在はMRVやCTVにその座を譲っている．しかし**変異の多い脳静脈系における正確な解剖の確認や微細な側副静脈路の評価，循環遅延の評価にはいまだにDSAを越えるものはない．**さらに動静脈短絡の関与が疑われた場合には現在でも必須の検査である．

撮影は通常の静脈相の撮影と同様である．造影剤の量をやや増やし，秒あたり1フレーム程度の低速で静脈相の遅いところまで十分に含める．対側血流によるwash outを血栓と誤認しないため大動脈弓からの撮影が推奨されたこともあったが，各頸部主幹動脈からの個別撮影でも造影剤の注入量・注入速度を十分に増やすことでこれらの問題はある程度回避できると考えられる．なお実際に静脈洞狭窄や閉塞の所見がみられた場合は，硬膜動静脈瘻の合併を確認するため，外頸動脈系を含んだ十分な撮影が必要になる[1]．

DSAにおける静脈洞血栓症の直接所見は，当該静脈洞の造影欠損である．閉塞部は長軸方向から観察すると逆三角形，側面から見ると三日月形の造影欠損を示す．その一方で閉塞断端には非常に遅い相まで造影剤の停溜がみられることがある．静脈洞が部分血栓化にとどまっている場合は，内腔に線状あるいは半月状の淡い造影欠損がみられうる．もしこの所見が不明瞭であっても，静脈洞局所の流出遅延を観察することで判断が可能なことが多い．また閉塞した静脈洞が再開通した場合は，その部分の壁が平滑でなくボソボソとした描出のされかたをする（frayed appearance）のが特徴的である[1]．

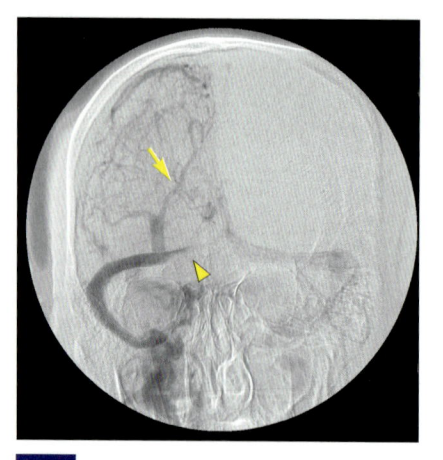

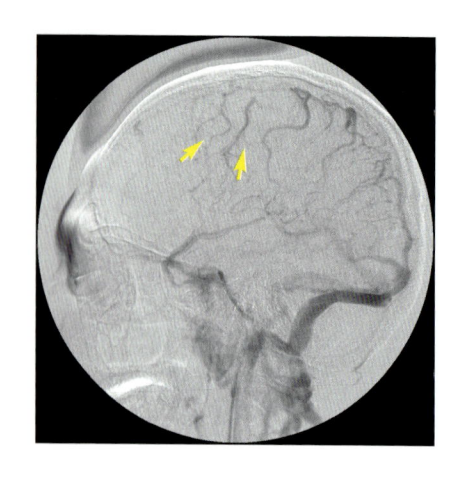

図11 上矢状洞血栓症
45歳，女性，図10と同一症例．右：右内頸動脈撮影，静脈相，正面像，左：同，側面像．上矢状洞は全長にわたり造影されていない．正面像では側副静脈路を介した右横静脈洞への流出がみられるほか（矢印），静脈洞交会方向（盲端化している）へ逆向性の造影がみられる（矢頭）．側面像では上矢状洞との連続を絶たれた皮質静脈に造影剤の停留がみられる（hang in space）（矢印）

　DSAでの間接所見は，おもに側副静脈路の描出である．これは①閉塞した静脈洞の周囲に広がっていた静脈叢様のチャンネルが開き，本来あるべき静脈洞の走行に伴走して，開存部と開存部とを架橋するような側副静脈の形成，②全く別な流出路へと吻合する皮質静脈の拡張・蛇行（dilated corkscrew vessel），③髄質静脈の明瞭化　が挙げられる．導出静脈や翼突筋静脈叢を介した頭蓋外への流出路も明瞭化することがある．これら側副血行路は臨床経過とともに変化していくので，DSAで詳細な評価を行っておき，MRVによるフォローアップ時に参考にすると便利である．

　それ以外の所見としては，動脈相後期から毛細管相にかけた造影剤の停滞や循環遅延（delayed emptying）や，静脈洞への連絡を絶たれた皮質静脈が周囲と切り離されて造影剤の停溜を続ける"hang in space"などの所見がみられることがある（図11）．

2　海綿静脈洞血栓症

a. 症状の特徴

　海綿静脈洞の血栓症は**顔面や副鼻腔の感染症に合併する最も致死率の高い疾患**として古くから知られてきた．現在では原病に対する抗生剤治療が普及するにつれ，静脈洞血栓症全体に占める割合は低下傾向を示している．

　海綿静脈洞は上下眼静脈を介して顔面や眼窩からの静脈還流を受けており，蝶形骨頭頂静脈洞を介して頭蓋内からの静脈還流を受けている．上下錐体静脈洞や脳底静脈叢を通じて頭蓋外へと流出する．しかし最終的な流出路は必ずしも一定でなく，生理的あるいは病的な静脈圧勾配の変化により容易に流出の方向を変える．このため鼻腔・副鼻腔や眼窩の感染のみならず，錐体骨周囲や上咽頭の感染もこの静脈系を介し

て拡大することがある．海綿静脈洞はその中心部に位置しているため，多方面から感染の波及を受けやすい．

これら感染症の起因菌は7割が黄色ブドウ球菌とされるほか，肺炎球菌やグラム陰性桿菌，嫌気性菌なども少数みられる．真菌ではアスペルギルスなどがみられるが，血栓症の原因として多くはない．

海綿静脈洞血栓症による死因の多くは敗血症や中枢神経系への感染波及によるものである．死亡率はかつては100％近かったが，積極的な抗生剤治療が普及した現在では30％程度にまで低下している．2割程度の症例では視野障害を，半数程度には何らかの脳神経の脱落症状を後遺する．

本疾患の臨床症状は非特異的なものであり，海綿静脈洞近傍の構造物に関連したいくつかの症状が重なった場合に本症が疑われる．最も多い症状は頭痛であり，熱発や眼窩周囲の浮腫がそれに続く．頭痛はふつう漸増性で鋭く，三叉神経の眼窩枝や上顎枝の支配領域に一致している．感染が進行するにつれ，眼痛や眼球の圧迫感，眼窩周囲の浮腫や視力障害を生じるようになる．やがて病変は対側の海綿静脈洞へと進展し，眼症状は両側性となる．炎症が中枢神経に及んだり敗血症を合併した場合は，意識障害が急速に進行して不良な予後をとることが多い[1, 16]．

b. 画像診断による所見

画像診断における海綿静脈洞血栓症の**直接所見は静脈洞内の血栓化であり，間接所見としては眼球の突出，側副静脈路の発達周囲の炎症，主幹動脈の狭小化などがあげられる．**

静脈洞内の血栓化は単純CTで患側静脈洞内の高吸収値域として描出される．これは造影CTや造影MRIではfilling defectとして認められる．ただしこの所見は通常の全脳スキャンで用いられるスライス厚では十分に検出できないことが多い．もし造影MRAを撮影しているなら，そのsource imageも診断に用いることが出来る．

側副静脈路として評価が容易なのは上眼静脈である．造影CTや造影MRIで拡張した血管構造として認められるが，単純CTや単純MRIでもしばしば読影可能である．なお頭位のずれによって左右差の評価が不正確になることがあるので注意が必要である．

炎症の確認には脂肪抑制下のT2強調像や造影T1強調像が用いられる．眼窩蜂窩織炎など類似の臨床症状を呈する疾患との鑑別にあたり，炎症の範囲（とくに後方への波及度）を評価する上で有用である．

その他，MRAで内頸動脈の海綿静脈洞部に狭小化がみられることがある[1, 16]．

参考文献

1) Osborne A : Diagnostic neuroradiology Mosby, 145-147, 385-395, 1994
2) Hashimoto Y : 血栓症に関するQ&A 41. 血栓と循環, 13, 160-164, 2005
3) 宮坂和男：脳脊髄のMRI. 医学書院：210-213, 1999
4) Brucker AB, et al. : Heparin treatment in acute cerebral sinus venous thrombosis : a

retrospective clinical and MR analysis of 42 cases. Cerebrovasc Dis 8 : 331-337, 1998
5) Canhao P, et al. : Causes and predictors of death in cerebral venous thrombosis. Stroke 36 : 1720-1725, 2005
6) Ferro JM, et al. : Cerebral vein and dural sinus thrombosis in elderly patients. Stroke 36 : 1927-1932, 2005
7) 脳卒中合同ガイドライン委員会:脳卒中治療ガイドライン2004. 協和企画, 2004
8) Hsu FP, et al. : Dural sinus thrombosis endovascular therapy. Crit Care Clin 15 : 743-753, 1999
9) Murphy KJ, et al. : Endovascular treatment of a grade IV transverse sinus dural arteriovenous fistula by sinus recanalization, angioplasty, and stent placement : technical case report. Neurosurgery 46 : 497-500, 2000
10) Scott W : Atlas. Magnetic Resonance Imaging of the Brain and Spine. Lippincott Williams & Wilkins, pp. 1586-1589, 2002
11) McRobbie DW : 標準MRI. オーム社 : pp. 239-255, 2004
12) Adams WM, et al. : Use of single-slice thick slab phase-contrast angiography for the diagnosis of dural venous sinus thrombosis. Eur Radiol 9 : 1614-1619, 1999
13) 宣保浩彦:臨床のための脳局所解剖学. 中外医学社 : 70-91, 2000
14) Didier D : Gadolinium-enhanced MR of chronic dual sinus thrombosis. AJNR 16 : 1347-1352, 1995
15) Khandelmal N, et al. : Comparison of CT venography with MR venography in cerebral sinovenous thrombosis. AJR 187 : 1637-1643, 2006
16) Heckmann JG & Tomandl B : Cavernous sinus thrombosis. Lancet 362 : 1958, 2003

II 臨床編

5 神経血管圧迫

土屋 一洋

1 神経血管圧迫の一般的事項

1 症候と病因 〜三叉神経痛・片側顔面痙攣・舌咽神経痛

　主として近接する血管による圧迫に起因し，臨床的に神経血管圧迫（neurovascular compression）と称される代表的病態が①三叉神経痛（trigeminal neuralgia）と②片側顔面痙攣（hemifacial spasm）である．このほかに③舌咽神経痛（glossopharyngeal neuralgia）がある．

a. 三叉神経痛

　三叉神経痛は片側の上顎神経（V2）あるいは下顎神経（V3）の領域，すなわち頬，口の周囲，口の中，顎の付近に発作性に生じ，突発的な電撃痛なのが典型的で，時間は数秒から数分程度であるが，持続痛のこともある．V2の領域から発症し，V3さらには眼神経（V1）の領域に拡がることが多い．また痛みはトリガーポイントとよばれる顔面の特定部位（鼻翼や口唇など）に触れたりすることがきっかけで生じるほか，顔に冷たい風が当たるだけで誘発されることもある．概ね男女比2：3でやや女性に多いが，その理由として，後頭蓋窩容積の頭蓋全体の容積に対する比が女性で小さいことの関与が報告されている[1]．

　三叉神経痛あるいは後述の片側顔面痙攣の病因としては末梢説と中枢説があるが，現在は末梢説が有力である．すなわち神経が脳幹から出て数mmのところに中枢性の髄鞘から末梢性の髄鞘に移行する**junction zone**ないし**root exit/entry zone**（**REZ**）があり，ここに慢性圧迫が加わって脱髄が進行すると知覚線維と痛覚線維の間で活動電位がショートをきたすような状態になり，痛み（あるいは痙攣）が発生するというものである[2]．三叉神経痛の場合，圧迫のほとんどは動脈（上小脳動脈，前下小脳動脈，脳底動脈，椎骨動脈）によるREZの圧迫とされ，50〜60歳代の中高年にピークがあるのは動脈硬化による屈曲・蛇行が関連している．このほか頻度は小さいが動脈解離，脳動静脈奇形，静脈奇形などの血管性病変，髄膜腫，類上皮腫などの良性脳腫瘍，あるいはクモ膜の肥厚・癒着などがある．

b. 片側顔面痙攣

　片側顔面痙攣は顔面筋の不規則かつ不随意な収縮である．眼輪筋のピクツキで始まり顔面全体に及ぶのが典型的であるが，頬筋に始まることもある．進行すると頻度や強さが増して持続性になり日常生活にも大きな支障になる．本症も中年以降に多く，女性の頻度が男性の約2倍高い[3]．顔面痙攣はBell麻痺の後遺症としてみられること

| A) | B) |

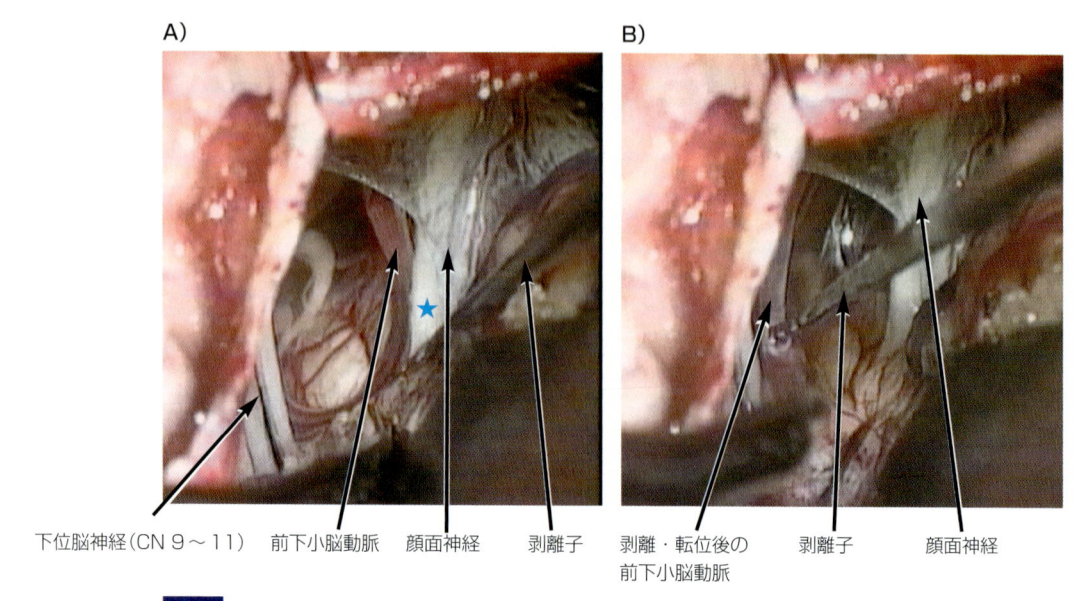

下位脳神経(CN 9〜11)　前下小脳動脈　顔面神経　剥離子　　剥離・転位後の前下小脳動脈　剥離子　顔面神経

図1　左片側顔面痙攣の術中画像
58歳，女性，転位前（A）には顔面神経のREZ（★）と前下小脳動脈との接触がみられるが，転位後（B）には両者が遊離しているのがわかる（杏林大学脳神経外科塩川芳昭先生のご厚意による）

もあるが神経血管圧迫あるいはその他の圧迫性病変によって生じることが多い．後下小脳動脈，前下小脳動脈あるいは椎骨動脈の直接あるいは他の血管を介しての圧迫などが原因となる（図1）．三叉神経痛同様の血管性病変や脳腫瘍のほか小静脈やクモ膜嚢胞なども原因になる．

c. 舌咽神経痛

舌咽神経痛は舌根部や口蓋垂から側壁部分を中心とした咽頭に生ずる痛みである．会話・食事・嚥下（飲み込み）・咳などで誘発され，特に冷たいものを飲むと痛みがひどいといわれている．発作性に起こり，数秒から数分持続する．徐脈，失神発作などの迷走神経症状を呈することもある．後下小脳動脈あるいは椎骨動脈による神経血管圧迫が原因として生じることが多い[4]．

2　治療

上記の3疾患において従来選択されている治療法には差違がある．

a. 三叉神経痛

三叉神経痛には現在，内服薬による薬物療法，神経ブロック，外科的治療，放射線治療といった選択肢がある．

薬物療法は患者の年齢層などからも第一選択として捉えられている．広く用いられるのは抗てんかん薬カルバマゼピン（テグレトール®）である．これで効果が不十分だったり副作用がみられる際にバクロフェン（リオレサール®）への変更あるいは追加が考慮される．また急激な疼痛の増悪に対してはジフェニルヒダントインやリドカイン

の静脈内投与が有効とされる．カルバマゼピン®は刺激に対する三叉神経核の活動を抑制することで効力を発揮する[5]．100〜200mg/日から始め600mg/日程度にまで増量する．初回治療で多くの例が反応するが，長期投与によって効果が低下する．副作用として眩暈，傾眠傾向，平衡機能障害，悪心・嘔吐，発疹などが知られている．

神経ブロックは麻酔薬や高周波の熱凝固によって神経をブロックするもので主にペインクリニック（麻酔科）で行われ，一定の効果が期待できる．目の下で行う眼窩上神経ブロック，上下のあごが痛い時に行うGassel神経節ブロックなど痛みの部位によってブロックする神経を決めて行われる．

三叉神経痛に対する**外科治療**は**微小血管減圧術**（microvascular decompression：創始者の名前から広くJannettaの手術とも称される：**memo参照**）が一般的である．全身麻酔下に横洞とS状静脈洞に接した角の部分に小開頭を設け，錐体静脈を小脳から剥離して三叉神経のREZに達する．ここで責任血管と三叉神経根を遊離させ，圧迫を解除する．その後に両者の間に人工材料や生体材料を置く術式があるが，再発が多く生じるため，圧迫血管を十分距離を置いて離すだけの転位（transposition）が推奨されている[6]．

最近では**ガンマナイフ**を用い，MRIで描出される三叉神経のREZにターゲットを置く放射線治療によって低侵襲で良好な成績が得られることが報告されている．ただし長期にわたっての副作用のデータの蓄積がないことから，主に他のモダリティーで効果が不十分だった症例や，再発例を適応として施行されることが多い．

> **memo**
> ■ **Jannettaの手術**
> Peter J. Jannetta教授はUniversity of Pittsburgh Medical Center在職中に三叉神経痛，片側顔面痙攣，舌咽神経痛といった神経血管圧迫に対する微小血管減圧術microvascular decompressionを確立した．彼は多数例での手術から神経に触っている血管をはずすとこれらの疾患が劇的に治癒することを経験的に発見し，その後，数多くの脳外科医が同じ手術を行い，その正しさが証明された．このためこれらの手術は彼の名誉をたたえてJannettaの手術とよばれている．現在彼はAllegheny General Hospitalの脳神経外科でこれらの疾患やその関連疾患の治療を続けており，その状況は下記のウェブサイトで知ることができる．
> http://www.societyns.org/society/bio.aspx?MemberID=2650

b. 片側顔面痙攣と舌咽神経痛

これらの根治的な治療法もそれぞれの責任血管に対する**微小血管減圧術**である．より頻度の高い片側顔面痙攣では後頭骨の小開頭部から小脳を圧排し，小脳片葉と舌咽神経の間から顔面神経のREZに達し，圧迫血管を同定して転位する（**図1**）．経験豊富な術者の場合，90％以上の症例で永続的な治癒が得られる[7]．微小血管減圧術は基本的に安全な手術ではあるが，脳幹に近い部位での操作であり，上述の三叉神経痛に対するものも合わせ，0.3％というわずかな頻度ではあるが，手術に起因する死亡率が報告されている[8]．また片側顔面痙攣の場合，合併症として近接する聴神経への影

響に起因する聴力障害が生じることがある．

一方，片側顔面痙攣に対する比較的新しい治療法として**ボツリヌス毒素**の痙攣を起こした筋肉内への注射がある．これはA型ボツリヌス菌の毒素による筋弛緩作用（運動神経終末でのアセチルコリン放出の阻害）で過剰な筋の収縮を抑えることによる．効果は注射後数日で出現して3〜4ヵ月程度持続し，弱くなった場合再注射を行う．有効率は概ね90%程度とされ，非常に効果の高い治療法である．本邦では2000年に保険適応になり，現在多くの患者に第一選択として施行され，経過によって手術が考慮される傾向にある．

> memo
>
> ■ ボツリヌス毒素
>
> ボツリヌス菌（Clostridium botulinum）はグラム陽性の嫌気性菌で通常は芽胞の形で土中に存在する．毒素の抗原性によってA〜G型に分類される．ボツリヌス毒素は自然界に存在する最強の毒素（1gで100万人を殺傷可能）であり生物兵器として開発された歴史もある．呼吸筋の麻痺によって致死的となるが軽症の場合には複視・構音障害・排尿障害などを呈する．わが国では北海道・東北の「いずし」などに混入したボツリヌス菌による中毒が散発的に報告されている．医薬品として使用可能なボトックス[r]注100（アラガン社）は1バイアルに100単位（4.8ng）の毒素を含有し，生食で溶解して用いる．

2 神経血管圧迫の診断のためのMRAの撮像法

1 MRA

前述のように神経血管圧迫の原因としては動脈分枝による主にREZの圧迫が多く，その診断法として3D-TOF法によるMRAの有用性は大きい[9, 10]．頻度が高い顔面痙攣や三叉神経痛において責任血管は一般に**椎骨脳底動脈系の動脈枝**である．したがって，この領域を確実に含んだ撮像範囲を設定する必要がある．さらに責任血管の同定においては圧迫された神経が，血管と同時に描出される元画像の有用性がMIP画像よりも高い．ただしMIP画像も責任動脈を含んだ周囲の動脈の走行の把握や動脈瘤・狭窄性病変などの合併の有無の診断のためには必要である．また手術に際し，原因が血管の場合にそれが椎骨脳底動脈系の分枝のうちの何であるかは必須の情報ではないものの，MIP画像を合わせることでそれを同定することができる．元画像は通常の横断像の表示で十分なことが多いが，**矢状断や冠状断での再構成（multiplanar reconstruction : MPR）画像**を作成し追加すれば解剖学的な情報量が増え，手術に先立ってしばしば有用である（図2）．撮像マトリクスは512×512ベースの通常の設定同様で十分である．

神経血管圧迫の診断のために有効な手段としてmagnetization transfer contrast（MTC）パルス（memo参照）を外すことが挙げられる．これによって通常のMRAの

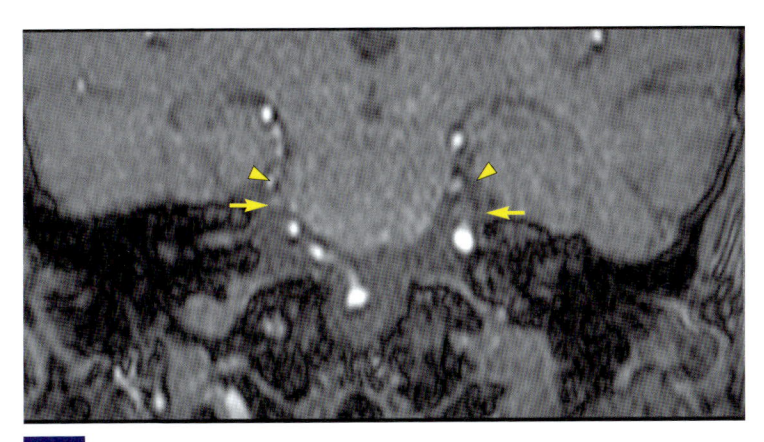

図2 3D-TOF法によるMRAのデータの冠状断方向の再構成画像
67歳,正常女性.両側の三叉神経(矢印)が同定される.そのすぐ上方の血管(矢頭)は上小脳動脈である

撮像では抑制されてしまっている脳実質や脳神経の信号を増加させ,圧迫されたREZあるいは神経の描出を良好にすることができるので利用することが望ましい(図3).

　神経血管圧迫の原因動脈は元画像で高信号を示し容易に同定できるが,稀に静脈が責任血管となっている場合がある.この場合,血管様の構造物が高信号を呈さずに描出される.動脈を目的とした通常のMRAではスラブの末梢側に静脈由来の信号の抑制のためのパルスが付加されて撮像されているからである.神経血管圧迫の原因と考えられる静脈をその目的としたMRV(MR venography)はこのパルスをスラブの心臓側に置くことで得ることができる.あるいはGd造影剤の投与により動脈と静脈の両者から信号が得られるので,造影前後のMRAの元画像を比較することで責任静脈を診断することも可能である.

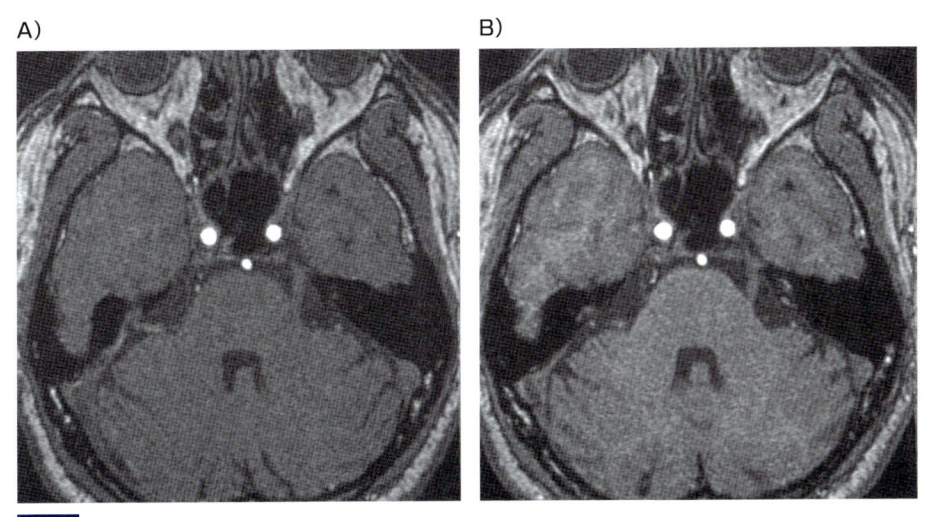

図3 3D-TOF法のMRAの元画像でのMTCパルス付加の有無の違い
53歳,正常男性.MTCを加えたMRA(A)に比し,加えていないMRA(B)では脳実質や三叉神経の信号が相対的に高く,視認が容易である

> **memo**
>
> ■ MTCパルス
>
> 2つ以上のスピン系の磁化移動を利用し，画像のコントラストを変える手法をMTC（magnetization transfer contrast）という．水の共鳴周波数からわずかにずれた高周波を同時に与えることで，水以外の生体高分子の水素原子核を励起する．これによって生体高分子にゆるやかに結合した水分子に移動する磁化により，本来目的とした水分子からのMRI信号を抑制する．MRAでは脳実質からの信号を抑え，血管と脳の信号差を広くし，前者の信号をより相対的に大きくすることができる．臨床機ではMRAに際しMTCパルスの付加が自動的に行われている場合が多い．

2 MR cisternography

　Cisternography（脳槽造影）とは髄液が存在する脳槽内に造影剤を注入してその内部に存在する腫瘍性病変や血管，脳神経を描出する撮影法である．MRIの導入以前に最も一般的であったのは腰椎穿刺によってクモ膜下腔に非イオン性のヨード造影剤あるいは空気を注入し，それを頭蓋内に移動させて高分解能のCTを撮影するCT cisternographyであった．一方MRIを用いた撮像法として，強いT2強調画像で髄液とその内部の構造物のコントラストを高くし（いわゆるMR hydrography），加えて高空間分解能の画像が得られるように設定した撮像法が，脳槽とその内容物の詳細を良好に描出する技法として提唱され，MR cisternographyと称されている[11, 12]．

　このMR cisternographyはsteady-state free precession（SSFP）系のシーケンスであるtime reversed fast imaging with steady-state precession（PSIF）法やそれを応用したconstructive interference in steady state（CISS）法，balanced fast field-echo（bFFE）法，fast advanced spin-echo（FASE）法，あるいはfast imaging employing steady-state acquisition（FIESTA）法などと称される強いT2強調の得られる撮像法を用いる．三次元的にデータを収集することによりスライス方向の空間分解能が1 mm前後の画像が得られる．面内の撮像マトリックスは512×512相当，撮像視野は20cm前後に絞るのが適当である（図4）．

　MR cisternographyによって神経血管圧迫の責任病変は良好に描出される[13]．MR cisternographyの3DデータからMRAの場合と同様に，**矢状断や冠状断でのMPR画像**を作成することもしばしば有効であり，ただし前述のMRAの元画像では血管が高信号に描出されて他の構造物と明瞭に判別される点では有利である．なおMR cisternographyのシーケンスによっては太い血管の場合，内腔と壁の信号が一様にならないことがある．

　なおMRAならびにMR cisternographyのいずれでも神経への圧迫の原因として時に腫瘍性病変が発見されることがあり，髄膜腫や類上皮腫などの頻度が比較的高い．この場合，造影T1強調像や拡散強調画像など，疑われる病変によって適宜MRIの撮像を追加する必要がある．

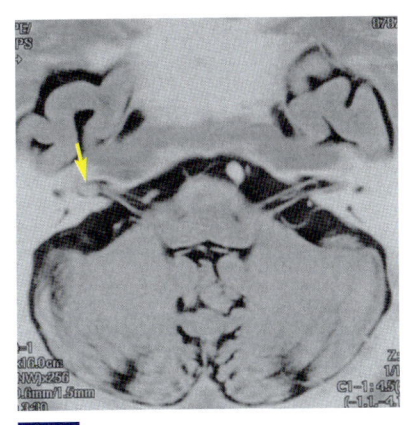

図4 **3D FASE法によるMR cisternography**
80歳，男性．内耳道内の微小な聴神経鞘腫（矢印）の症例．TR＝6,000ms，TE＝120ms，撮像マトリクス256×256，FOV＝16×16cm（面内空間分解能0.6×0.6mm）スライス厚1.5mm（補間で0.75mm），加算回数1回で，内耳道近傍を30スライス撮像し，撮像時間は3分30秒．グレースケールを反転表示している

3 三叉神経痛の画像診断

　三叉神経のうち，主に上顎神経（V2）あるいは下顎神経（V3）の領域に発作性に生じる痛みは頭蓋内での同神経への血管による圧迫によって生じるものが多い．三叉神経の本幹部は①REZ，②cisternal portion，③Meckel腔への入口部に分けられるが，前述のように三叉神経痛の原因としてはREZへの動脈分枝の接触の頻度が高い．血管圧迫による三叉神経痛の場合，原因血管としては上小脳動脈，前下小脳動脈，脳底動脈，椎骨動脈の頻度が高い．微小血管減圧術でREZにおけるこれらの血管による圧迫の解除はしばしば痛みの消失あるいは劇的な改善をもたらす．

　三叉神経痛の患者におけるMRAを中心にした画像診断の役割は，微小血管減圧術を前提として責任血管の存在の有無やそのREZとの関係を明らかにすることである[13～15]（図5）．その検査技術に関しては前項に記載のとおりである．読影にあたっては**REZと血管の相対的関係**を明確に指摘することが必要である．

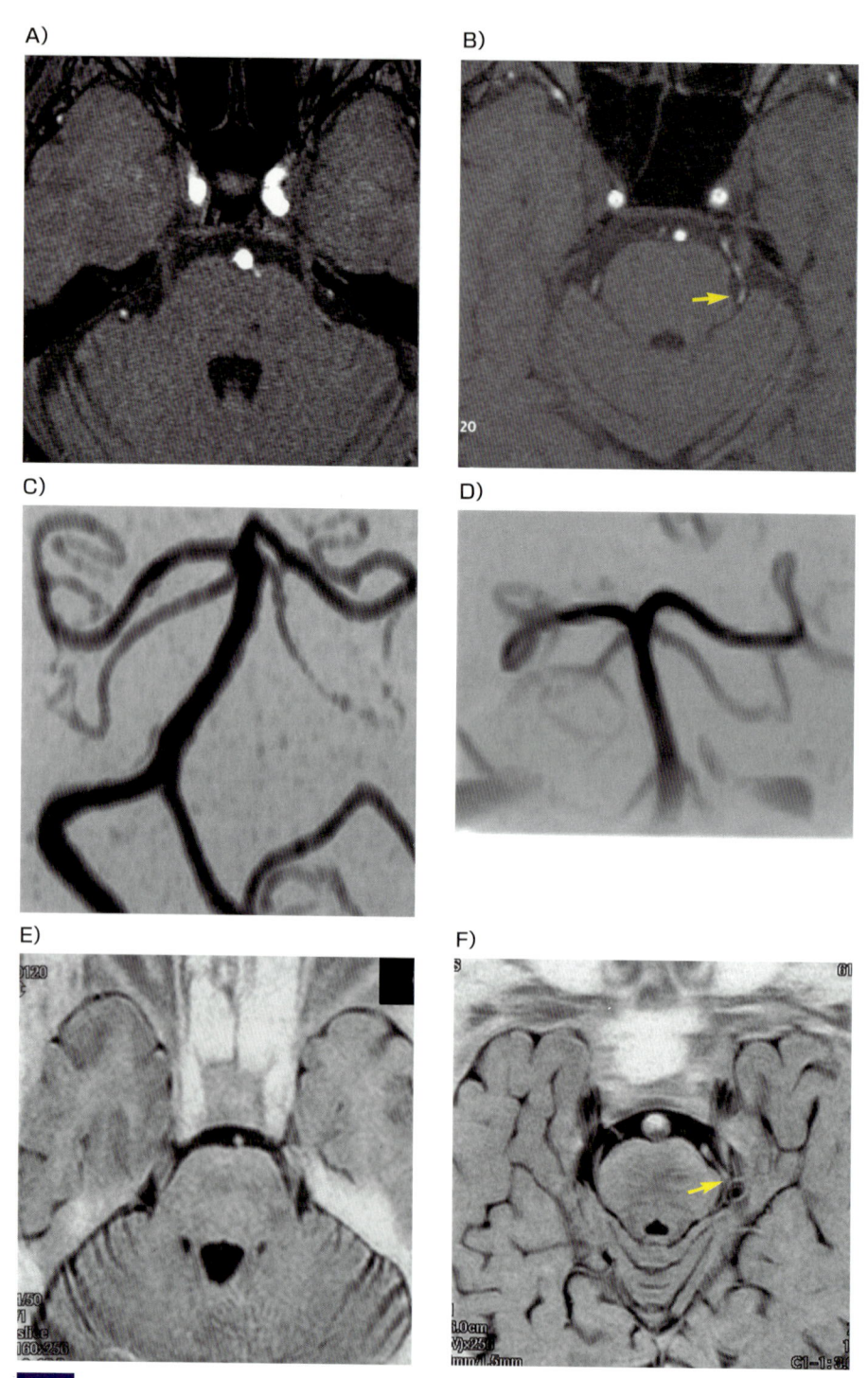

図5 三叉神経痛に関連するMRI画像

A) MRAの元画像（正常例），74歳，女性．B) MRAの元画像（左三叉神経痛），55歳男性，左三叉神経のREZに前方から接触する上小脳動脈と考えられる血管の高信号がみられる（矢印）．C) MRAのMIP画像（正常例），67歳，女性．D) MRAのMIP画像（図1Bと同一症例），責任血管と考えられる左の上小脳動脈には特に延長・蛇行傾向は強くない．E) MR cisternography（正常例），53歳，女性．F) MR cisternography（左三叉神経痛），69歳，男性，左三叉神経のREZに前方から接触する血管がMRAの元画像同様にみられる（矢印）

4 片側顔面痙攣の画像診断

　片側顔面痙攣の原因は前述のように，神経血管圧迫が最多であるがこのほかに脳動静脈奇形や静脈奇形などの血管性病変，脳腫瘍などがある．**原因検索のための画像診断にはMRIが最も有効な手段として選択される．**神経血管圧迫については圧迫血管の有無ならびにそれと顔面神経，特にREZとの関係の検索がポイントとなる．手術を前提とした検査では顔面神経の圧迫や変形についても正確な評価の可能な画像を得て，脳外科医に伝える必要がある[16)]．このためのMRIの撮像法については既述したが基本は**MRAの元画像とMR cisternography**である[16〜19)]．MR cisternographyのデータを元にした仮想内視鏡の有用性の報告もある[20)]．

　片側顔面痙攣の原因となる血管は後下小脳動脈，前下小脳動脈あるいは椎骨動脈が多い．この他，時には脳底動脈や静脈が原因のこともある．さらにこれらの動脈本幹以外の穿通枝などの小枝が直接接触していることもある．責任血管の転位が手技的にやや困難であるのは，転位しようとする血管から顔面神経や脳幹に短い穿通枝が出ている例，顔面神経と聴神経の間を血管が貫通する例（図6），太い椎骨動脈が圧迫している例（図7）などである[21)]．血管貫通例は比較的若年者，椎骨動脈圧迫例は動脈硬化性変化が進んだ高齢者に多い傾向がある．

　読影に際してはMRAの元画像やMR cisternographyで血管を連続的に追っていくことが肝要である．MPR画像もしばしば有効である．また顔面痙攣の場合，REZで脈管により神経や脳幹が圧排や変形を受けている所見が重要である．ただし前項の三叉神経でも同様のことが知られているが，REZにおける血管による圧迫・変形がみられても無症状の例も多く，**臨床症状と対比しての画像の解釈が必須**である[16, 22)]．

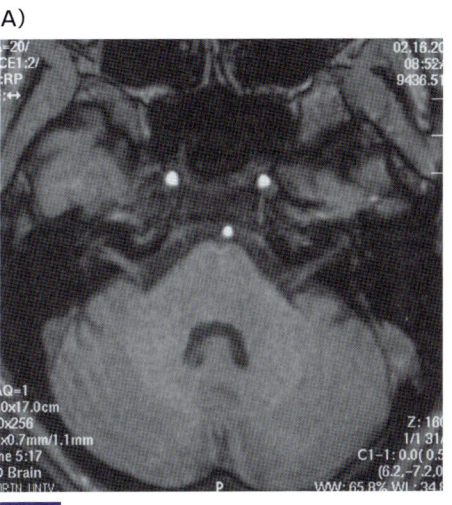

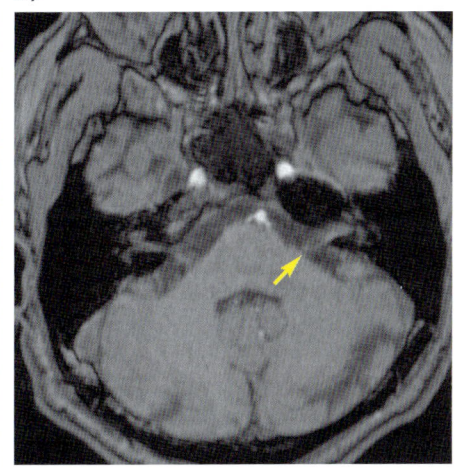

図6　片側顔面痙攣
A）30歳，正常男性．3D-TOF法のMRAの元画像で，顔面神経に接触する血管はみられない．B）65歳男性，左の片側顔面痙攣の症例．左の顔面神経のREZでと聴神経の間に動脈分枝の信号（矢印）がみられる

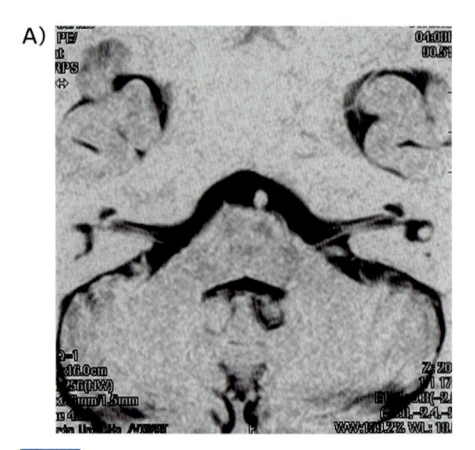

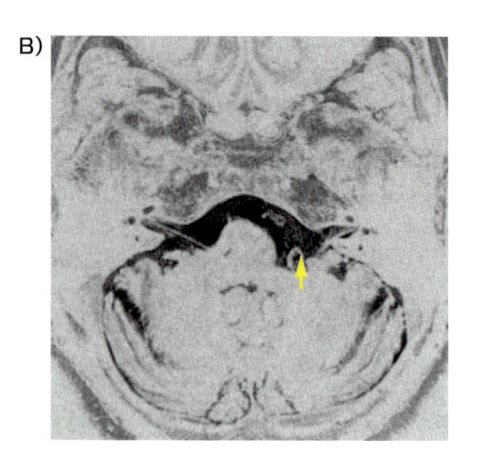

図7 片側顔面痙攣
A) 63歳, 正常男性, MR cisternography (FASE法) で, 顔面神経に接触する血管はみられない. B) 70歳女性, 拡張・蛇行した左椎骨動脈が左の顔面神経のREZを前方から圧迫している (矢印)

5 舌咽神経痛の画像診断

　舌咽神経痛は前述のように後下小脳動脈あるいは椎骨動脈による神経血管圧迫が原因として生じることが多い (図8). 他の神経血管圧迫と同様, その描出にはMRAの元画像やMR cisternographyが有効である[23]. なお舌咽神経は迷走神経, 副神経とともに頸静脈孔に向かい, これ自体を同定することは必ずしも可能ではない. これら下位脳神経束のREZに血管が接触していることが重要な所見で, さらに脳幹の変形も伴っていればその病的意義の確実性が高くなる.

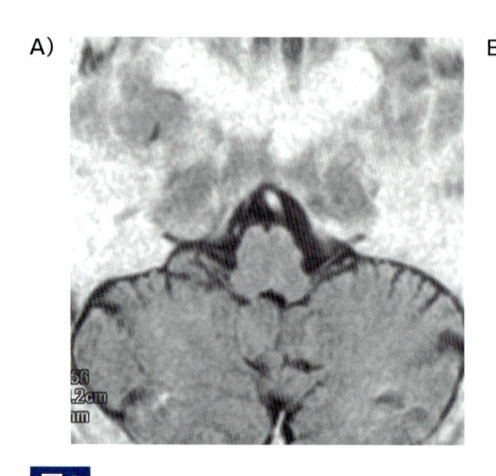

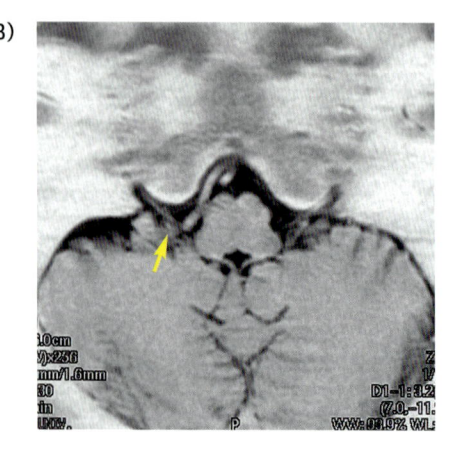

図8 舌咽神経痛
A) 30歳, 正常男性, MR cisternography (FASE法) で, 下位脳神経に接触する血管はみられない. B) 37歳女性, 右の舌咽神経痛症例. 右側の下位脳神経のREZに右の椎骨動脈が圧迫を加えている (矢印)

参考文献

1) 山本義介ら：顔面痙攣患者における後頭蓋窩容積の測定とその意義．脳神経外科 15：243-248, 1987
2) 近藤明慧：三叉神経痛の病因と症候．Clinical Neuroscience 23：1014-1016, 2005
3) 東 壮太郎：顔面痙攣の原因と症候．Clinical Neuroscience 23：1042-1043, 2005
4) Laha RK & Jannetta PJ：Glossopharyngeal neuralgia. J Neurosurg 47：316-320, 1977
5) Zakrewska JM & Patsalos PN：Drugs used in the management of trigeminal neuralgia. Oral Surg Oral Med Oral Pathol 74：439-450, 1992
6) 田草川 豊：三叉神経痛の外科治療．Clinical Neuroscience 23：1046-1048, 2005
7) Kondo A：Follow-up results of microvascular decompression in trigeminal neuralgia and hemifacial spasm. Neurosurgery 40：46-51, 1997
8) Kalkanis SN, et al.：Microvascular decompression surgery in the United States, 1996 to 2000：mortality rates, morbidity rates, and the effects of hospital and surgeon volumes. Neurosurgery 52：1251-1261, 2003
9) Kumon Y, et al.：Three-dimensional imaging for presentation of the causative vessels in patients with hemifacial spasm and trigeminal neuralgia. Surg Neurol 47：178-185, 1997
10) Boecher-Schwarz HG, et al.：Sensitivity and specificity of MRA in the diagnosis of neurovascular compression in patients with trigeminal neuralgia：a correlation of MRA and surgical findings. Neuroradiology 40：88-95, 1998
11) Bassi P, et al.：MR cisternography of the cerebello-pontine angle and internal auditory canal in diagnosis of intracanalicular acoustic neuroma. Neuroradiology 31：486-491, 1990
12) El Gammal T & Brooks BS：MR cisternography: initial experience in 41 cases. AJNR 15：1647-1656, 1994
13) Yoshino N, et al.：Trigeminal neuralgia：evaluation of neuralgic manifestation and site of neurovascular compression with 3D CISS MR imaging and MR angiography. Radiology 228：539-545, 2003
14) Majoie CBLM, et al.：Trigeminal neuralgia：comparison of two MR imaging techniques in the demonstration of neurovascular contact. Radiology 204：455-460, 1997
15) Anderson VC, et al.：High-resolution three-dimensional magnetic resonance angiography and three-dimensional spoiled gradient-recalled imaging in the evaluation of neurovascular compression in patients with trigeminal neuralgia: a double-blind pilot study. Neurosurgery 58：666-673, 2006
16) Fukuda H, et al.：Demonstration of neurovascular compression in trigeminal neuralgia and hemifacial spasm with magnetic resonance imaging: comparison with surgical findings in 60 consecutive cases. Surg Neurol 59：93-99, 2003
17) Mitsuoka H, et al.：Delineation of small nerves and blood vessels with three-dimensional fast spin-echo MR imaging: comparison of presurgical and surgical findings in patients with hemifacial spasm. AJNR 19：1823-1829, 1998
18) Yamakami I, et al.：Preoperative assessment of trigeminal neuralgia and hemifacial spasm using constructive interference in steady state-three-dimensional Fourier transformation magnetic resonance imaging. Neurol Med Chir 40：545-555, 2000
19) Tsuchiya K, et al.：Evaluation of MR cisternography of the cerebellopontine angle using a balanced fast-field-echo sequence：preliminary findings. Eur Radiol 14：239-242, 2004
20) Ishimori T, et al.：Virtual endoscopic images by 3D FASE cisternography for neurovascular compression. Magn Reson Med Sci 2：145-149, 2003
21) 藤巻高光：顔面痙攣の外科治療．Clinical. Neuroscience 23：1054-1055, 2005
22) Tan EK & Chan LL：Clinico-radiologic correlation in unilateral and bilateral hemifacial spasm. J Neurol Sci 222：59-64, 2004
23) Karibe H, et al.：Preoperative visualization of microvascular compression of cranial nerve IX using constructive interference in steady state magnetic resonance imaging in glossopharyngeal neuralgia. J Clin Neurosci 11：679-681, 2004

Ⅱ 臨床編

6 頭蓋内腫瘍性病変

土屋 一洋

1 頭蓋内腫瘍性病変のMRAの適応・診断能・撮像法

1 腫瘍の近傍の血管の評価

脳腫瘍の周囲の血管の情報は治療方針の決定に重要であり，特に手術が計画された場合には到達経路や摘出の程度などにも関わる情報になる．MRAならびにMRIでは撮像法を適宜選択することによって低侵襲に血管自体を描出したり，血管と腫瘍を優れたコントラストで同時に描出することができる．

このうち，腫瘍周囲の動脈あるいは静脈については以下のような病態での有用性が挙げられる．

a. 合併する動脈瘤の検索

下垂体腺腫では動脈瘤の合併頻度が高いことが以前から知られている[1]．このため従来，多くの施設でその術前にDSAが施行されその検索が行われてきた．現在の3D-TOF法のMRAでの動脈瘤の検出能は脳動脈瘤のMRAの項で詳述されているとおりであり，DSA自体の侵襲性などを考慮し，最近は多くの施設でMRAによって代替されている（図1）．

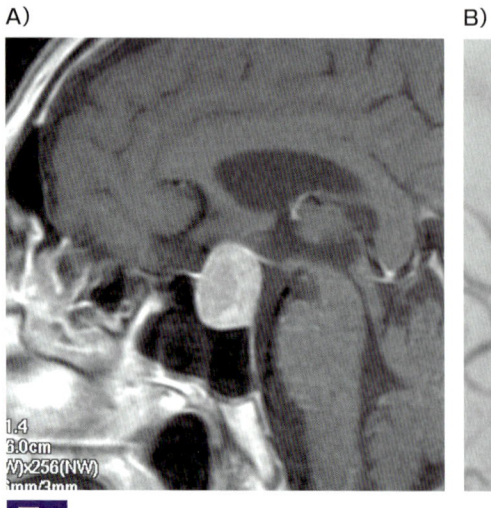

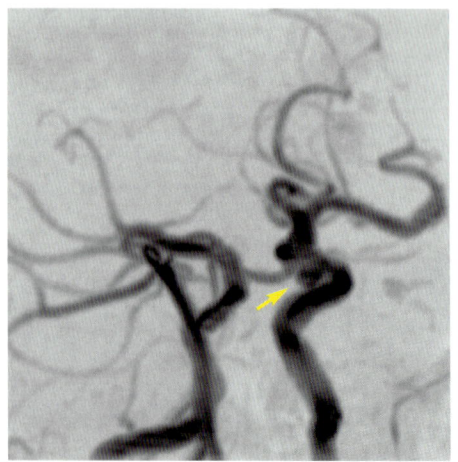

図1 下垂体腺腫と脳動脈瘤の合併
70歳，男性．造影T1強調像矢状断像で鞍上部に進展し，強く増強された下垂体腺腫がみられる（A）．3D-TOF法のMRAで左内頸動脈瘤がみられる（B，矢印）

b. 腫瘍による血管の狭窄性変化の評価

腫瘍による動脈系の狭窄は圧排性変化のほか，浸潤によっても生じ，下垂体腺腫や頭蓋底に生じた髄膜腫などの腫瘍によってしばしばみられる．これは通常のMRAで十分診断可能であるがMRIの所見もあわせることでより詳密な評価ができる（図2）．静脈系では近接して発生する髄膜腫の静脈洞浸潤が重要である．これも通常のMRIで描出されるが，2D-TOF法などでのMR venographyによって内腔の全体像や側副血行の概略まで診断できる（図3）．

一方，表在性の腫瘍性病変に関しては病変の正確な局在（脳回や脳溝との関係）に加え，術中に見える脳表の血管，特に不用意な損傷を避けねばならない脳表静脈との位置関係も術者には重要な情報になる．筆者の施設ではhalf-Fourier acquisition single-shot turbo spin-echo（HASTE）法やfast advanced spin-echo（FASE）法などのheavily T2強調画像の厚いスライスで実際の脳表を観察した際のような画像を得る **surface anatomy scan（SAS）** によって腫瘍と脳回・脳溝を同時に表示し，これに同一スライスでのMR venography（2D-TOF法やphase-contrast法）を重ね合わせる手法をこれまでしばしば行ってきた[2, 3]（図4）．類似の画像は造影後の三次元のT1強調型の撮像を行い，その後の画像処理で頭皮や頭蓋を除去する方法によっても得ることができる[4]．

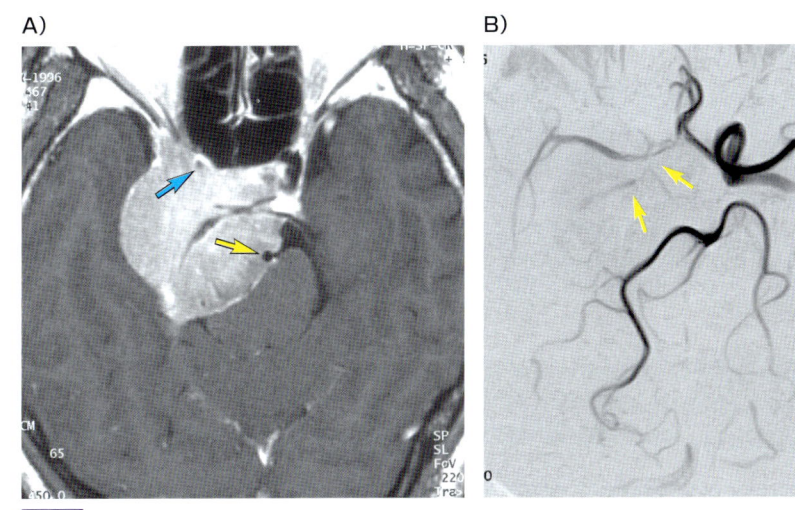

図2 頭蓋底の髄膜腫による内頸動脈の狭窄
50歳，男性．造影T1強調像で右海綿静脈洞に発生した髄膜腫により右内頸動脈が取り囲まれているのがわかる（A，青矢印）．脳底動脈も腫瘍に巻き込まれている（A，矢印）．3D-TOF法のMRAで右内頸動脈の本幹が著明に狭小化し，信号も減弱しており対応する所見である（B，矢印）

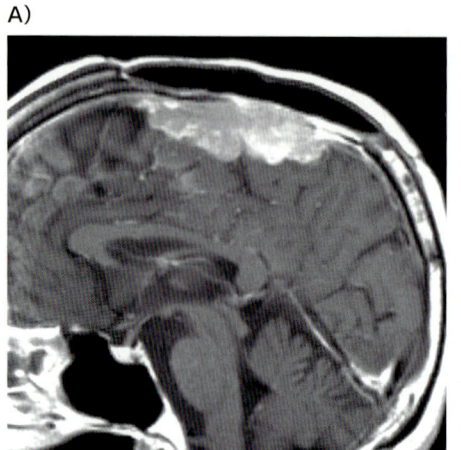

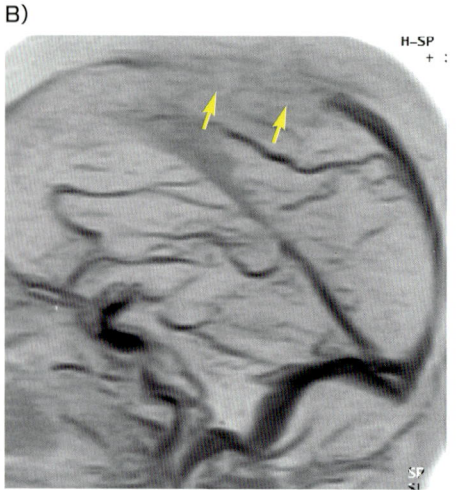

図3　髄膜腫の浸潤による上矢状洞の閉塞
65歳，女性，造影T1強調像で強く増強されてみられる術後再発髄膜腫（A）の浸潤による上矢状洞の閉塞（B，矢印）が2D-TOF法のMR venographyで信号の欠損として描出されている．なお2D-TOF法のMR venographyではスライス面に平行に近く走行する血管の信号が弱くなる傾向には読影上で注意が必要である

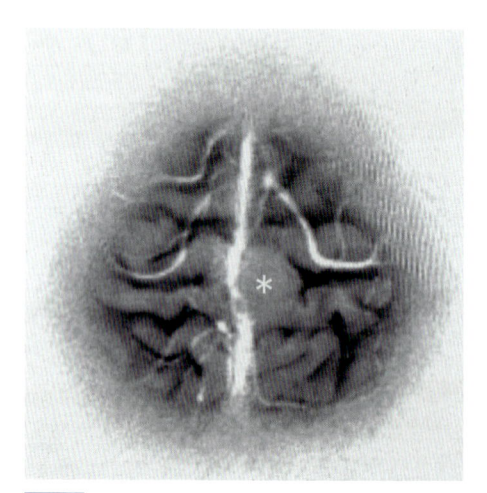

図4　傍矢状洞髄膜腫のSASとMR venographyの重ね合わせ
51歳，女性，HASTE法でのSASに2D-PC法でのMR venographyを重ねた画像．傍矢状洞髄膜腫（＊印）による上矢状洞の軽度の圧排があるが，浸潤を示唆する欠損は明らかでない．近傍の脳表静脈も良好に描出されている

2　腫瘍の血行動態の評価

　上述のようなMRIやMRAは静的画像であり，血管新生やその程度，さらにそれらによる血流の多寡，静脈の早期出現の有無など，腫瘍の質的診断に大きく関わる血行動態の評価はできない．MRIで示される局在や信号・造影増強のパターンなどは質的

診断の上で重要な情報となるが，例えばグリオーマの悪性度の判断やその再発と壊死組織の鑑別などの点で限界があるのも事実である．MRIの撮像技術でこの点での一定の有用性が確立した方法に以下の2つがある．

a. MR DSA

MR digital subtraction angiography (MR DSA) あるいはtime-resolved contrast-enhanced MR angiographyと称され，T1強調型の連続スキャンで造影剤到達前後の差分を行い，経静脈性に急速注入したGd造影剤の動態を1秒程度の時間分解能で画像化するものである．最近はparallel imagingの導入やk空間の分割を効率的に行うtime-resolved imaging of contrast kinetics (TRICKS)法あるいはdifferent-rate k-

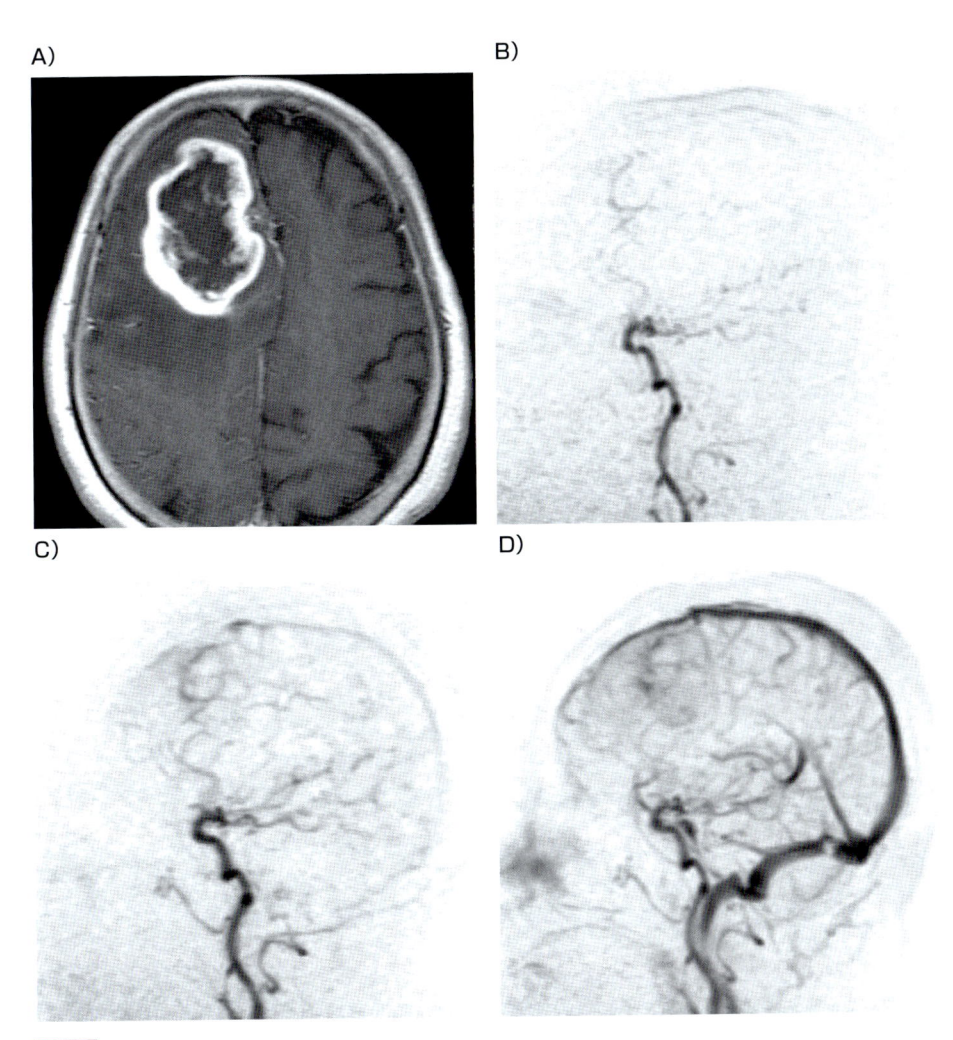

図5　膠芽腫のMR DSA
76歳，男性，造影T1強調像でリング状に増強される右前頭葉の腫瘍がある（A）．MR DSAにて前大脳動脈の分枝から栄養され脳表静脈の早期出現を伴う腫瘍がみられ（B, C），やや遅れた時相で不均一なかなりの濃染を示す（D）．MR DSAは1フレーム0.8秒（B, C, Dは一連の画像のうち連続しない3コマ）

space sampling（DRKS）法などの組み合わせで時間分解能が向上している[5]（図5）．さらに3Tの装置でのコントラスト向上によって高画質な画像が取得可能になっている．MRI検査の流れのなかでわずかな時間の追加で施行でき，従来からのDSAの知識を応用して鑑別診断に有用な血行動態の情報を得ることができる．

b. 灌流画像

　腫瘍性病変の血行動態を評価する手段として灌流画像（perfusion MRI）がある．一般には拡散強調画像とあわせた虚血性脳血管障害での利用が知られているが，腫瘍の質的診断に果たす役割も大きい．磁化率変化に鋭敏で時間分解能が高いT2*強調型の撮像を反復し，得られた時間信号曲線（Gd造影剤の初回通過で信号の低下が生じる）から**到達時間，平均通過時間（mean transit time），相対的脳血液量（relative cerebral blood volume：rCBV），相対的脳血流量（relative cerebral blood flow：rCBF）**などを算出し，マップとして表示する．これらの指標のうち，rCBVが頻用されており，活性で悪性度が高く血行豊富なグリオーマではこれが高値を示す[6,7]（図6）．一般にecho-planar imagingを用いたT2*強調像とGd造影剤の急速注入の組み合わせが広く用いられているが，造影剤を使用しない**arterial spin labeling法**での灌流画像の実用性も報告されている[8]．術前のグリオーマの悪性度の評価，生検部位の決定，予後の判定，再発グリオーマと腫瘍壊死の鑑別などでの有用性が広く知られている．

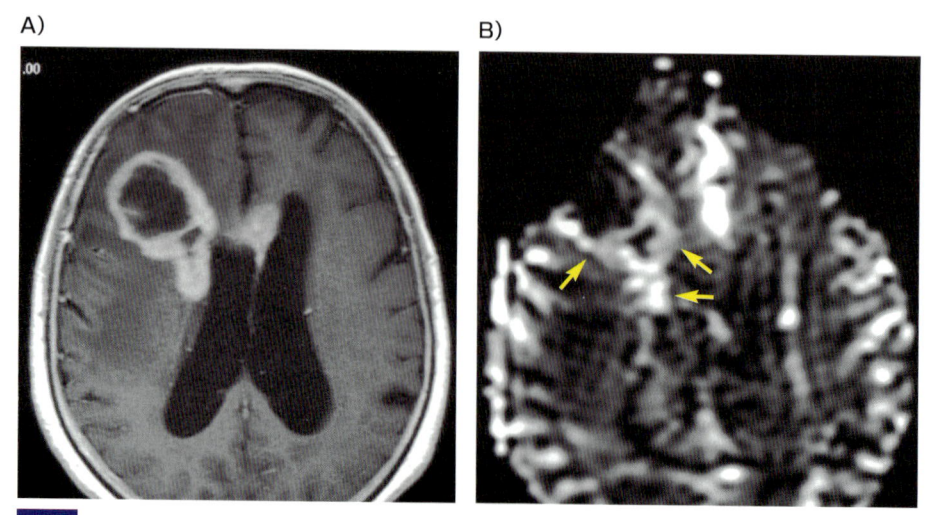

図6　膠芽腫の灌流画像
85歳，女性，右前頭葉に不整な環状に増強される腫瘤が造影T1強調像でみられる（A）．灌流画像のrCBF mapでは前頭葉病変の血流増加がみられる（矢印）（B）．脳梁膝部にもみられる腫瘤のrCBFはごく軽度の増加に留まっている

2 頭蓋内腫瘍性病変のCTAの適応・診断能・撮像法

　CTAあるいはCTでの灌流画像は血管性病変ないし虚血性脳血管障害を主な対象として臨床で用いられている．

a. 腫瘍自体や近傍の血管の評価

　MRIの優れたコントラスト分解能に比し，CTでの脳腫瘍の輪郭は明瞭さに劣る．強い増強効果を示す髄膜腫では腫瘍とその周囲の血管をCTAで三次元的に描出することが報告されている[9]．

　一方，MDCTによって得られたボリュームデータから一定の範囲を部位や閾値などの設定で取り出したり，除去することが最近の画像処理技術の進歩で比較的容易に可能になった．これを用いて前述のMRIでのSASとMR venographyの重ね合わせのような画像を得ることが可能になっている（図7）．ただし腫瘍の描出の向上には造影剤の選択やその注入法に多少の工夫が必要である．

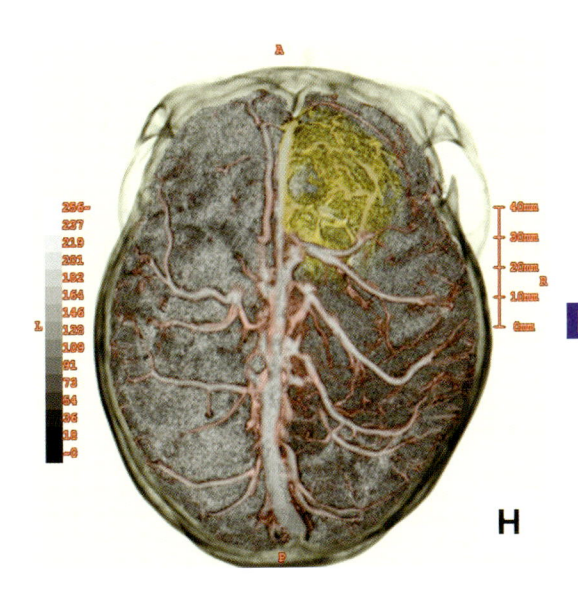

図7　表在性の膠芽腫でのCTAでのSAS
76歳，女性，16列のMDCTで得たCTAのデータを頭蓋骨を除去して上方から見た画像．右前頭葉の膠芽腫（黄色調で表示）と上矢状洞や脳表静脈などの血管系（赤色調で表示）や脳回の関係が明瞭である

b. 腫瘍の血行動態の評価

　脳腫瘍におけるCT灌流画像（いわゆるperfusion CT）は主にグリオーマを中心にこれまでいくつかの検討がある（**memo参照**）．時間-吸収値曲線からMRIでの灌流画像同様にrCBVやrCBFなどのパラメータの算出が可能であるが，MRIとの相違点として，脳腫瘍の場合トレーサーである造影剤が初回通過の際，破綻した血液脳関門から血管外にかなり漏出することが挙げられる[10]（図8）．むしろこの血管外漏出を表すパラメータ（permeability surface product areaなどと称される）が脳腫瘍の活動性の高い部位に対応するとの報告がある[11, 12]．被曝やヨード造影剤の副作用，撮像レベル数が限定されることなどがMRIと比べた場合の不利な点として挙げられる．

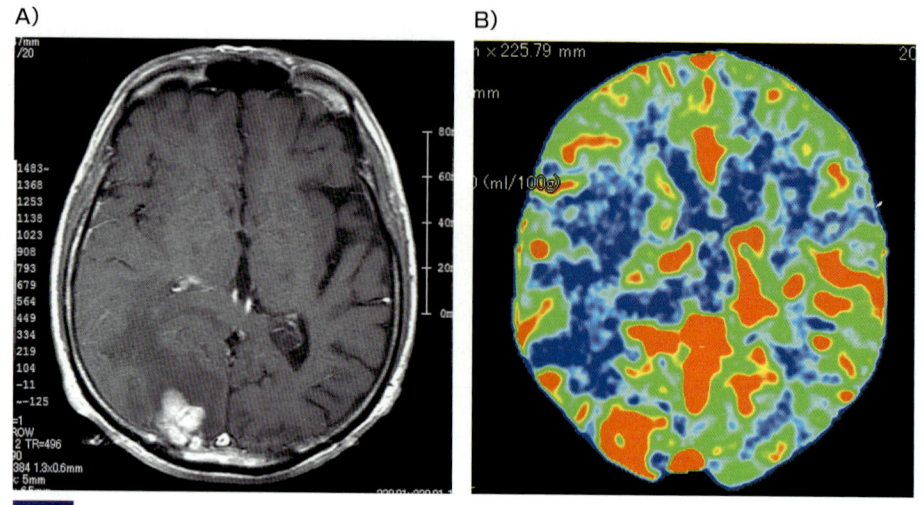

図8 転移性脳腫瘍のCT灌流画像
78歳，男性，食道癌脳転移．MRIの造影T1強調像で右後頭葉皮質に不整型に増強された腫瘤がある（A）．CT灌流画像のrCBV mapで同部の血流増加が示される（B）

> **memo**
>
> ■ 灌流画像のデータ解析
>
> 　MRIでもCTでも造影剤の通過による信号や吸収値の変化から時間-信号（あるいは吸収値）曲線を作成してその解析によって脳の灌流のパラメータを算出する．本文中にも記載のように代表的なものは脳血液量（rCBV），脳血流量（rCBF），平均通過時間（MTT）である．これら三者には**rCBV=rCBF x MTT**という関係がある．
> 　一般にrCBVは時間-信号（吸収値）曲線で囲まれる部分の面積から算出される．動脈の時間-信号（吸収値）曲線を動脈入力関数（arterial input function）とよび，雑音などの影響が少なくより正確なMTTの評価のためにこれを計算過程に入れたdeconvolution法での後処理が最近は広がりつつある．

3 頭蓋内腫瘍性病変のDSA

　従来，頭蓋内腫瘍性病変の術前診断には通常のDSAが多くの施設で行われてきた．しかし，腫瘍の存在診断や質的診断にはMRIが圧倒的な情報量を有する．さらにMRIやCTを用いて腫瘍近傍や手術経路の血管の情報が低侵襲に得られるようになってきた．このために無視できないリスクを含むDSAが施行されることは少なくなっている．ただし，上記のような各種の情報が優れた空間分解能で一度にもたらされる利点は完全に失われておらず，まだ多くの施設で実施されているのも事実である．

　施行に際しては大腿動脈あるいは上腕動脈などからのアプローチで行われるが，内頸動脈，椎骨動脈，外頸動脈の左右それぞれから腫瘍に関係しうる全ての動脈系を選択し，適切な造影剤の量やレートで十分な画質の画像を得る必要がある．手技に関連して発生しうる障害とそれらへの適切な対応の知識も必須である．

参考文献

1) Wakai S, et al. : Association of cerebral aneurysm with pituitary adenoma. Surg Neurol 12 : 503-507, 1979
2) Tsuchiya K, et al. : Combination of surface anatomy MRI and MR venography to demonstrate cerebral cortex and cortical veins on one image. J Comput Assist Tomogr 22 : 972-975, 1998
3) Tsuchiya K, et al. : A new technique of surface anatomy MR scanning of the brain: its application to scalp incision planning. AJNR 20 : 515-518, 1999
4) Casey SO, et al. : Integral and shell-MIP display algorithms in MR and CT three-dimensional models of the brain surface. AJNR 19 : 1513-1521, 1998
5) 土屋一洋ら : 脳腫瘍診断へのMR DSAの応用. 臨床画像 19 : 1098-1104, 2003
6) Knopp EA, et al. : Glial neoplasms: dynamic contrast-enhanced T2*-weighted MR imaging. Radiology 211 : 791-798, 1999
7) Law M, et al. : Comparison of cerebral blood volume and vascular permeability from dynamic susceptibility contrast-enhanced perfusion MR imaging with glioma grade. AJNR 25 : 746-755, 2004
8) Warmuth C, et al. : Quantification of blood flow in brain tumors : comparison of arterial spin labeling and dynamic susceptibility-weighted contrast-enhanced MR imaging. Radiology 228 : 523-532, 2003
9) Tsuchiya K, et al. : Three-dimensional helical CT angiography of skull base meningiomas. AJNR 17 : 933-936, 1996
10) Cenic A, et al. : A CT method to measure hemodynamics in brain tumors : validation and application of cerebral blood flow maps. AJNR 21 : 462-470, 2000
11) Roberts HC, et al. : Dynamic contrast-enhanced CT of human brain tumors: quantitative assessment of blood volume, blood flow and microvascular permeability-report of two cases. AJNR 23 : 828-832, 2002
12) Hoeffner EG, et al. : Cerebral perfusion CT : technique and clinical applications. Radiology 231 : 632-644, 2004

Ⅱ 臨床編

7 頸部動脈狭窄

渡邉 嘉之

1 頸部動脈狭窄の臨床

頸動脈分岐部は**アテローム硬化性病変**の好発部位であり，頸動脈狭窄により主に血栓性機序により脳梗塞を発症するとされている．欧米では以前より頸動脈狭窄や閉塞を原因とする脳梗塞が多いとされ，日本ではラクナ梗塞や頭蓋内血管狭窄の頻度が高いとされていたが，近年では高齢化や生活習慣の欧米化に伴い頸動脈狭窄を含むアテローム血栓性脳梗塞が増加している．1999〜2000年に日本国内の脳卒中拠点病院にて行われた症例集積研究（J-MUSIC：16,922人を対象）[1]において，急性期脳梗塞またはTIA患者の病型はアテローム血栓性脳梗塞（33.8％），ラクナ梗塞（38.8％），心原性脳梗塞（21.8％）であり，約1/3の症例がアテローム血栓性脳梗塞であった．

また，頸部血管は体表近くを走行し観察が比較的容易なため，全身の動脈硬化性病変のスクリーニングに有用とされている．頸動脈エコーを用いた研究では健常高齢者においても比較的高頻度に頸動脈プラークを認め，内膜中膜複合体の厚い対象者では心脳虚血発生のリスクが高くなることが知られている[2]．

a. 治療法

頸部動脈狭窄の治療を考えるときに症候性か無症候性かにより治療方針が異なる．症候性においても表1に示すような段階的な症状分類があり，特に表中②，③の症状を示すものは今後大梗塞へ移行する可能性が高く，手術を含む積極的な治療が望まれる．

頸部動脈狭窄の治療法は保存的治療（薬物療法）と外科的治療に分けられ，最近では**外科的治療に内頸動脈内膜剥離術（carotid endarterectomy：CEA）とステント留置術（carotid artery stenting：CAS）が行われている．**治療法の選択に関しては症候性か無症候性によって分けられ，それぞれにガイドラインが示されている（表2）．

症候性内頸動脈狭窄に関しては，2つの有名なランダム化比較試験NASCET（North American Symptomatic Carotid Endarterectomy Trial）[3]，ECST（European Carotid Surgery Trial）[4]が行われ，**高度狭窄および中等度狭窄群においてはCEAが薬物療法に比して脳梗塞の発症率が有意に低下することが示され，その有効性が確認**されている．

無症候性狭窄に関しては，ACAS（Asymptomatic Carotid Arterosclerosis Study）[5]のランダム化比較試験の結果より，**高度狭窄群においてCEA群は薬物療法に比して，脳梗塞の発症率は低下する**ことが示されているが，症候性狭窄に比べるとNumber Needed to Treatが大きく，より**厳密な適応が必要**と考えられている．

表1 頸動脈狭窄における症状

① 単発の一過性脳あるいは眼動脈虚血症状（TIA）
② 発作を繰り返し症状の程度や持続時間が徐々に増悪するTIA（crescendo TIAs）
③ 症状の進行，変動をみる比較的軽症の卒中発作（progressing/fluctuate stroke）
④ 当初より重症の神経症状を呈する卒中発作（major complete stoke）

表2 頸動脈狭窄における治療選択

症候性頸動脈狭窄※

クラスⅠ，レベルA	症候性高度狭窄（70％以上）ではCEAが薦められる．周術期合併症6％以下の外科医の場合
クラスⅠ，レベルA	症候性中等度狭窄（50％～69％）では患者個々の状態（年齢，性別，合併疾患，症状の強さ）によりCEAが薦められる
クラスⅢ，レベルA	軽度狭窄（50％未満）ではCEAの適応はない
クラスⅡa，レベルB	CEAの適応がある場合は2週間以内の手術が望まれる
クラスⅡa，レベルB	症候性高度狭窄（70％以上）で手術のアクセスが困難，患者状態が不良，放射線治療後，CEA後の再狭窄などの場合はCASはCEAに劣らず，CASも考慮すべきである．
クラスⅡa，レベルB	CASはCEA同様，周術期合併症が4～6％以下の術者が望まれる
クラスⅢ，レベルA	ICA閉塞の症候性症例においてEC-ICバイパスはルーチンでは薦められない

無症候性頸動脈狭窄※※

クラスⅠ，レベルA	予防的CEAは高度狭窄かつ選択した患者に薦められる（周術期合併症頻度3％以下の外科医に限る）
クラス，レベルなし	患者選択は合併症や生命予後を考慮して慎重に行う
クラスⅡb，レベルB	CEAがハイリスクの場合はCASも考慮すべきである

※文献6より改変，※※文献7より改変

　頸動脈ステント留置術（carotid artery stenting：CAS）は頸動脈専用ステントおよび遠位塞栓予防のprotection deviceの開発により治療成績が向上し，CEAとの治療選択については現在多くの議論が行われている．現時点でのエビデンスからはガイドラインに示されている通り，CEAハイリスク群においては，CASを考慮すべきと考えられている．その根拠としてCEAハイリスク群〔80歳以上，心不全（クラスⅢ/Ⅳ or EF＜30％，1ヵ月以内の心筋虚血，不安定狭心症），COPD，対側の頸動脈閉塞，CEA後の再狭窄，放射線治療後〕を対象とした，ランダム化比較試験，Protected carotid-artery stenting versus endarterectomy in high-risk patients（SAPPHIRE）[8]において，CAS群がCEA群に比べ脳梗塞の発症予防には差が認めないが，周術期合併症が低い傾向が示されたためである．

　CEAハイリスク群に限定しない検討では，両者の成績が同等であるとの報告[9]やCEAが優れるなどの報告[10]があり結論は得られておらず，現在も進行している大規模ランダム化比較試験の結果が待たれる．

　保存療法としては　①冠動脈を含む全身血管病変の管理，②動脈硬化の危険因子の管理（高血圧，糖尿病，高脂血症，喫煙など）③抗アテローム硬化療法，④抗血栓療法があげられ，これらを組み合わせた治療が行われている[11]．

　頸動脈狭窄を有する患者の生命予後不良の原因としては心虚血イベントが多いとさ

れ，冠動脈を含む全身管理が重要である．**降圧薬**に関しては1次，2次予防共に"the lower the better"といわれ，ACE阻害薬，アンギオテンシンⅡ受容体拮抗薬（ARB）は血圧低下だけでなく，血管内皮機能改善，プラーク安定化，線溶系亢進などの多くの効果を有し，脳梗塞予防効果が高いとされている．抗アテローム硬化療法としては**スタチン**が知られており，スタチンはコレステロール低下作用だけでなく，抗酸化特性，炎症反応抑制，アテロームプラークの安定化などによる血管内皮機能改善をもつとされている．虚血性心疾患患者を対象とした研究の2次解析でスタチンの脳卒中の1次，2次予防効果は明らかになり，脳梗塞の2次予防についても有用[12]とされている．抗血栓療法としては脳梗塞の2次予防として抗血小板薬の有効性は確立されており，最近では1次予防でも有効との報告がされはじめている．

2 頸部動脈狭窄のMRA・CTA・DSA

a. はじめに

　頸部動脈狭窄の診断には血管造影（DSA）が基準とされてきたが，近年の画像診断の進歩によりMRA，CTAによる診断能はDSAとほぼ同等とされ，非侵襲的な検査として普及している．頸動脈領域では簡便性と低侵襲性から頸部エコーが最初のスクリーニング検査として適している．最近では頭頸部用のMRコイルも普及しており，頭部MR撮像時に頸部血管も追加撮像される場合もみられる．

　頸部血管のMRA，CTA，DSAではその狭窄度を診断することが重要である（図1）．治療法の項で述べたが，治療方針決定には症候性と狭窄度が重要な要素を占め，その狭窄度をいかに正確に診断するかが画像診断に求められている．

　近年，脳梗塞の発症機序に血管の狭窄度だけでなく，"不安定"プラークの破綻とそれに伴う血栓形成が大きく関与することが明らかとなり，画像診断においても血管の狭窄度だけでなく，いかに不安定プラーク（脳梗塞を発症しやすい）を診断するかが注目されている．本稿でも血管の狭窄度診断とは別にプラーク性状診断については別項に記述することとする．

b. 頸部血管の撮像法

　頸動脈を撮像するには多くのシークエンスがあり，2D-TOF法，3D-TOF法，造影MRA，phase contrast（PC）法などが報告されている．現在頸動脈評価によく普及しているものとしては，スクリーニングとしては造影剤を使用しない2D-TOF法，3D-TOF法が多く，治療方針決定などの正確な狭窄度診断が必要な場合や広範囲を撮像したい場合には造影MRAが用いられることが多い．

c. 2D-TOF法

　2D-TOF法（図2）は**薄いスライスで撮像された1枚ずつの画像を重ね合わせて3D画像を得る方法**である．前飽和（presaturation）パルスを撮像面の上に用いて，静脈の信号を消すようにしている．2D-TOF法はスライス厚が薄く，強いin flow効果を

Ⅱ　臨床編　7●頸部動脈狭窄

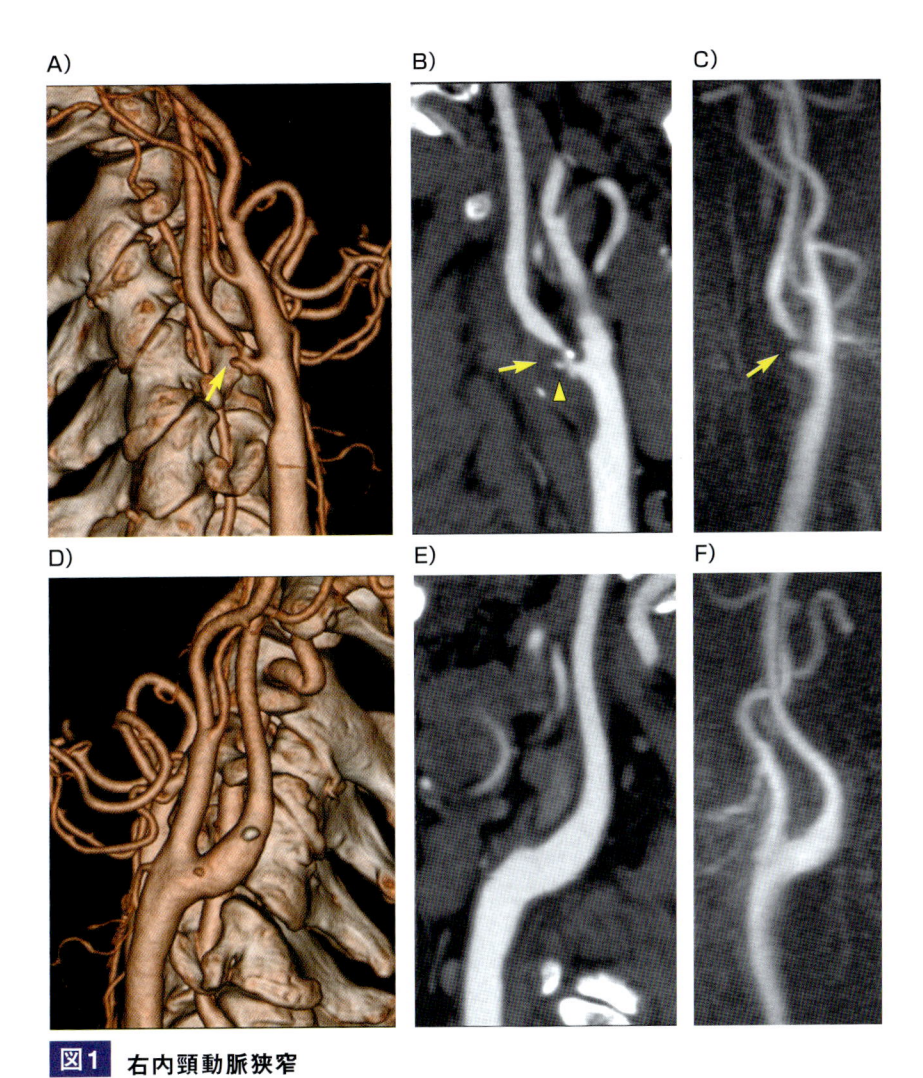

図1　右内頸動脈狭窄
70代，男性．(A, D) CTA VR像，(B, E) CTA CPR像，(C, F) 造影MRA MIP像．右内頸動脈に高度狭窄を認める（矢印）．CPR像では狭窄部にulcer（矢頭）を認める．左側には狭窄を認めず正常である

得ることができる．しかし，スライス面内を平行に走る血管のin flowが弱く，描出不良となったり，分岐部では乱流により信号低下が見られる．

d. 3D-TOF法

3D-TOF法（図3）はvolumeで撮影範囲を設定し，その中に流入する血流をin flow効果により描出する方法である．3D法は2D法に比べ，空間分解能，信号雑音比に優れ，小さな血管の描出に優れている．しかし，撮像時間が長くかかることや，飽和効果の影響を受けやすく遅い血流が描出されにくいといった欠点がある．広範囲を撮像する場合はmultislabで撮像し各スラブを少しずつ重ねるMOTSA（multiple overlapping thin slab acquisition）がよく用いられている．3D-TOF法は造影剤を使用

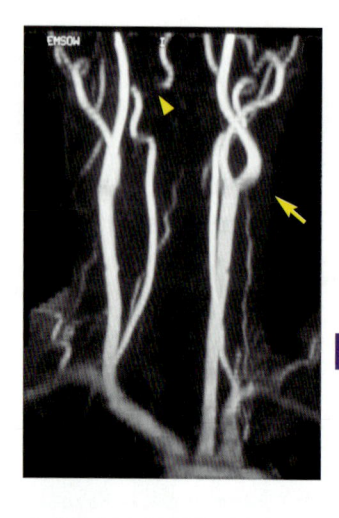

図2 2D-TOF法による頸部MRA
30代，男性，正常症例．内頸動脈分岐部に信号低下（矢印）を認める．血管壁に一部凹凸（患者の動きによる）を認め，横方向に走行する血管に信号低下（矢頭）を認める

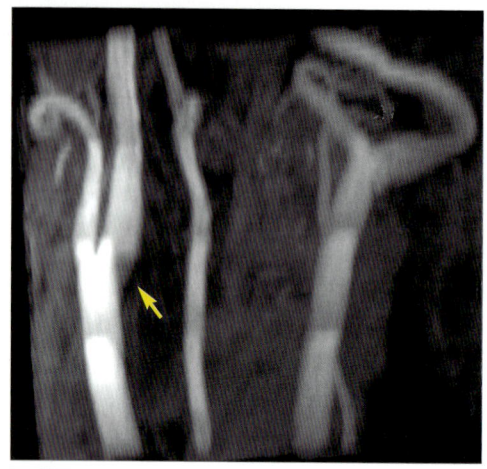

図3 3D-TOF (multislab) 法による頸部MRA
60代，女性，正常症例．右内頸動脈分岐部（矢印）に信号低下を認める．左内頸動脈には蛇行を認めるが狭窄はない．スラブの移行部で線状の低信号域を認める

せず，良好な血流情報を得ることができ，スクリーニングとして用いられている検査法であるが，頸部においては広範囲を撮像する場合は時間がかかること，分岐部や狭窄部では乱流の影響により信号低下を示すなどの問題点がある．

e. PC（phase contrast）-MRA

　PC-MRAは傾斜磁場内を通る流れの位相の変化は流速に比例するという現象を利用した撮像法である．速度エンコード（velocity encoding：VENC）とよばれる双極傾斜磁場（bipolar gradient）を用いることで，流れている物質は流れの速さに比例した位相のずれが生じ，この位相のずれを表示したものがMRA画像となる．PC法の特徴として，VENCの値が自由に設定できるので，**早い血管から遅い血管まで撮像できる**ことや**流れの方向も知ることが可能**である．短所としては**撮像時間が長くかかる**こと，血管の分岐部などでは**乱流の影響を受けやすい**ことなどがある．

a) Conventional order　　　b) Centric order　　　c) Elliptical Centric order

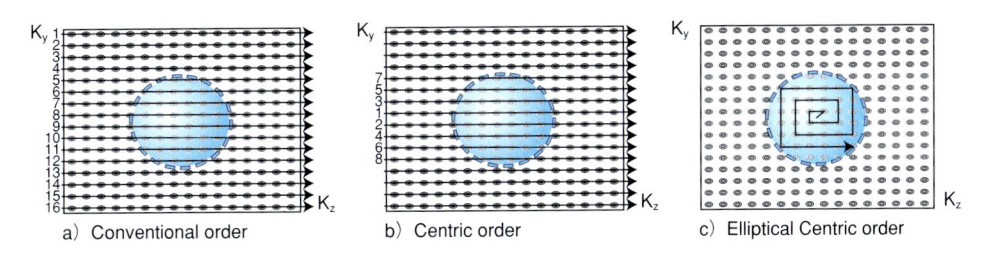

図4　造影MRAにおけるk空間のデータ充填法
データ充填法の違いによりコントラストを決定する領域（図の青色の部分）のデータ充填に必要な時間が異なる．

f. 造影MRAの撮像法

　造影MRAは**ガドリニウム造影剤**を急速静注し，三次元高速GRE法にて，短時間に撮像する方法である．造影剤が流入した血管内腔のみが高信号に描出され，乱流や血流の速さの影響が少なく，流れの遅い部位でも描出良好である．頸部では冠状断撮像で広範囲（大動脈分岐から頭蓋内）を撮像することが多い（図13，14，15c）．頸動脈狭窄の診断には高分解能での撮像が望まれ，限られた時間内でできる限りの高分解能化が望まれる．通常は20～50秒程度の撮像時間が設定されることが多い．最近では多数コイルを用いた**パラレルイメージング（PI）法**（memo参照）を用いることにより，短時間に高分解能の画像を得ることが可能となっている．

　また，2D法にて厚いスライスにて時間分解能を高く撮像（1～3秒）し，動脈相から静脈相を得る**MR DSA**という撮像法も開発されている．閉塞性病変での**側副血行路の描出や動静脈奇形での血行動態の評価**などに有用である．最近ではパラレルイメージング法の発達により時間分解能が向上し，3D法での撮像も可能となっている．

　造影MRAは短い撮像時間で造影剤の初回循環をとらえて撮像するので，造影剤のピークを適切にとらえることが重要である．撮像タイミングを合わせる方法として**テストインジェクション法，造影剤モニター（prep）法，透視法，固定法**がある．

　テストインジェクション法はあらかじめ少量の造影剤を投与し，頸部血管を連続撮像してその到着時間を測定し撮像時間を設定する方法である．造影剤モニター法は目標とする動脈（頸動脈，大動脈）にROIを設定し，ある閾値に達した時点で撮像をスタートする方法である．透視法はある断面にて連続撮像して造影剤の到着をモニターし視覚的に造影剤が到着した時点でスタートする方法である．固定法は撮像開始時間を一定にして撮像する方法である．頸動脈では造影剤到着時間は比較的一定とされるが，症例によっては極端に遅い症例もあり失敗しないためには何らかのモニター法を使用するのが望ましい．

　MR撮像シークエンスでは造影コントラストを決定する時間が撮像法（特にk空間のデータ充填法：図4）により異なり，それぞれに合った最適の撮像タイミングを設定する必要がある．MRコントラストはk空間の中心部により決められ（図4におけるグ

レーの部分），このk空間のデータ充填方法によりconventional order，centric order，elliptical centric orderといったシークエンスがある．

conventional orderではk空間の端から順番にデータが充填され，その場合は撮像時間の中心がk空間の中心データとなる．このような撮像法では撮像時間の中心に造影剤ピークがくるように設定する必要がある．

centric orderといわれるk空間の中心から順にデータを充填する方法では撮像時間の最初にデータが充填されるが，中心部のデータがすべて充填されるのに少し時間が必要である．撮像時間や造影剤投与時間にも依存するが，**造影剤のピークの少し前から撮像を開始すると良好な画像が得られる．**

elliptical centric orderではk空間の中心からデータを充填するので撮像開始数秒でコントラストが決定される[13]．よって末梢まで十分に造影剤が達した時点で撮像を開始すると良好な画像が得られる．早いタイミングで撮像を開始すると末梢側の描出が不良となることがあるので注意が必要である．

撮像法との兼ね合いではconventional orderではテストインジェクション法，elliptical centric orderでは透視法[14]が優れる．

> **memo**
> ■ **パラレルイメージング（PI）法**
> 複数コイルを利用した新しい画像処理技術．各コイルで収集する位相エンコード数を減らすことにより撮像時間を短縮する．複数コイルの感度マップから位置情報を計算することで画像を作成する．N個のコイルでは1/Nまで時間短縮が可能とされる．PIの利点として，撮像時間の短縮，コイル不均一性の解消，アーティファクトの減少，SARの減少などがある．

g. CTA

造影剤を急速注入して造影剤が流入した血管を薄いスライスで撮影することにより血管像を得る方法である．最近のCTの多列化に伴い短時間で広範囲を撮影可能となり，より詳細なCTA画像が得られるようになっている．頸部だけでなく頭部から大動脈弓までの撮影も可能となり，必要な情報に合わせ撮影範囲を設定する必要がある．

造影剤は右尺側肘静脈から3〜5 mL/secで注入し，造影剤の注入量は撮像時間に応じて適時増減することが望まれる．一般的には撮像時間＋10秒ぐらいの注入時間があれば十分と思われる．注入ルートは左側では右側に比べボーラス性が悪いとされ，できる限り右側からの注入が望ましい[15]．シングルヘリカルCTでは撮影に時間がかかり，血流方向に沿った尾頭方向に撮影が行われていたが，16列以上の多列CTでは撮影時間が短いため頭尾方向で撮影を行った方が静脈の重なりが少ない画像が得られる[16]．

CTの多列化により撮影時間が短くなっているため，テストインジェクション法またはボーラストラッキング法を用いて，適切な造影タイミングで撮影を行うのが望ましい．

h. DSA

DSAは頸部動脈狭窄症ではその診断のgold standardとして長く用いられてきた検査である．頸動脈分岐は80％の症例ではC3～5レベルにあるとされ（**表3**），その近位にカテーテルを留置し造影を行う．通常は正面，側面像の2方向を撮影するが，必要であるならば狭窄度が最大に見える角度を選択し，追加撮影を行う．最近は回転DSAが普及しているので，より正確な狭窄度を測定するには，回転DSAを撮影し多方向から評価するのが望まれる（**図5**）．通常の2～3方向のDSAと回転DSAを比較した結果では回転DSAの方が狭窄率をより強く評価する[17]とされ，最大狭窄を示す投影角度をより正確に評価できるためとされる．

表3 頸動脈分岐の高さ

	症例数	
C1～2	2	0.3％
C2～3	23	3.7％
C3～4	226	34.2％
C4～5	317	46.3％
C5～6	87	13.0％
C6～7	1	0.15％
計	658	

（文献18，p37より引用）

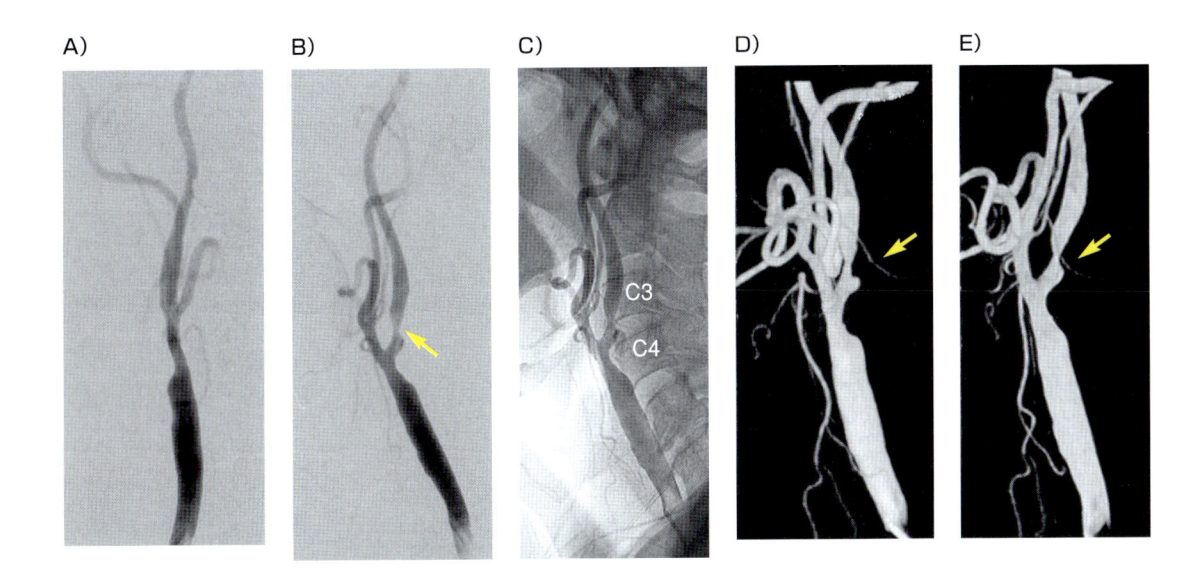

図5　右内頸動脈造影（血管造影）
70代，男性．（A）DSA正面，（B）DSA側面，（C）血管造影側面，（D，E）3D-DSA．回転DSAから作成した3D-DSA画像では異なる方向から観察可能である．頸動脈分岐はC4椎体上縁レベルである

DSAは造影剤の流入から流出までの経時的な観察が可能であり，側副血行路や非常に遅い流れの血管を評価するには欠かせないものである．

i. 狭窄度診断—NASLETとECST

　頸動脈分岐部から内頸動脈の狭窄度の定義については，今までの臨床研究からNASCETとECSTの2つの方法が提唱されている(図6)．これらの臨床研究ではDSAが用いられていたが，CTA，MRAに関しても同様の評価法が用いられている．一般的に**ECSTはNASCETに比べ狭窄率が高度になる傾向があるとされ**(図7)，狭窄率を測定するときはどの定義で測定したか併記することが望まれる．最近ではNASCETの基準を用いることが多い．狭窄部位は一様でないので，CTAやMRAの場合は多方向から観察し，一番狭窄が強く見える角度で測定することが重要である．

　NASCETの基準を用いると偽閉塞病変(狭窄が強いために末梢の血管の流れが遅く，細く描出されたり，閉塞様に見えること)はその狭窄率を正確に診断できない(図8)．一般的には偽閉塞病変の症例では狭窄率は99％とされることが多い．

　総頸動脈などの狭窄ではその前後の血管径から正常と考えられる径を推定し，それに対する狭窄率で評価している．

　DSAとCTA，MRAを比較した検討[19〜21]では，感度・特異度共に造影MRAが一番高いとされている．高度狭窄の感度に関してはCTA，MRA共に良好であるが，中等度狭窄の評価はやや下がる傾向がある．DSAと比較するとMRAはTOF，CE-MRAを含め狭窄率を過大評価する傾向にある．

　CTAでは頸動脈評価に重要な石灰化の情報が得られるが，逆に高度な石灰化がある場合はその狭窄率を正確に評価することが困難となる(図9)．またCEA術前に必要な頸動脈分岐の高さも正確に評価可能である．

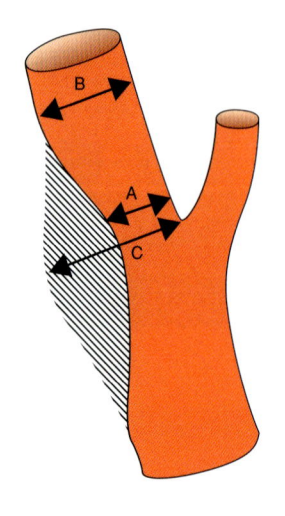

図6　頸動脈狭窄率の定義
NASCET：狭窄率＝(B−A)/B×100％
ECST：狭窄率＝(C−A)/C×100％
NASCETでは遠位ICAの正常と思われる部位の径，ECSTでは総頸から内頸動脈にかけて血管外縁を推定し狭窄部の外径を基準としている

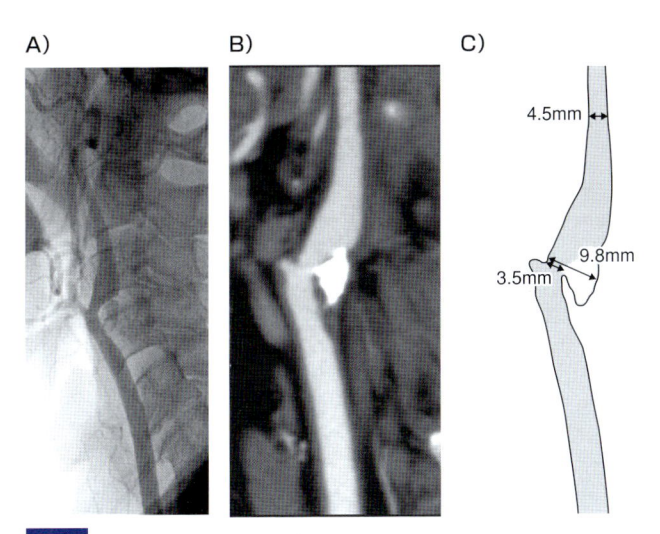

図7 頸動脈狭窄率の測定の実際
(A) 血管造影, (B) CTA CPR像, (C) CPR像からの血管径計測値. NASCET＝(4.5−3.5)/4.5×100＝22％, ECST＝(9.8−3.5)/9.8×100＝64％となり, ECSTの方が狭窄率は大きくなる

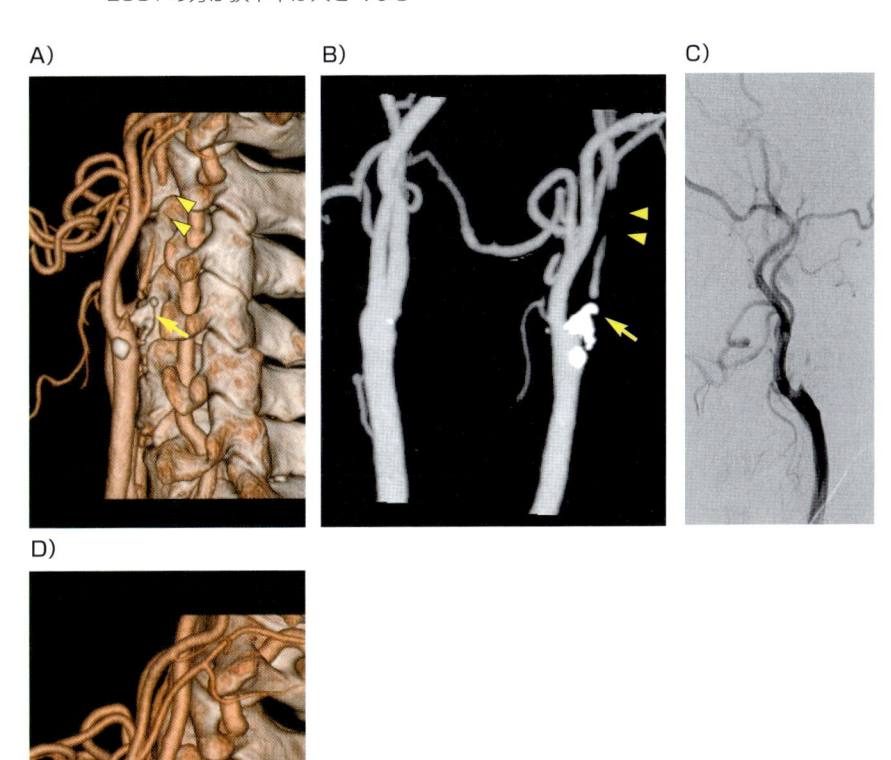

図8 左内頸動脈偽閉塞症例
60代, 男性. (A)CTA-VR像, (B)CTA-MIP像, (C)DSA像, (D)CEA後CTA-VR像. 左内頸動脈起始部に石灰化を伴う狭窄を認める(A, B, 矢印). A), B)では一度途絶している(矢頭)が末梢側に細い血管を認め, 偽閉塞を疑う像である. DSAではゆっくりとICAが造影される. CEA後では狭窄は取り除かれ, 左ICAは太く描出される(D)

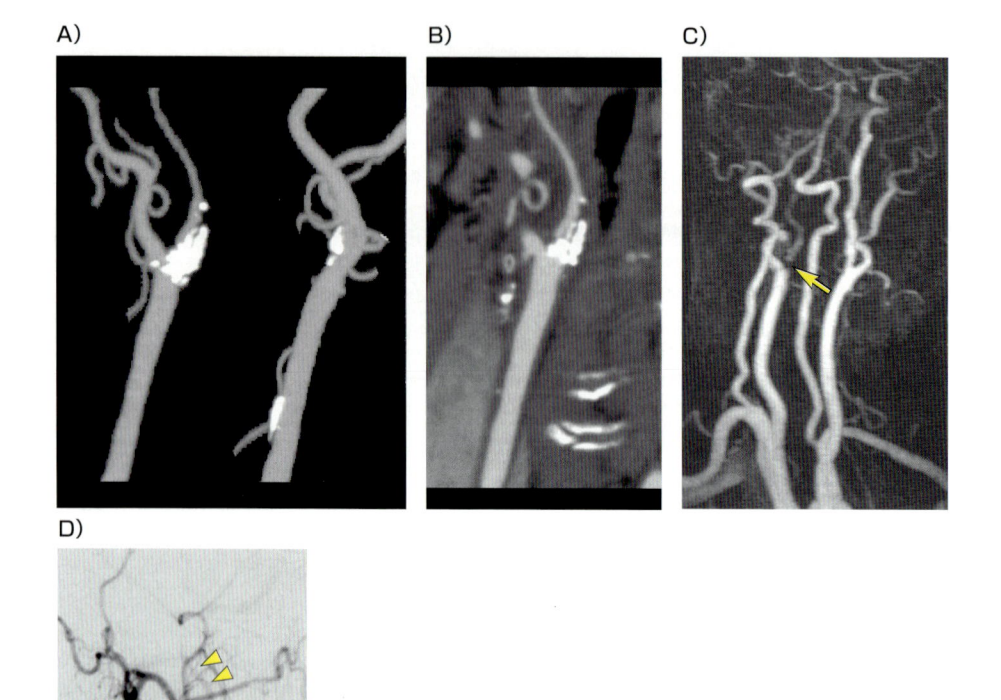

図9　右内頸動脈狭窄

70代，男性．(A) CTA-MIP像，(B) CTA-CPR像，(C) 造影MRA-MIP像，(D) DSA像．右ICA起始部に強い石灰化を伴う狭窄を認める．A，Bにおいては石灰化が強く正確な狭窄率の評価は困難である．Cでは狭窄部はわずかに描出（矢印）される．DではICA末梢の描出が悪く（矢頭）flowが遅いことが示唆される

j. 表示法

　CTA，MRAの表示法（**memo参照**）としては，VR (volume-rendering) 法，MIP (maximum intensity projection) 法，MPR (multi-planar reconstruction) 法，CPR (curved planar reconstruction) 法などが用いられている．CTAではVR法，MRAではMIP法にて表示されることが多い．VR法では閾値，MIP法ではwindowとcenter値の設定により，血管の太さが異なり適切な設定が必要である（**図10**）．逆に同じ設定においても血管内のCT値や信号値により見え方が異なり，造影が弱いと血管が細く描出される．造影不良の場合は正常と考えられる血管の見え方と合わせて評価することが重要である．

　狭窄度の正確な評価には3D像だけでなく，元画像，MPR，CPR等を合わせて判断することが望まれる（**図11**）．最近では自動的に狭窄率を計算するソフトも開発されている（**図12**）．

> **memo**
>
> ■ 3D表示法
>
> **VR（volume-rendering）法**：すべてのボクセルデータから三次元画像を作成する方法．各CT値に割り当てる色と不透明度を設定し，見たいものを選択的に抽出可能である．
> **MIP（maximum intensity projection）法**：ある断面のある画素に対応するすべての断面を比較し，最大の信号強度を持つものだけを選ぶ方法．
> **MPR（multi-planar reconstruction）法**：ある断面の画像から異なる断面の画像を再構成すること．CTでは1mm以下のthin-sliceでの撮影が可能となり，異なる断面を作成しても同等の画質が得られる．
> **CPR（curved-planar reconstruction）法**：直線ではなく血管の走行に沿って再構成を行うこと．1断面で血管全体が観察できるので有用であるが，血管の中心を正確に通っていないと正確な評価はできない．

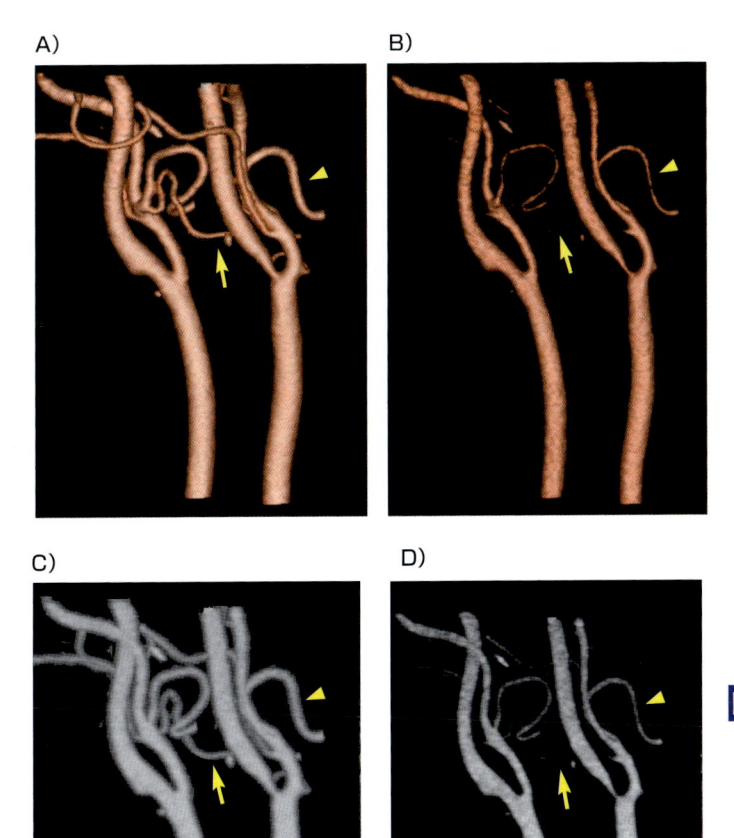

図10 表示条件による血管の見え方の違い
80代，男性．CTA VR像（A）通常の閾値設定，（B）閾値を高く設定した場合．CTA MIP像（C）通常の設定，（D）window幅を狭く，centerを高くした場合．同じ患者においてもB，Dの場合は血管が細く描出され（矢頭），末梢血管も描出されなく（矢印）なる

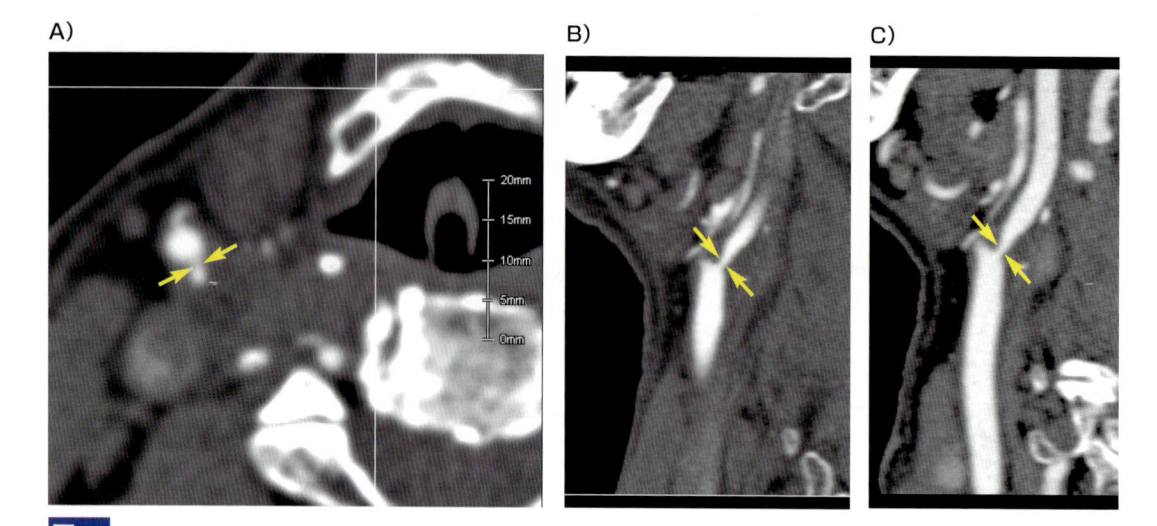

図11 狭窄部位の測定
80代，男性，CTA元画像（A），MPR像（B），CPR像（C）．各画像を参照し，一番評価しやすい画像にて最小径の測定を行う（A〜C，矢印）

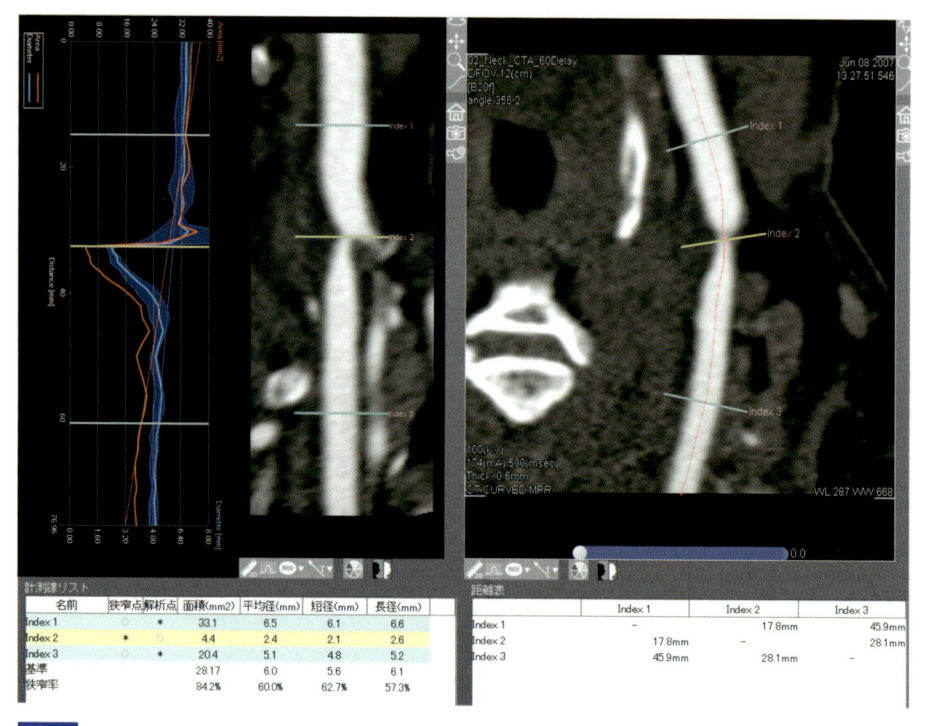

図12 狭窄部位の測定
最近ではワークステーション上で近位，遠位の血管上で2点を設定すれば自動的にCPRを作成し，血管径，面積，狭窄率などを自動的に測定するソフトも開発されている（ZIOSTATION：ザイオソフト社の許可を得て転載）

k. 頸動脈狭窄病変

多くの頸動脈狭窄は動脈硬化性変化であり，ほとんどが分岐部を中心に認められる．動脈硬化の強い症例では他の血管にも狭窄を有することが多いので読影時には注意が必要である．頻度は多くないが，総頸動脈に限局した狭窄が見られることがある（図13）．

その他の疾患で頸動脈狭窄を来す疾患に大動脈炎症候群が知られている．大動脈炎症候群の場合は総頸動脈近位や起始部にて閉塞していることが多い（図14）．

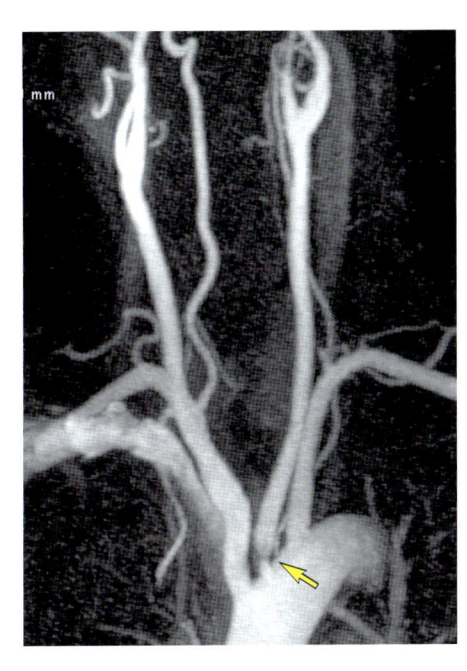

図13 左総頸動脈狭窄
60代，男性，造影MRAによる頸部MRA．左総頸動脈起始部に50％狭窄（矢印）を認める．頸動脈分岐部には狭窄を認めない

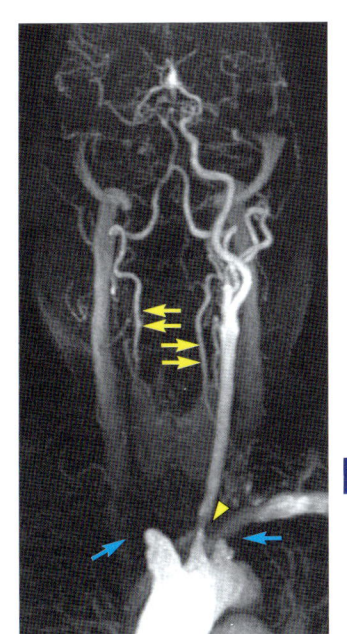

図14 大動脈炎症候群
50代，女性，造影MRAによる頸部MRA．左総頸動脈以外の弓部分枝は閉塞（青矢印）している．左総頸動脈近位にも狭窄（矢頭）を認める．両側椎骨動脈は起始部で閉塞しているが側副血行路により中位ぐらいから描出されている（二重矢印）

l. 不安定プラークの画像診断

近年，心筋梗塞や脳梗塞の発症機序に血管の狭窄度だけでなく，不安定プラークの破綻とそれに伴う血栓形成が大きく関与することが明らかとなり，不安定プラークの診断が重要視されている．不安定プラークの画像診断では，血管の狭窄度を測るだけでなく壁の状況（プラーク性状）を正確に描出することが望まれる．

m. MRI

頸動脈壁の評価では血管内信号（血流）および脂肪抑制を併用した撮像法が用いられる．MR信号とプラーク組織性状の比較を表4にまとめるが，出血を伴う脂質コアはT1強調像で高信号，T2強調像で等・低信号を示し，出血を伴わない脂質コアはT1，T2強調像共に等・軽度高信号を示すとされる．

頸動脈ではプラーク内出血が虚血症状の発症と関連が強いとされ[22]，T1強調像で高信号を示す病変が不安定プラークと考えられる（図15）．T1強調像のプラーク信号強度および狭窄度と同側の過去6ヵ月以内の虚血症状を比較した結果（図16）では，T1強調像で高信号を示すプラークは低信号のプラークと比べ優位に同側の虚血症状が多いことが示され，また狭窄率が軽度でT1強調像で高信号を示すプラークと狭窄率が高度で低信号プラークの発症頻度が同等であり，狭窄度だけでなくMR信号強度が重要であることが示されている[23]．

もう一つの不安定プラークの特徴としてプラーク表面のfibrous capの非薄化および破綻があげられ，3D-TOF（MRA）画像で内腔に近接したdark bandが見えない，表面が不整の所見がfibrous cap ruptureを示唆するものとされ，この所見を呈するもので同側の虚血症状が多いと報告されている[24]．

また無症候性頸動脈狭窄患者を前向きに1年以上経過観察した結果，虚血発症した患者のMR所見としては，プラーク内出血が認められた，fibrous capが非薄化またはruptureしていた患者が多かったとしている[25]．

表4 MR/CT所見とプラーク性状

プラーク性状	T1強調像	T2強調像	CT
出血を伴う脂質コア	高信号	等・低信号	等吸収
出血を伴わない脂質コア	等・軽度高信号	等・軽度高信号	低吸収
線維性組織	等信号	等・軽度高信号	等吸収
石灰化	低信号	低信号	高吸収
血栓	撮影時期により異なる		

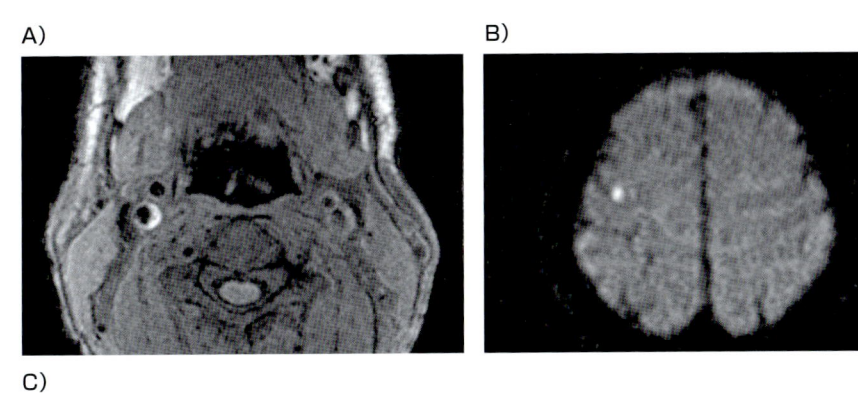

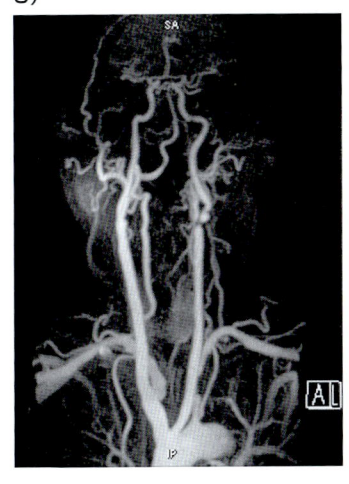

図15 **右中大脳動脈領域梗塞症例**
70代，男性．(A) T1強調像，(B) 頭部MRI（拡散強調像），(C) 造影MRA．T1強調像にて右ICAに高信号のプラーク，左ICAに等信号のプラークを認める．造影MRAでは左ICAに高度狭窄，右ICAには中等度狭窄を示す．狭窄は弱いがT1強調像で高信号を示す右側に梗塞を発症している

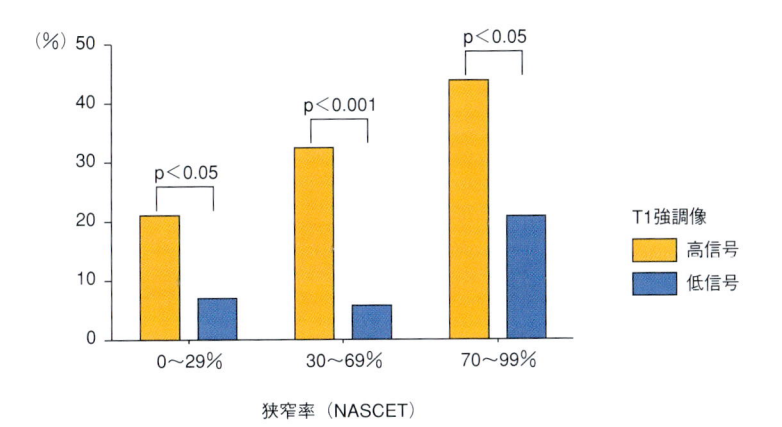

図16 **プラーク信号，狭窄度と同側の虚血症状の関係**

n. CT

　CTによる頸動脈壁の評価としては石灰化の診断が重要であり，石灰化の強いプラークは比較的安定した病変と考えられている[26]．CTではCTAの元画像を用いてCT値からのプラーク評価も試みられている．CTでは脂肪は低吸収に描出され，出血を伴わない脂質コア，線維性組織，石灰化はCT値から区別可能とされ[27]，CT値の低いプラークに症候性病変が多いとの報告[28]もみられる．

　プラーク内出血を伴うとCT値が上昇し，MRIで指摘されている出血を伴うプラークの検出はCT値からだけでは判定困難とされる．現時点では不安定プラーク診断におけるCTの意義はMRIほど確立したものではない．

　今までは狭窄度と症候性にて治療方針が決められていたが，MRIやCTを用いることで不安定プラークの画像診断が可能となれば，プラークの不安定性を含めた治療指針の確立が期待される．

参考文献

1) Kimura K, et al. : Analysis of 16,922 patients with acute ischemic stroke and transient ischemic attack in Japan. A hospital-based prospective registration study. Cerebrovasc Dis 18 : 47-56, 2004
2) 高橋若生：「インターベンション時代の脳卒中学（改訂第2版）超急性期から再発予防まで」脳血管障害各論，頸動脈狭窄，無症候性頸動脈狭窄の自然歴．日本臨牀 64：707-710, 2006
3) Beneficial effect of carotid endarterectomy in symptomatic patients with high-grade carotid stenosis. North American Symptomatic Carotid Endarterectomy Trial Collaborators. N Engl J Med 325 : 445-453, 1991
4) MRC european carotid surgery trial : Interim results for symptomatic patients with severe (70-99%) or with mild (0-29%) carotid stenosis. European carotid surgery trialists' Collaborative Group. Lancet 337 : 1235-1243, 1991
5) Endarterectomy for asymptomatic carotid artery stenosis. Executive committee for the asymptomatic carotid atherosclerosis study. JAMA 273 : 1421-1428, 1995
6) Sacco RL, et al. : Guidelines for prevention of stroke in patients with ischemic stroke or transient ischemic attack : a statement for healthcare professionals from the American Heart Association/American Stroke Association Council on Stroke : co-sponsored by the Council on Cardiovascular Radiology and Intervention: the American Academy of Neurology affirms the value of this guideline. Stroke 37 : 577-617, 2006
7) Goldstein LB, et al. : Primary prevention of ischemic stroke : a guideline from the American Heart Association/American Stroke Association Stroke Council : cosponsored by the Atherosclerotic Peripheral Vascular Disease Interdisciplinary Working Group ; Cardiovascular Nursing Council ; Clinical Cardiology Council ; Nutrition, Physical Activity, and Metabolism Council ; and the Quality of Care and Outcomes Research Interdisciplinary Working Group : the American Academy of Neurology affirms the value of this guideline. Stroke 37 : 1583-1633, 2006
8) Yadav JS, et al. : Protected carotid-artery stenting versus endarterectomy in high-risk patients. N Engl J Med 351 : 1493-1501, 2004
9) Ringleb PA, et al. : 30 day results from the SPACE trial of stent-protected angioplasty versus carotid endarterectomy in symptomatic patients : a randomised non-inferiority trial. Lancet 368 : 1239-1247, 2006
10) Mas JL, et al. : Endarterectomy versus stenting in patients with symptomatic severe carotid stenosis. N Engl J Med 355 : 1660-1671, 2006
11) 後藤淳ら：「インターベンション時代の脳卒中学（改訂第2版）超急性期から再発予防まで」 脳血管障害各論，頸動脈狭窄，頸動脈狭窄の治療，保存的治療．日本臨牀 64：737-743, 2006
12) Amarenco P, et al. : High-dose atorvastatin after stroke or transient ischemic attack. N Engl J Med 355 : 549-59, 2006
13) Huston J 3rd, et al. : Carotid artery : elliptic centric contrast-enhanced MR angiography

compared with conventional angiography. Radiology 218, 138-43, 2001
14) Huston J 3rd, et al. : Carotid arteries : maximizing arterial to venous contrast in fluoroscopically triggered contrast-enhanced MR angiography with elliptic centric view ordering. Radiology 211 : 265-73, 1999
15) Tseng YC, et al. : venous reflux on carotid computed tomography angiography : relationship with left-arm injection. J Comput Assist Tomogr 31 : 360-364, 2007
16) de Monye C, et al. : Optimization of CT angiography of the carotid artery with a 16-MDCT scanner : craniocaudal scan direction reduces contrast material-related perivenous artifacts. AJR 186 : 1737-1745, 2006
17) Elgersma OE, et al. : Maximum internal carotid arterial stenosis : assessment with rotational angiography versus conventional intraarterial digital subtraction angiography. Radiology 213 : 777-783, 1999
18) Huer P : Cerebral Angiography 2 edition, Thieme Medical Publisher, 1982
19) Alvarez-Linera J, et al. : Prospective evaluation of carotid artery stenosis : elliptic centric contrast-enhanced MR angiography and spiral CT angiography compared with digital subtraction angiography. AJNR 24 : 1012-1019, 2003
20) Anzalone N, et al. : Carotid artery stenosis : intraindividual correlations of 3D time-of-flight MR angiography, contrast-enhanced MR angiography, conventional DSA, and rotational angiography for detection and grading. Radiology 236 : 204-213, 2005
21) Wardlaw JM, et al. : Non-invasive imaging compared with intra-arterial angiography in the diagnosis of symptomatic carotid stenosis : a meta-analysis. Lancet 367 : 1503-1512, 2006
22) Altaf N, et al. : Carotid intraplaque hemorrhage predicts recurrent symptoms in patients with high-grade carotid stenosis. Stroke 38 : 1633-1635, 2007
23) Yamada N, et al. : Association between signal hyperintensity on T1-weighted MR imaging of carotid plaques and ipsilateral ischemic events. AJNR 28 : 287-292, 2007
24) Yuan C, et al. : Identification of fibrous cap rupture with magnetic resonance imaging is highly associated with recent transient ischemic attack or stroke. Circulation 105 : 181-185, 2002
25) Takaya N, et al. : Association between carotid plaque characteristics and subsequent ischemic cerebrovascular events: a prospective assessment with MRI–initial results. Stroke 37 : 818-823, 2006
26) Nandalur KR, et al. : Composition of the stable carotid plaque : insights from a multidetector computed tomography study of plaque volume. Stroke 38 : 935-940, 2007
27) Nandalur KR, et al. : Calcified carotid atherosclerotic plaque is associated less with ischemic symptoms than is noncalcified plaque on MDCT. AJR 184 : 295-298, 2005
28) Serfaty JM, et al. : Plaque density on CT, a potential marker of ischemic stroke. Neurology 66 : 118-120, 2006

Ⅱ 臨床編

8 頸部腫瘍性病変

松本 恒

1 頸部腫瘍性病変での血管造影の適応

a. 日常診療における血管イメージングの役割

　頸部領域は日常的に視覚，触覚的に身近にあるため，「腫瘤」を主訴として来院する患者は比較的多い．これらの場合，超音波診断（ultrasonography：US）による一次画像診断の有無にかかわらずCTやMRIが施行されることが多い．「腫瘤」の性状は正常偏位（図1）から真の腫瘍までさまざまであり，放射線診断が鑑別診断，治療方針の決定に果たす役割は極めて大きい．また，頭頸部領域悪性腫瘍の場合は例外なく放射線診断が施行される．これら放射線診断の中に血管イメージングが含まれる．
　頭頸部腫瘍性病変の場合，放射線診断に求められる事項はその他の領域における場合と同様に病変の鑑別診断に始まり，病変の拡がり診断，手術前解剖情報などである．近年のCT，MRIの飛躍的な進歩は精細な解剖学的事項を提供しており，加えてUSガイド下の細胞診，組織生検も容易に施行できることもあり，カテーテルを使用する侵襲的血管造影（digital subtraction angiogrphay：DSA）の必要性は激減している．高級機種であれば，CTA，MRAでも元画像を高機能ワークステーション（workstation：WS）にて処理することによりDSAに迫る良好な血管情報が得られる[1～3]（図2）．自験例ではCTA，MRAいずれでもVR（volume rendering）処理を行った血管像の方がMIP（maximum intensity projection）法によるものよりも細部描出の点で優れており，また三次元観察の容易さからも推奨される画像である．特に今日飛躍的に進歩しつつある多列検出器型CT装置（multi-detector CT：MDCT）においては血管像のみならず周囲骨構造イメージも同時に得られるために解剖学的空間理解がきわめて容易となっている（図3）．

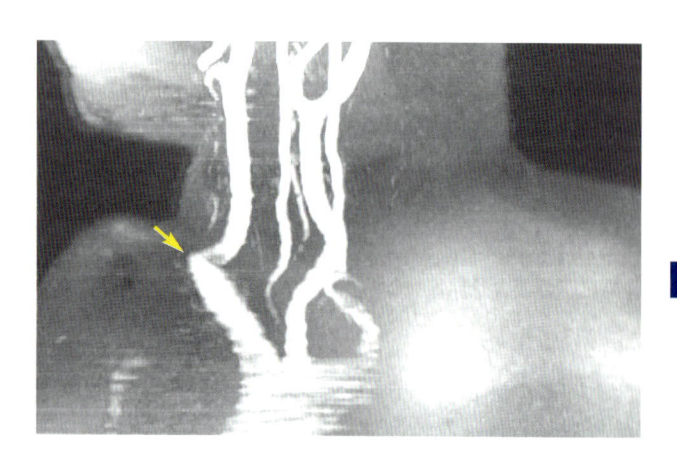

図1 「偽腫瘤」症例
右頸部拍動性腫瘤を主訴に受診した．MRIと同時に撮像されたMRA（やや左前斜位，MIP像）では「腫瘤」は右総頸動脈の屈曲（矢印）によるものであることがわかる

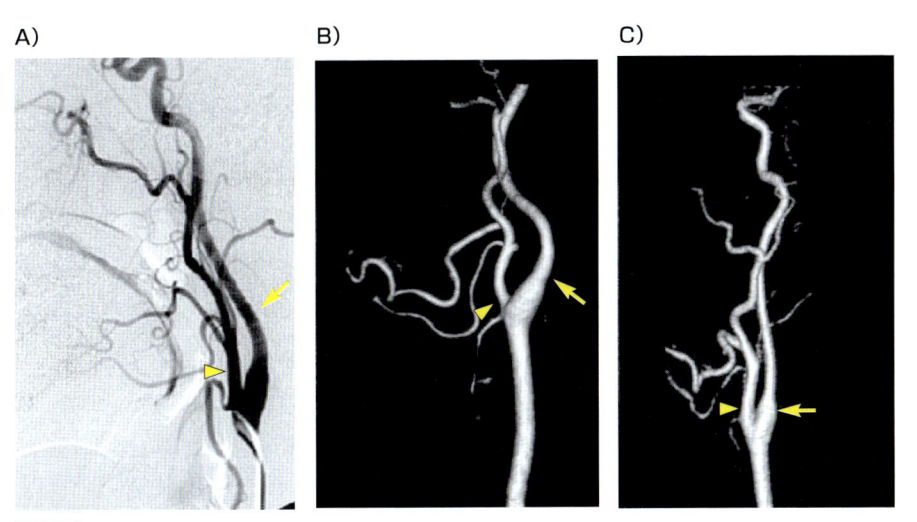

図2 各撮像法による頸部正常動脈像（側面像）
(A) DSA, (B) CTA (VR), (C) 造影MRA (VR). 矢印, 矢頭はそれぞれ内頸動脈, 外頸動脈. DSAでは外頸動脈の分枝が明瞭に描出されているが, CTA, 造影MRAのいずれにおいてもウィンドウ設定を適切に行えばDSAに対して遜色のない描出が可能である

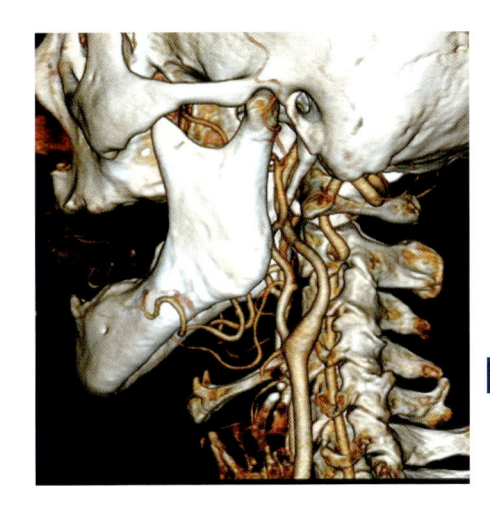

図3 CTA（VR像）
正常例. 内・外頸動脈分岐領域から外頸動脈分枝が骨構造との関係において明瞭に捉えられている

b. DSAの役割

　このような実情のため，先に述べたようにDSAの役割はきわめて限られた場合に絞られてくる．図4は頸動脈小体腫瘍の例である．本例の病変の存在，内・外頸動脈との位置的関係，さらに腫瘤内部のflow voidsから本腫瘍の推定が可能である．本症例のDSAを見ると栄養血管の拡張，血管増生があり，腫瘍濃染が非常に強いことがわかる．これらDSA上での特徴により本腫瘍の確診に至る．また，図5は若年性血管線維腫症例である．本腫瘍もDSAによる血管増生と腫瘍濃染が顕著であり，鑑別診断上の重大な手掛かりを与えてくれている．これらの症例に見られるように，DSAから得られる情報の中には血管増生の全体像，腫瘍濃染など他の血管イメージングからは読み取ることの困難な情報があり，その意味で不可欠な検査である．しかし，繰

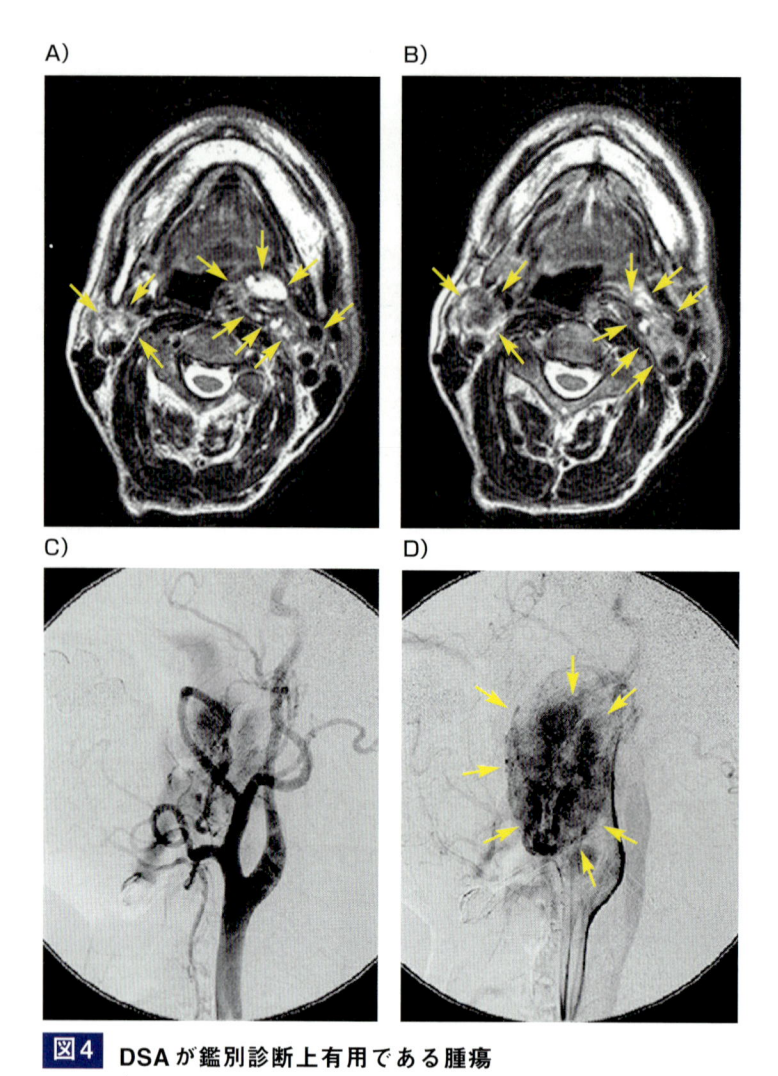

図4 DSAが鑑別診断上有用である腫瘍

左carotid spaceからparapharyngeal spaceに進展する腫瘤を認める（A），（B）．本例の左総頸動脈DSAでは（C）に見られるように顔面動脈の拡張，血管増生，（D）では強い腫瘍濃染が見られる．局在診断に加えこれらのDSA所見は確診につながる重要な所見である．なお，本例では右側にも同腫瘍が見られる

り返しになるが，頭頸部領域腫瘍でのこのような症例はむしろ例外的であり，次項で解説するように診断のみの場合はDSAはほとんど必要としない．術前血管マップとしてのDSAが必要となる場合も滅多にない．

　DSAが真に必要とされるのは血管性IVR（interventional radiology）の場合である．腫瘍出血や，血管増生が強い腫瘍の場合の塞栓術には正確な栄養動脈の同定を含め術前診断・術中診断としてのDSAは不可欠である．図6は上顎癌におけるDSAを示したものである．近年，頭頸部進行扁平上皮癌の動注療法は我が国において広く行われているところであるが[4]，この治療の際の綿密な術前血管支配（栄養動脈の同定）[5]にはDSA，さらにその延長であるangio-CTが欠かせない．このような場合にはいかに精緻なCTAであってもそれのみで動注療法戦略を立てることはできない．ただ

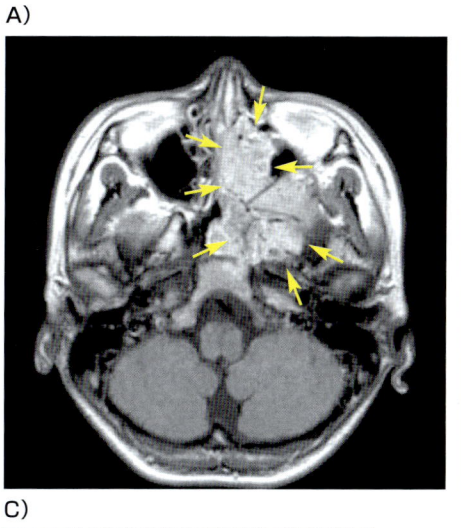

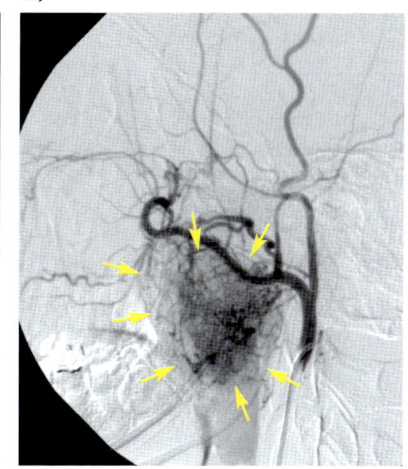

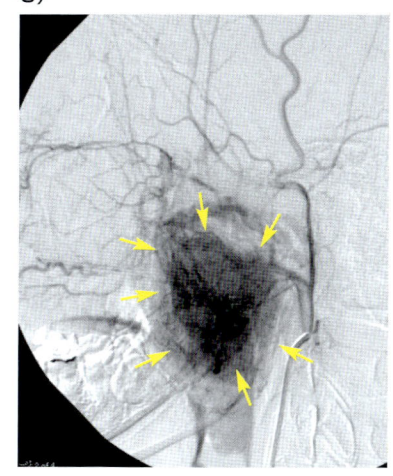

図5 DSAが鑑別診断上有用である腫瘍

16歳，男性，若年性血管線維腫症例．MRI造影T1強調像にて左上咽頭から左masticator space，さらに左鼻腔に腫瘤（A）を認める（矢印）．DSA（側面像）では顎動脈分枝からの血管増生（B，矢印），腫瘍濃染（C）を認める（矢印）（仙台市立病院放射線科石井清先生のご厚意による）

し，CTAや造影MRAは動注戦略の基本方針を立案するには大変有用ではあり，それらの利用は強く推奨される．

c. CTAの応用例

　正常変異の認識など，動注療法前の血管情報は治療戦略を立てる上できわめて有用である．一例を示す．図7は再発下顎歯肉癌症例において栄養動脈の同定のために施行されたCTAである．この場合，左右外頸動脈のいずれが優勢であるか，また舌動脈，顔面動脈のいずれが栄養血管になっているかなどの術前情報が必要とされる．本例の場合，前回手術にて左顔面動脈がすでに結紮されており，しかも左舌動脈も描出が悪く，結局は右外頸動脈分枝からの栄養供給が大半であることが理解できた．さらに，CTAは実際の動注療法の際の細かなガントリー角度まで決定することを可能にしてくれ，このような一見些細と思われる情報が速やかな作業に資することがしばしばである．もう1つの例として図8を供覧する．図は舌動脈と顔面動脈との位置関係を示したものである．すでに成書にあるように舌動脈は外頸動脈の内側から分岐し

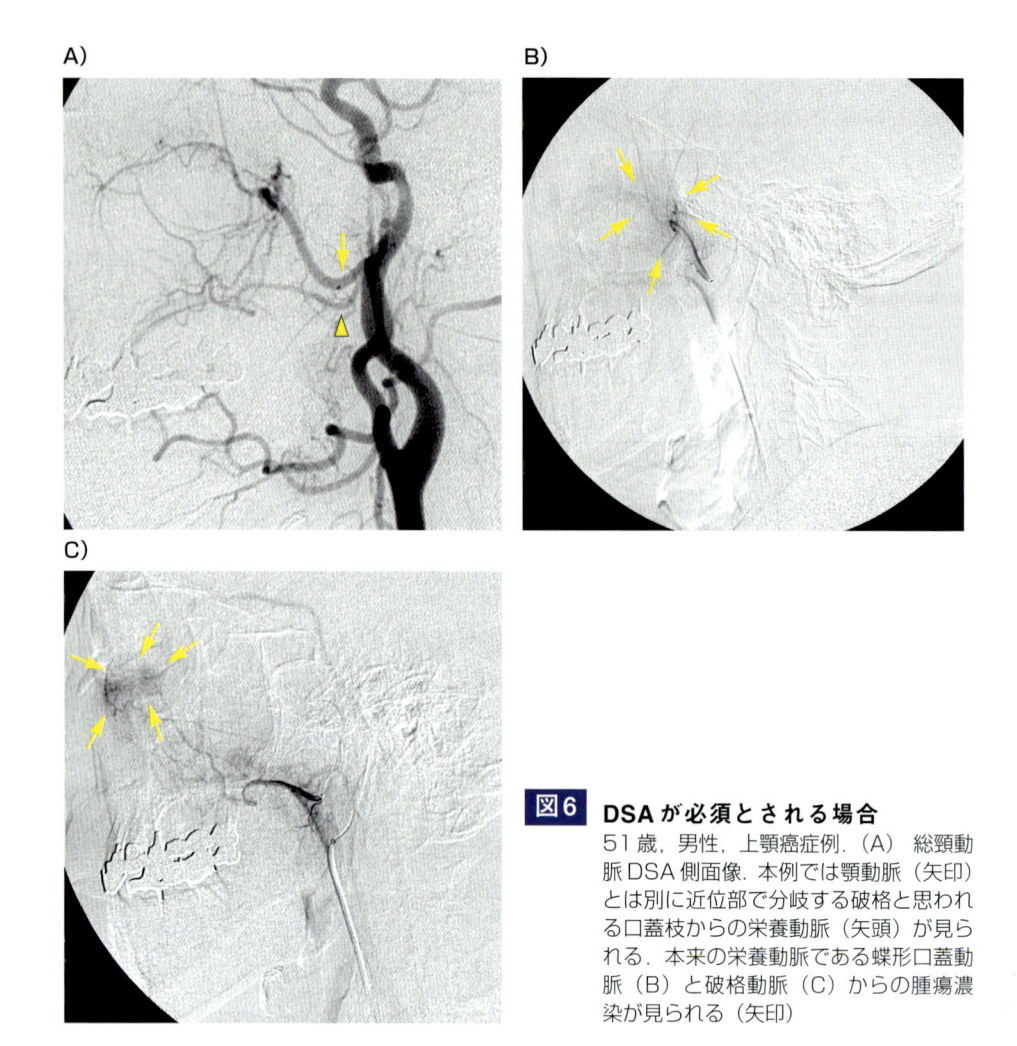

図6 DSAが必須とされる場合
51歳,男性,上顎癌症例.(A) 総頸動脈DSA側面像.本例では顎動脈(矢印)とは別に近位部で分岐する破格と思われる口蓋枝からの栄養動脈(矢頭)が見られる.本来の栄養動脈である蝶形口蓋動脈(B)と破格動脈(C)からの腫瘍濃染が見られる(矢印)

ていることが多い.この点顔面動脈と異なるのであるが,この事実は舌動脈にカテーテル挿入を行う上で重要である.外頸動脈から何度の角度で舌動脈が分岐しているかがわかれば,顔面骨を参照にしながら分岐部を血管造影装置のガントリーに直角にし,分岐点を正面から捉えることができ,それにより舌動脈へのカテーテル挿入が容易になる.

2 頸部腫瘍性病変でのMRA・DSA・CTA

a. DSA

前項で述べたように,頭頸部腫瘍症例において侵襲性の強いDSAを施行しなければならない場面は限られている.逆に**侵襲性の低さ,最終画像の有用性が高いため,造影MRA,CTAの利用される頻度は比較的多い**.とくにWSの進歩が著しい今日にあってはそれらによる血管イメージングをルーチン化してもさほど負担にはならない.ただし,当然のことながら,いずれのモダリティーにおいても高級機種であるほ

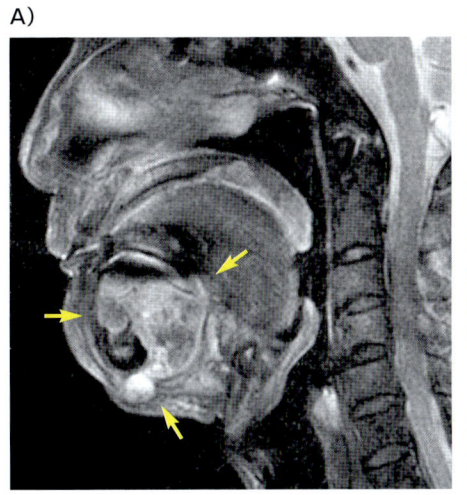

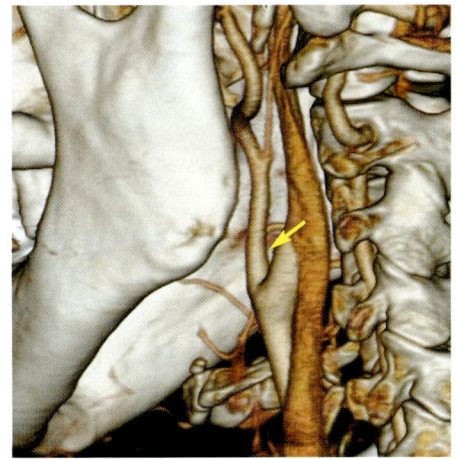

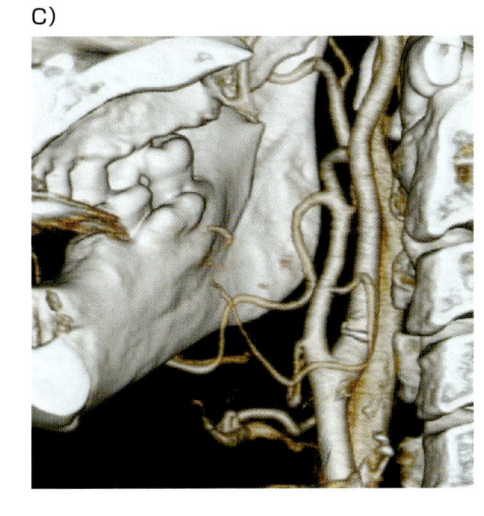

| 図7 | 動注療法前CTAの重要性
64歳，男性，術後再発歯肉癌（下顎）症例．（A）MRI T2強調矢状断像にて再発腫瘍が捉えられている（矢印）．（B）左外頸動脈（矢印）からの栄養動脈は前回手術のために描出されていない．（C）対側外頸動脈の分枝は保存されており，これらが栄養動脈になっていることが推定される（WS上で作成したVR像を加工し，口腔側から観察した像）

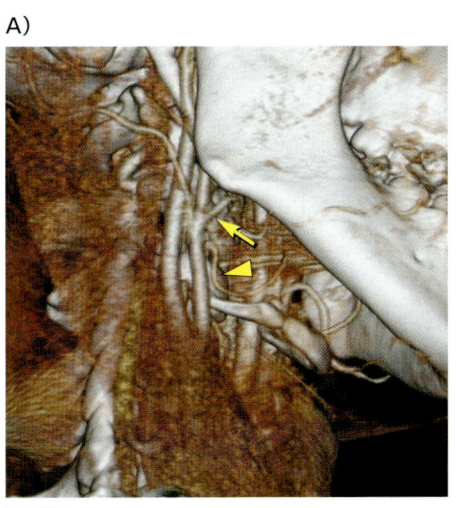

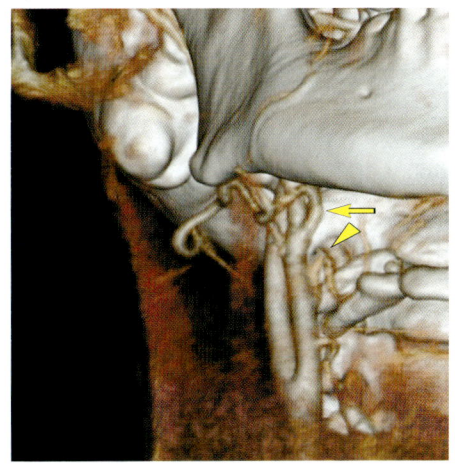

| 図8 | 超選択動注療法の際の術前CTAの重要性
顔面動脈（矢印）分岐部がほぼ側面像で捉えられるのに対し，舌動脈（矢頭）ははるかに内側で分岐していることがわかる．実際のDSA撮像の際に重要なポイントである（下顎の向きと舌動脈との関係に注意）

ど最終的な血管イメージは良好である．図9は右耳下腺から咬筋群腔に進展した転移性腫瘍（腎細胞癌）である．DSAでは当該領域に一致して強い腫瘍濃染が見られる．これをシングルヘリカルCTで撮像し，WSにて3Dイメージを作成すると，拡張した外頸動脈とその分枝が見られるが詳細はわかりにくい．

b. CTA

一方，図10は顎下腺腫瘍症例であるが，64列CTで撮像，処理した画像では顔面動脈の分枝により栄養されている像が見事に描出されている．このようにCTAについてはその画質がCTの性能に依存することはやむを得ない．多列になればなるほど薄層スライスが可能であり，撮像速度の短縮化とともに時間分解能も良好になる（動脈相と静脈の分離など）．また，骨情報は血管系全体の描出には妨げとなるが，今日のWSでの自動骨消去などを利用することにより作業能率の大幅な向上をみるに至って

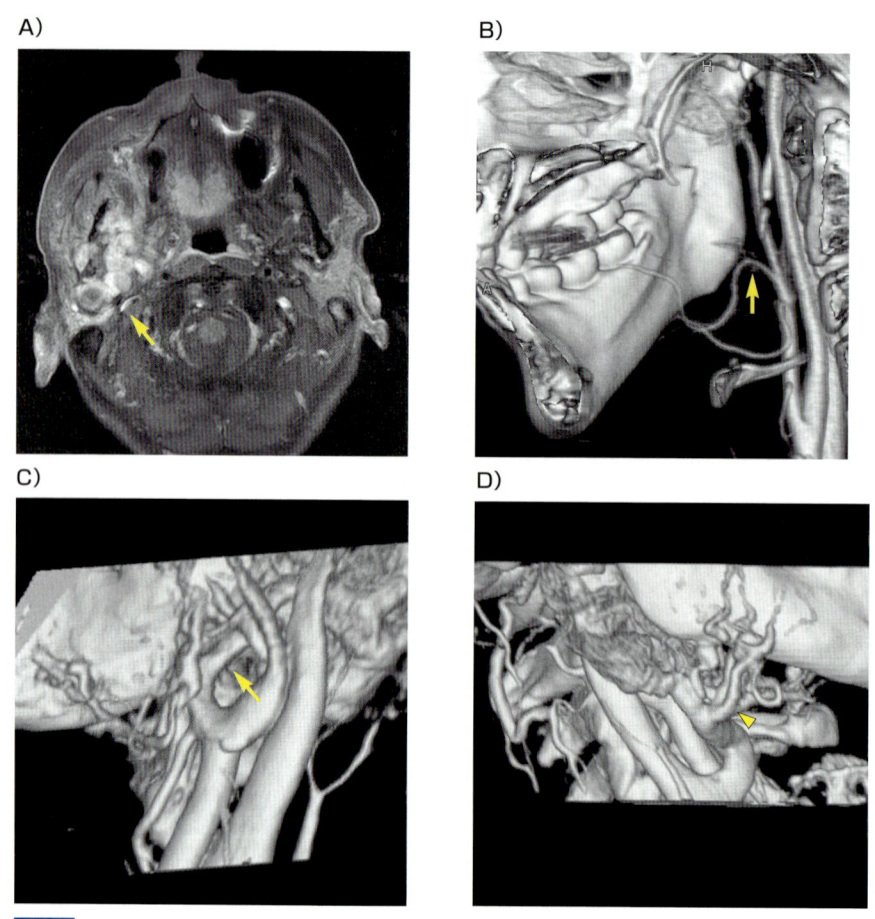

図9 腫瘍性状を示唆するCTA（シングルヘリカルCTにて撮像）
63歳，男性，転移性腎細胞癌例．（A）MRI脂肪抑制造影T1強調像右耳下腺からmasticator spaceに進展する腫瘍（矢印）が見られる．（B）正常例，口腔側から観察している．顔面動脈（矢印）の太さに注意．本例の口腔側（C）および外側（D）から観察したVR像．拡張した外頸動脈（矢印），右顔面動脈（矢頭），およびその分枝が見られる．本例では拡張した静脈も重なっており血流豊富であり，動静脈瘻も示唆されるがシングルヘリカルCTの時間分解能上の限界がある

いる（図2）．一方，CTAにおいて骨情報をあえて残すことにより病変や血管系の解剖学的空間認識が向上し，手術あるいはIVR前情報としてはむしろ好都合であることもしばしばである．図11は迷走神経由来のグロムス腫瘍の症例である．上述したように頭頸部領域グロムス腫瘍は頸動脈小体に生ずるものが典型的であり，本例のような部位は稀である．CTやMRIでは濃染性が強く，flow voidsもあることから血流豊富な腫瘍であることがわかり，carotid spaceに存在することから本腫瘍の疑いが濃厚である．CTAはこの腫瘍の全体像はもちろん，主要動脈（内頸動脈，外頸動脈），静脈（内頸静脈）を明瞭に描出し，さらにそれらの分枝までも詳細に表している．この症例のDSAでは，本腫瘍に特徴的な濃染が見られたことは前項の例と同様であった．CTAの情報は手術前に必要とされる画像情報をあますことなく術者に伝えているた

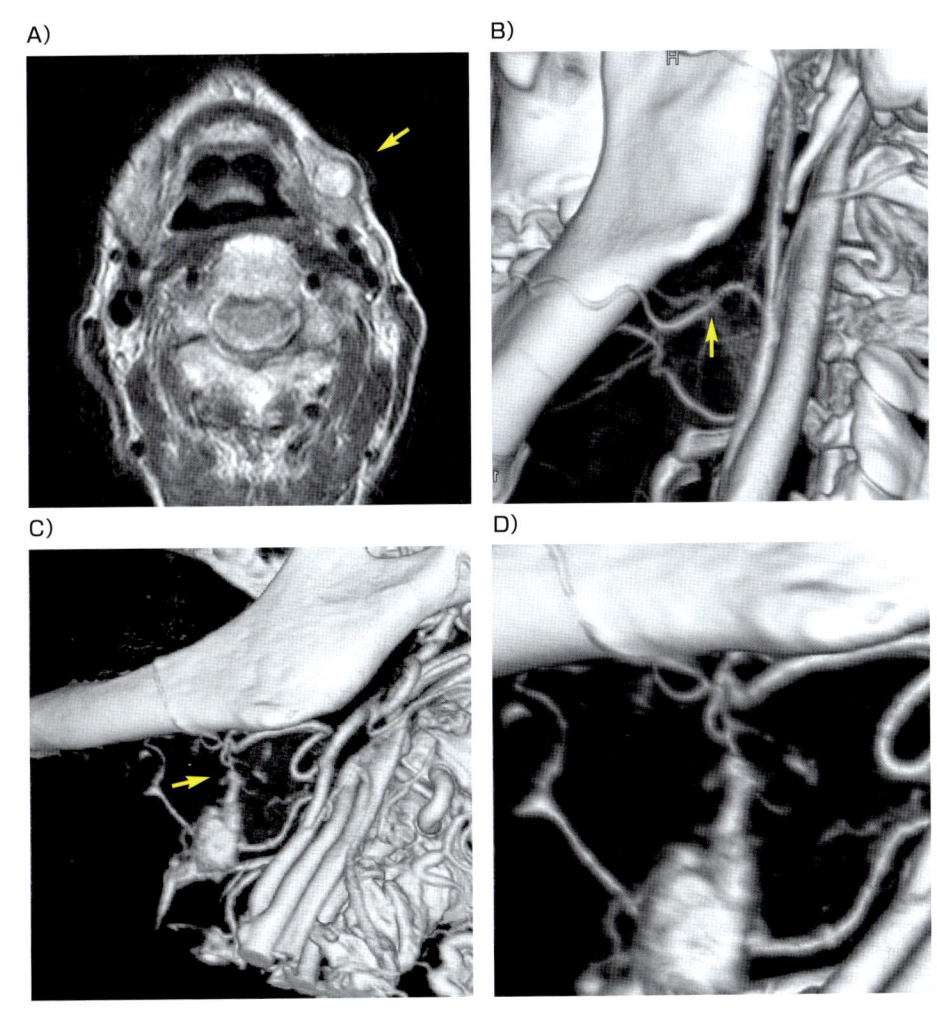

図10 腫瘍性状を示唆するCTA（64列MDCTにて撮像）
83歳，女性，左顎下腺腫瘍例．（A）MRI T2強調像にて顎下腺腫瘍（矢印）が観察される．（B）正常例．外側より顔面動脈（矢印）を見る．（C）本例の栄養動脈（顔面動脈顎下腺枝，矢印）が捉えられており，血流豊富な腫瘍であることが示唆される．（D）は拡大イメージ

め，本例では術前塞栓術も不要であり，DSAは本腫瘍の確診に寄与したものの術前マップとしては特に必要とされなかった．

c. MRA

MRAについて述べると，造影剤非使用MRAでは2D，3Dいずれにおいても外頸動脈本幹のみはよいとしてもその分枝の描出は不良であり，実用性は限られてくる．図12は腫瘍の局在を確認するのに適した造影剤非使用MRA（MIP）である．対側と比較すると腫瘍による左内頸動脈の圧排が明瞭であり，腫瘍の局在がcarotid space内であることが確認される．

一方，造影MRAは外頸動脈3次分枝までの描出も可能であり，特にMRAの特性で

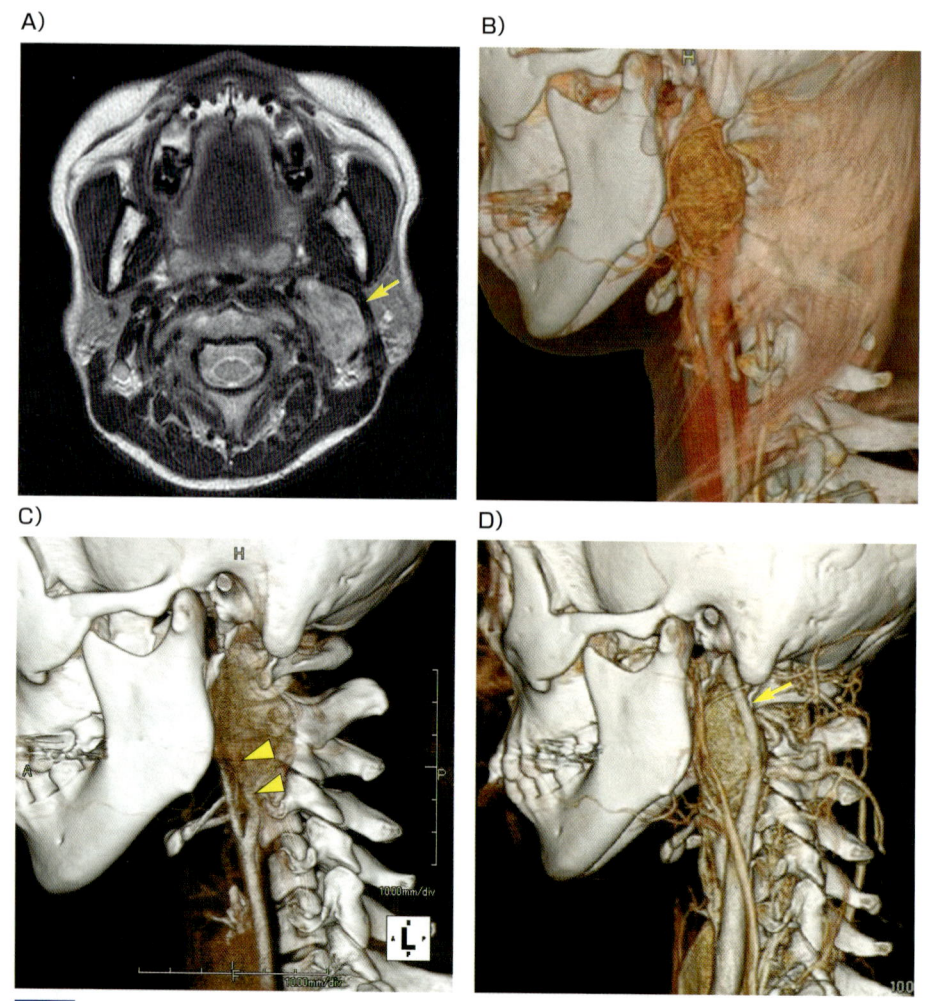

図11　様々な後処理によるCTAとその術前情報としての重要性

24歳，女性，左迷走神経由来グロムス腫瘍例．（A）MRI T2強調像．flow-voidsを伴う腫瘤（矢印）が高位carotid spaceに見られる．（B）本例の動脈優位相VR像．強く濃染する腫瘤とそれにからみつく動脈が見られる．（C）腫瘤の透過度を上げると腫瘤深部を走る内頸動脈（矢頭）が腫瘤を通して観察される．（D）静脈相を加えたVR像．内頸静脈（矢印）と腫瘤との位置関係が一目瞭然である

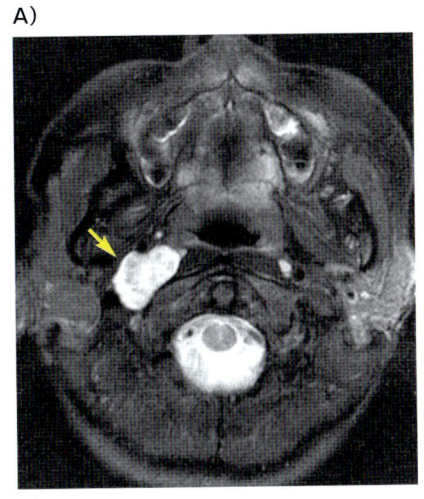

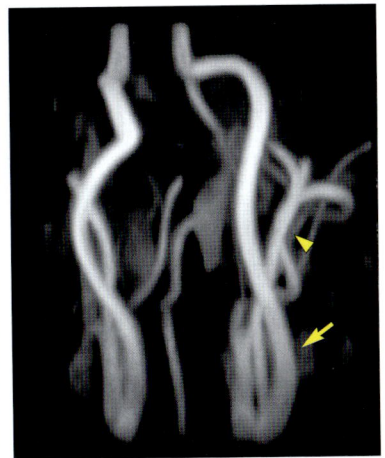

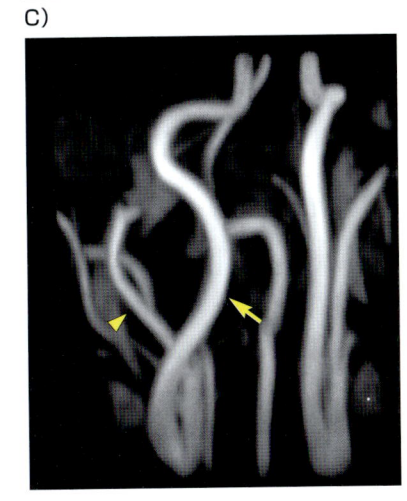

図12　非造影MRA（MIP）の有用性
34歳，女性，神経鞘腫症例．（A）MRI T2強調像．高位深頸部に高信号を呈する腫瘤を認める．非造影MRA 左前斜位像（B）と右前斜位像（C）．左内・外頸動脈（矢印が内頸動脈，矢頭が外頸動脈）と比較し，右側のそれらの開大が顕著であり，腫瘤がcarotid spaceにあることがわかる

あるところの骨イメージを完全に取り除いた画像を得ることができ，きわめて有用性が高い．図13は右頸部転移性腫大リンパ節（扁平上皮癌）症例である．右深頸部に巨大な腫瘤を認めるが，これを造影MRAで観察すると外頸動脈，鎖骨下動脈からの栄養動脈が明瞭にとらえられていることがわかるのみならず，本腫瘍の血管増生も描出されている．空間分解能の点でCTAにいささか劣るが通常のMRIと同時に撮像できるので有用である．本例にはこの後動注療法が施行され，術前MRA情報を手がかりに外頸動脈系（後頭動脈）と鎖骨下動脈系（上行頸動脈）からの治療がなされた．

d. まとめ

以上まとめると，頭頸部領域の腫瘍性病変の診断には多くの場合血管イメージングは必要とはしないが，CT，MRIいずれにおいても血管像が容易に得られるのであるから付加的情報として放射線診断医の手元に置いておきたい．また，WSを活用することにより手術，IVR上説得力のある血管情報を提供すべきであろう．DSAは，まれな場合を除いて，腫瘍に対する血管性IVRが前提となっている．

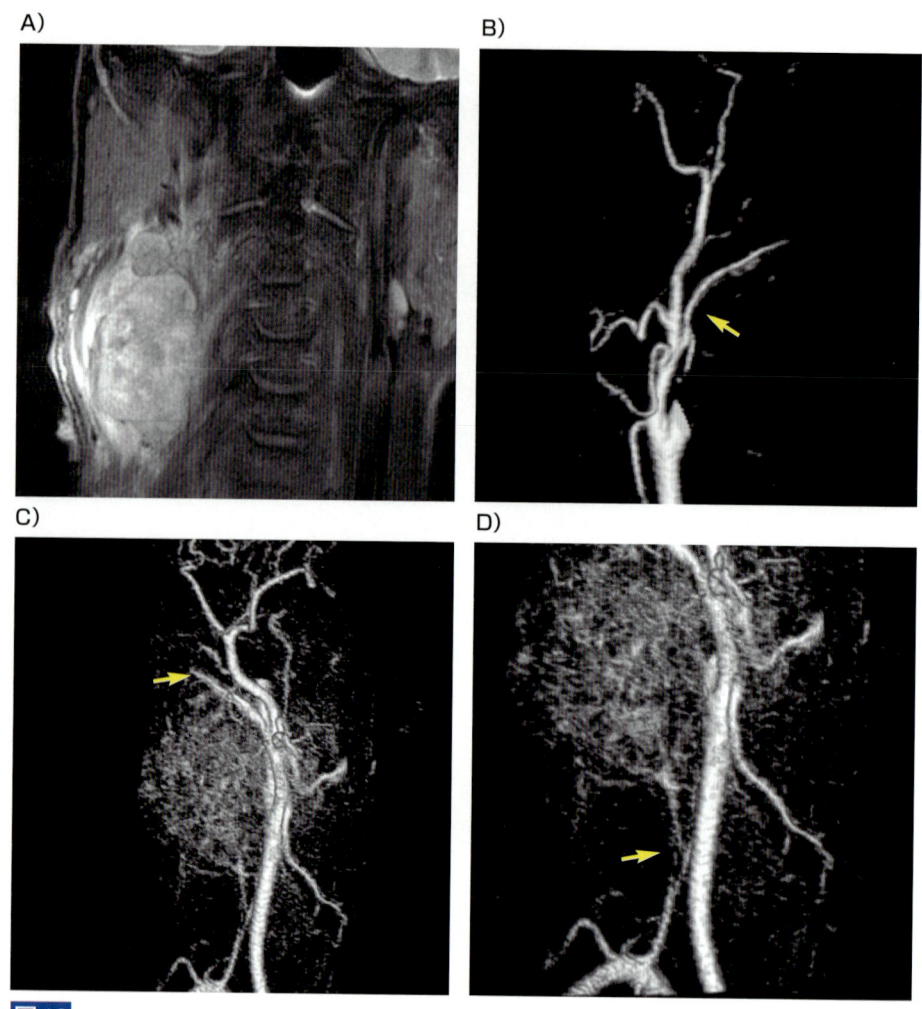

図13 造影MRA（VR）の有用性
49歳，男性，転移性腫大リンパ節症例．（A）MRI T2強調像．右深頸部の巨大な腫瘍が見られる．（B）本例の対側外頸動脈MRA（軽度右前斜位，後方から観察）．矢印は後頭動脈．（C）患側外頸動脈MRA．後頭動脈（矢印）が正常側と比較すると拡張し，栄養動脈になっていることがわかる（栄養枝も観察される）．（D）鎖骨下動脈からも栄養動脈が関与している（矢印）

参考文献

1) Marchal G, et al. : Multidectector-row computed tomography. Springer, 2005
2) 片田和廣：Multislice CT 2005 BOOK 映像情報 37：2005
3) Prince MR, et al. : 3D Contrast MR angiography. Springer, 1997
4) 松本 恒：「頭頸部癌に対する動注療法」：IVR 手技, 合併症とその対策（改訂版）メジカルビュー社, 2005
5) 松本 恒：動注療法に必要な血管解剖. 臨床画像 22：846-857, 2006

INDEX 索引

数字

2D-MR DSA	75
2D-PC法	121
2D-TOF法	158
3D angiography	27
3Dイメージ	180
3D DSA	27
3D-PC法	24, 123
3D-MR DSA	98, 106
3D-TOF MRA	10
3D-TOF法	48, 159
4D-TRAK	98

欧文

A〜D

ANCA関連血管炎症候群	88
anterior choroidal artery	33
arterial spin laveling	18
ASIST-Japan	76, 77, 78
bipolar gradient	18
black blood MRA	10
BOLD効果	113
blood oxygen level-dependent効果	113
Caput Medusa	108
carotid siphon	32
centric order	19, 162
cone beam CT	27
conventional-order	162
CPR法	166
CTA	24, 51, 62, 99, 106, 162
CT灌流画像	77, 78, 153
curved planar reconstruction法	166
dAVF	104
deconvolution法	154
delta sign	132
dephasing	15
developmental venous anomaly	108
digital subtraction angiography	26
DSA	26, 163
dural arteriovenous fistula	102

E〜H

EC-ICバイパス術	90, 91
ECST	164
elliptical centric order	19, 162
empty delta sign	132
fenestration	44
fibrous cap	170
flip angle	15
flow void	101, 103, 109
GDCコイル	51
Gd-HP-DO3A	29
Gd-DOTA	29
Gd-DTPA	29
Gd-DTPA-BMA	29
Gdキレート造影剤	29
Heubner反回動脈	35

I〜L

in flow効果	11
inferolateral trunk	32
infundibular dilatation	40
ischemic penumbra	82, 83
Jannettaの手術	139
JET study	90
k空間	19
leptomeningeal anastomosis	80

M〜N

magnetic resonance angiography	10
magnetization transfer contrast	15, 140
magnetization transfer suppression	15

MDCT	24, 77
meningohypophyseal trunk	32
MIP（法）	17, 23, 166, 167
MOTOSA	15
MOTSA	159
MPR法	166
MRA	10, 17, 60, 95
MRAの診断能	59
MR angiography	10
MR cisternography	142
MR digital subtraction angiography	151
MR DSA	75, 98, 101, 105, 151, 161
MR venography	20
MRAの原理	10
MRA元画像	74, 104, 105
MR灌流画像	74, 76
MTC	15, 140
MTS	15
multi-detector row CT	24
multi-planar reconstruction法	166
multiple overlapping thin slab acquisition	15, 159
multislab法	48
NASCET	20, 164
Nephrogenic systemic fibrosis	29
neurovascular compression	137
nidus	94
NINDS分類	81
NSF	29

P

PACNS	86
PC法	10, 158
PC-MRA	160
phase contrast-MRA	160
perfusion	25
perfusion CT	153
perfusion MRI	152
persistent hypoglossal artery	42
persistent proatlantal intersegmental artery	44
persistent trigeminal artery	42
persistent trigeminal artery variant	42

phase contrast法	10, 158
phase contrast-MRA	160
PI法	161, 162
pseudo-delta sign	132

R〜T

Ramped RF	15
REZ	137
reverse delta sign	132
root exit/entry zone	137
SAS	149
spectacular shrinking deficit	82
Spetzler-Martin（の分類）	94, 99
SSD	82
STA-MCA吻合術	90
surface anatomy scan	149
susceptibility-weighted imaging	112
SWI	112
S状・横静脈洞	102
time-of-flight（法）	10, 11
time-resolved contrast-enhanced MR angiography	151
time-resolved MRA	19
TOF-MRA	95
TOF法	10
TONE	15
TRICKS	98

U〜Z

umbrella	108
velocity encoding	18
VENC	18, 121
venous angioma	108
venous malformation	108
vidian artery	32
volume-rendering（法）	166
VR（法）	17, 166
VR処理	25
zero-filling interpolation	15
ZIP	15

和文

あ行

アーチファクト	48
アテローム血栓性梗塞	79
イオキサグル酸	28
イオパミドール	28
イオパミロン	28
イオヘキソール	28
イオメプロール	28
イオメロン	28
遺残嗅動脈	35
遺残三叉動脈	42
遺残舌下動脈	42
異常血管網	80, 83, 85
異所性内頸動脈	32
イソベルソール	28
インジェクター	29
ヴォリュームレンダリング	23
疫学	54
オプチレイ	28
オムニスキャン	29
オムニパーク	28

か行

回転DSA	163
ガイドライン	60
海綿静脈洞	102
外頸動脈	31
外側線条体動脈	36
画像診断	56
蟹の爪様欠損像	81
顎下腺腫瘍	180
片側顔面痙攣	137, 145
カテーテル	26
ガデドル酸メグルミン	29
ガドジアミド水和物	29
ガドテリドール	29
ガドペンテート酸メグルミン	29
感染性血管炎	88
感染性動脈瘤	69
灌流画像	152
奇前大脳動脈	35
偽閉塞	74
偽閉塞病変	164
義歯	51
境界域梗塞	81
狭窄度診断	164
巨細胞性動脈炎	86
巨大脳動脈瘤	56
クモ膜下出血	88
クリップ	54, 71
グロムス腫瘍	181
経過観察	70
経大腿動脈アプローチ	26
頸動脈サイフォン	32
頸動脈小体腫瘍	175
頸動脈-椎骨脳底動脈吻合	42
頸部腫瘍性病変	174
頸部動脈狭窄	156
血管性IVR	176
血管内治療	58
血管濃染像	80
血管攣縮	88, 89
血栓性機序	79
血栓溶解療法	83
原発性血管炎	86
後下小脳動脈	39
後交通動脈	33, 37
後大脳動脈	37
硬膜動静脈瘻	102
高リスク群	59

さ行

サーフェスレンダリング	23
再開通現象	82
最小TE	48
三叉神経痛	137, 143
自然史	54
若年性血管線維腫	175
重複中大脳動脈	36
上行咽頭動脈	31
症状	55
上小脳動脈	39
静脈奇形	108

静脈性血管腫	108
静脈性梗塞	102
静脈洞血栓症の原因	116
神経血管圧迫	137
心原性塞栓症	77
スクリーニング	59
スタチン	158
ステント	51
ステント留置術	157
舌咽神経痛	137, 146
前下小脳動脈	39
前大脳動脈	35
前脈絡動脈	33
早期虚血変化	78
早期CT所見	78
造影剤非使用MRA	182
造影MRA	10, 19, 161, 182
造影3D-MRA	75
窓形成	44
総頸動脈	31
速度エンコーディング	18, 121
続発性血管炎	87
側副路	84, 85
側副路の種類	81

た行

大動脈炎症候群	169
高安動脈炎	86
血マメ状動脈瘤	56
中大脳動脈	36
治療成績	58
治療選択	157
治療法	58
椎骨動脈	33
転移性腫大リンパ節	183
転移性腫瘍	180
動注療法	176

な行

内頸動脈	31
内頸動脈内膜剥離術	156
ナイダス	94, 95, 98, 101, 102
軟髄膜吻合	75
脳血管攣縮	90
脳血栓症	78
脳槽造影	142
脳塞栓症	81
脳底動脈	39
脳動静脈奇形	94
脳動脈瘤	54
脳動脈瘤内の血流解析	25
脳梁正中動脈	35

は行

バイパス術	90
パラレルイメージング（法）	161, 162
微小血管減圧術	139
ピットフォール	59
貧困灌流	91
不安定プラーク	170
副中大脳動脈	36
プラークの石灰化	26
プロハンス	29
分水嶺梗塞	81
ヘキサブリックス	28
ヘリカルCT	24
保存療法	157

ま〜わ行

マグネスコープ	29
マグネビスト	29
未破裂動脈瘤	55
無症候性未破裂動脈瘤	61
モヤモヤ血管	83, 84, 85
モヤモヤ現象	80
毛細血管濃染像	82
ヨード造影剤	28
流出静脈	95, 98, 101, 102
流入動脈	94, 98, 100, 102
臨床病型	81
類モヤモヤ病	84, 87
腕頭動脈経由のアプローチ	26

● 編者プロフィール

土屋　一洋（Kazuhiro Tsuchiya）
杏林大学医学部放射線科　准教授

昭和55年北海道大学医学部を卒業後，東京大学医学部附属病院放射線科研修医，昭和56年同病院放射線科助手として放射線医学全般を修めた．昭和59年公立昭和病院放射線科科長，その後昭和60年に防衛医科大学校放射線医学教室助手となり，この頃から神経放射線学を専門領域とする．平成5年に杏林大学医学部放射線医学教室講師，平成12年より現職の同教室助教授（平成19年より准教授）．神経放射線診断学の領域で著書や国内外での論文多数．

血管イメージング 頭部・頸部

2008年3月1日　第1刷発行

編　者	土屋一洋
発行人	一戸裕子
発行所	株式会社　羊　土　社
	〒101-0052
	東京都千代田区神田小川町2-5-1
TEL	03(5282)1211
FAX	03(5282)1212
E-mail	eigyo@yodosha.co.jp
URL	http://www.yodosha.co.jp/
装　幀	株式会社　エッジ・デザインオフィス
印刷所	凸版印刷株式会社

ISBN978-4-7581-0790-7

本書の複写権・複製権・転載権・翻訳権・データベースへの取り込みおよび送信（送信可能化権を含む）・上映権・譲渡権は，（株）羊土社が保有します．
JCLS ＜（株）日本著作出版管理システム委託出版物＞　本書の無断複写は著作権法上での例外を除き禁じられています．複写される場合は，そのつど事前に（株）日本著作出版管理システム（TEL 03-3817-5670, FAX 03-3815-8199）の許諾を得てください．

『正常画像と並べてわかる』シリーズ

病変の画像と正常画像を見開きで配列！どこがなぜ異常か，たちまちわかる！
よく出合う疾患から重要疾患までの病変画像を掲載し，日常診療ですぐに役立つ

正常画像と並べてわかる 腹部・骨盤部MRI ◀ここが読影のポイント▶　扇 和之，横手宏之／編
- 定価（本体3,000円＋税）
- A6判　■ 2色刷り　■ 229頁
- ISBN978-4-7581-0630-6

正常画像と並べてわかる 骨軟部CT・MRI ◀ここが読影のポイント▶　福田国彦／編
- 定価（本体3,000円＋税）
- A6判　■ 2色刷り　■ 264頁
- ISBN978-4-7581-0619-1

正常画像と並べてわかる 救急画像 ◀時間経過で理解する▶　清田和也，清水敬樹／編
- 定価（本体3,200円＋税）
- A6判　■ オールカラー　■ 278頁
- ISBN978-4-7581-0616-0

正常画像と並べてわかる 腹部・骨盤部CT ◀ここが読影のポイント▶　扇 和之，山下晶祥／編
- 定価（本体2,800円＋税）
- A6判　■ 2色刷り　■ 199頁
- ISBN978-4-89706-696-7

正常画像と並べてわかる 頭部CT ◀ここが読影のポイント▶　藤原卓哉／著
- 定価（本体2,700円＋税）
- A6判　■ 2色刷り　■ 203頁
- ISBN978-4-89706-684-4

正常画像と並べてわかる 頭部MRI ◀ここが読影のポイント▶　土屋一洋，大久保敏之／編
- 定価（本体2,600円＋税）
- A6判　■ 2色刷り　■ 230頁
- ISBN978-4-89706-683-7

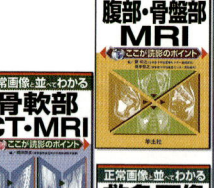

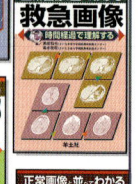

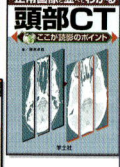

『できる！画像診断入門』シリーズ

シリーズ監修／土屋一洋

鑑別すべき疾患画像を並べて比較できるから，見るべきポイントがすぐわかる！
各部位ごとに，押さえておきたい症例画像を網羅．画像診断に携わる医師必携！

骨軟部画像診断の ここが鑑別ポイント
編集／福田国彦
- 定価（本体4,800円＋税）　■ B5判
- 244頁　■ ISBN978-4-7581-0771-6

腹部・骨盤部画像診断の ここが鑑別ポイント
編集／桑鶴良平
- 定価（本体4,800円＋税）　■ B5判
- 222頁　■ ISBN978-4-7581-0769-3

胸部画像診断の ここが鑑別ポイント
編集／酒井文和
- 定価（本体4,800円＋税）　■ B5判
- 262頁　■ ISBN978-4-7581-0770-9

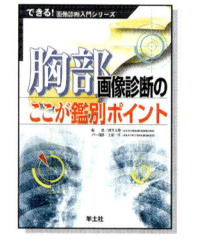

頭部画像診断の ここが鑑別ポイント
編集／土屋一洋，大久保敏之
- 定価（本体4,800円＋税）　■ B5判
- 263頁　■ ISBN978-4-7581-0768-6

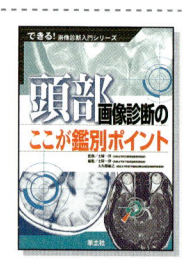

発行 羊土社
〒101-0052 東京都千代田区神田小川町2-5-1
TEL 03(5282)1211
E-mail：eigyo@yodosha.co.jp
FAX 03(5282)1212
郵便振替00130-3-38674
URL：http://www.yodosha.co.jp/

ご注文は最寄りの書店，または小社営業部まで

臨場感あふれる画像読影トレーニングがこの1枚に！

連続CT画像から病変画像を診断する画期的なCD-ROM！

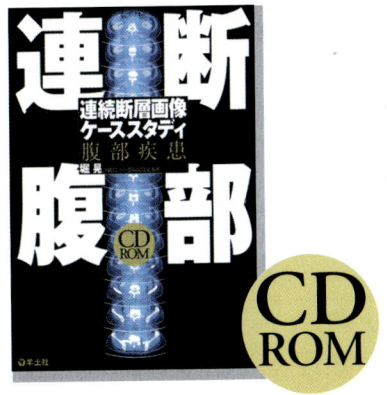

連続断層画像ケーススタディ 腹部疾患

著者　堀　晃（沖縄県立中部病院放射線科）

★ 画像診断のトレーニングに最適な腹部疾患100症例と，読影に必要な重要知識を収録！
★ モニターを見ているかのように，次々に表示される断層画像から病変を見抜く！

- 定価（本体6,500円＋税）
- B5判　■ 62頁
- CD-ROM1枚
- ISBN978-4-7581-0632-0

付録　腹部救急CT診断重要知識7　疾患別CT所見解説集　基礎知識ちょっと詳しく解説　ミニ症例集　関連事項クイズ　サイン一覧　読影の実際「点呼・指差し法」

ハーバードの大人気教科書「Squire」の翻訳本です！

優れた症例写真と親しみやすい解説が **大好評！**

SQUIRE'S FUNDAMENTALS OF RADIOLOGY　SIXTH EDITION

スクワイヤ 放射線診断学

著：Robert A. Novelline, M.D.　／　訳：藤原卓哉

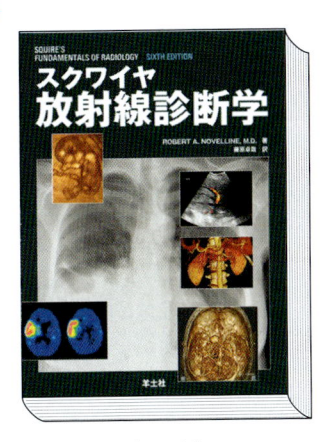

- 定価（本体8,000円＋税）
- A4変型判　■ 642頁
- ISBN 4-89706-699-9

★ 約1,500点の大きく見やすい症例画像で，驚くほどわかりやすい！！
★ 画像検査の基礎から読影の実践まで、これ1冊で理解できる！
★ 原著はベテラン医に長年愛読されてきた名著です！

発行　羊土社

〒101-0052　東京都千代田区神田小川町2-5-1
TEL 03(5282)1211
E-mail: eigyo@yodosha.co.jp
FAX 03(5282)1212
郵便振替00130-3-38674

ご注文は最寄りの書店，または小社営業部まで
URL: http://www.yodosha.co.jp/

日常診療で役立つ お勧め書籍

上級テクニックを教えます！

みてわかる臨床力アップシリーズ
診察・検査

監修／名郷直樹
編集／小谷和彦，朝井靖彦，南郷栄秀，尾藤誠司

こうしているから上手くいく！ これまでの書籍にはなかった，現場の上級テクニックが満載！

幅広い症例を自らマネジメントする医師にオススメの1冊です！

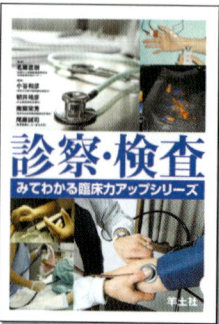

- 定価（本体5,600円＋税） ■ B5判
- 279頁 ■ ISBN978-4-7581-0772-3

さらに便利で充実！2008年度版

治療薬・治療指針ポケットマニュアル 2008

監修／梶井英治
編集／小谷和彦，朝井靖彦

大好評！疾患別にガイドラインと薬の処方をわかりやすく解説！

新薬・ジェネリック医薬品情報を追加！

項目が増え，日常診療に必要な情報が更に充実！

さらにハンディなポケットサイズになりました！

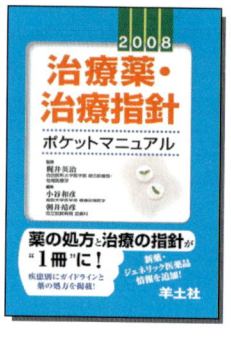

- 定価（本体4,300円＋税） ■ A6変型判
- 846頁 ■ ISBN978-4-7581-0900-0

上級医の聞くに聞けない悩みを解決！

日常診療のよろずお助け Q&A上級編

研修医の指導から臨床現場のあらゆる疑問まで，ポストレジデントの「困った」に答えます！

編著／林　寛之
著者／太田　凡，岩田充永

ポストレジデントの誰もがぶつかる80の疑問を，読みやすさ満点の語り口で解決します！

エビデンスによる裏づけもあるから安心！臨床現場で使えるTipsも満載です！

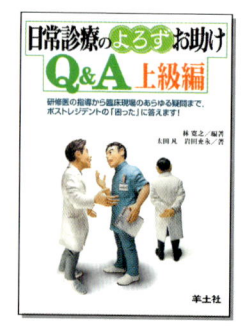

- 定価（本体3,800円＋税） ■ A5判
- 252頁 ■ ISBN978-4-7581-0631-3

ベストな診断と治療ができる実践の書！

日常診療にすぐに使える 臨床統計学

著者／能登　洋

数式を覚えずに統計学を臨床に活用できる！

必要なことだけをコンパクトにまとめているからスイスイ読める！

ケーススタディで現場に即したevidenceの読み方と活用のしかたがわかる！

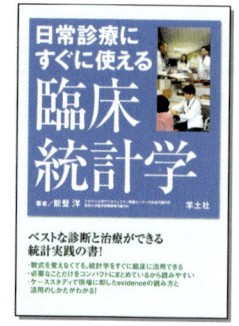

- 定価（本体3,800円＋税） ■ B5判
- 197頁 ■ ISBN978-4-89706-694-3

発行 羊土社
〒101-0052 東京都千代田区神田小川町2-5-1
TEL 03(5282)1211
E-mail:eigyo@yodosha.co.jp
FAX 03(5282)1212
郵便振替00130-3-38674
URL:http://www.yodosha.co.jp/

ご注文は最寄りの書店，または小社営業部まで